花食花饮花养女人

208种花食×精油×按摩

让花的疗愈力助你轻松挥别妇科问题，给你持久的美丽

陈柏儒／著

海峡出版发行集团 THE STRAITS PUBLISHING & DISTRIBUTING GROUP | 福建科学技术出版社 FUJIAN SCIENCE & TECHNOLOGY PUBLISHING HOUSE

第1章 写给女人的悄悄话
会用花的女人，才能如花般绽放

第2章 花，这样吃，这样用
养身养心又养颜

第3章 女人问题，最适合用花来调养
用对花，让你不痛经、不疲劳、变苗条

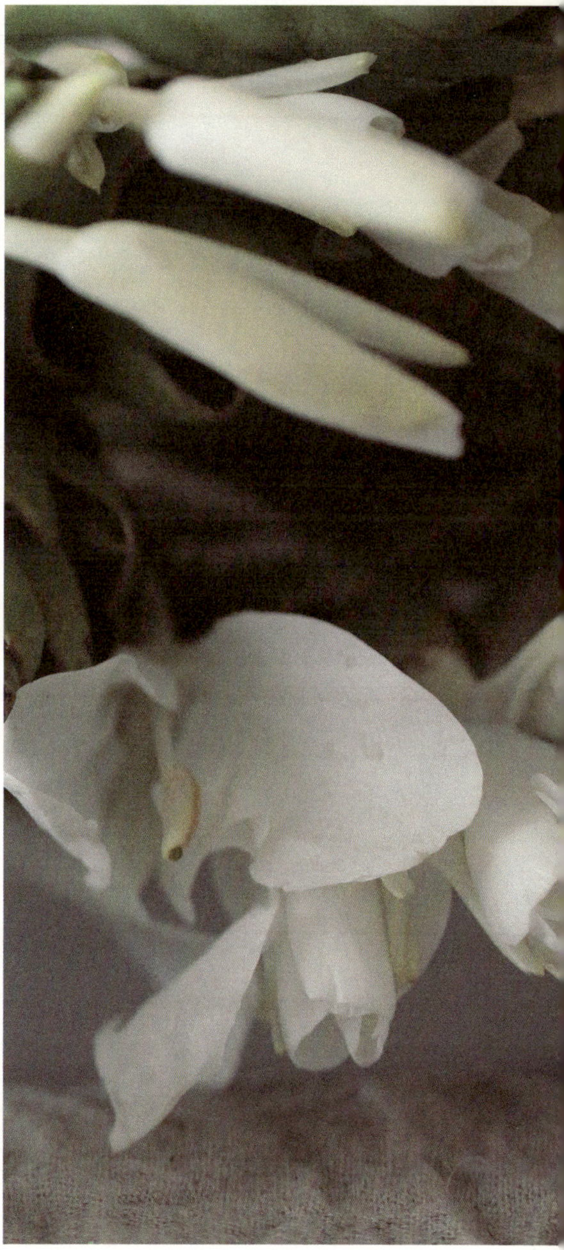

第4章 每个女人都要有一片自己的花园
带你认识18种身心疗愈花卉

{序}

造物主在设计宇宙万物时，有着极为缜密的布局，其中蕴藏着无数神奇奥秘。它为我们安排了许多生命课题，同时也备好了答案。花，是最佳解题者之一。我从事健康管理咨询多年，见证了花在人们身上所产生的疗愈效果。从西医、中医到自然疗法，都离不开花这个元素。

花，绚烂多彩，她的形、色、味，满足了人们的视觉、触觉、嗅觉及味蕾；花，餐风饮露，汲取精华，她的活性成分、营养物质，是人们最佳的药物与食物。

历来人们从生活实践获取经验，不论中外，人们都很重视自然与人、人与人之间的微妙连动关系，中医称“天人合一”，自然医学说是“共振”。定义“健康”，首重“平衡”，而且是动态的平衡，生理功能要恒定，心灵要和谐，身、心、灵之间也要达到一定程度的协调，这才是圆满。

花，是植物器官之一。不能自由移动的她们，发展出一套独有的生存模式。她的生长环境（山林或水涧）、周遭的动植物，都会影响她的营养成分与疗愈能量。人亦如此，得自父母的先天遗传以及后天因素，塑造了现在的我们，运用自然界的元素疗愈我们的身心，这就是“天人合一”。花的疗愈能量可以与我们产生共振共鸣，从花的能量中，我们可以获得抚慰与激励，使不安定的身心得以恢复平衡，这就是造物主为我们安排的问题（健康问题）与答案（疗愈处方）。

女人如花，最适花养。女人天生阴柔，花性轻柔娇嫩，以花养生最为适合。这本书从女性养生破题，提供花的各种用途，再精选用于疗愈身心的常见花卉，记录了完整的花疗方法。希冀所有女人都能在这“花花世界”，找到最适合自己的平衡处方。

第1章

写给女人的悄悄话

会用花的女人，才能如花般绽放

近年来，受到各种影视传媒的影响，美魔女成为许多女性的终极目标，冻龄、逆龄成为热搜关键词，让人忍不住叹息，“女人”，你真是世界上最难的职业。

拜医疗技术进步所赐，人类的平均寿命比过去长了许多，医学技术能让人更容易抚平岁月的痕迹，可是，内在的生理年龄是否能如外表一样青春美丽呢？其实，内在的生理年龄才能真实地反映一个人的健康状态，如果靠人工技术只做“表面”功夫，那么就跟白雪公主里的坏皇后一样，败坏的内在最终会真实呈现于外。

比起用心地计较外在的美，以长远的投资报酬率来看，我更主张从身心灵全方位去做好健康管理。找对方法，内在的生理年龄也可以比身份证上年轻。“养于内，显于外”，内在的生理平衡才是常葆青春的最佳途径。

养生要适人适性

经常有人问我，女性要如何养生？这么多的养生方法，到底哪个才是正确的？其实，养生必须要适人适性，还要看天来养。

中医对待健康这件事非常富有哲学性与科学观，“整体观”“辨证论治”“天人合一”，是中医的立论基础。不管是治疗还是预防疾病，都要量身打造，依据每个人的个体差异，从先天体质、后天环境，到个人健康状态，以及气候更迭，都要考虑进去。也就是说，养生方法不能以一适百。他人的美颜秘方对你可能是毒药，网络流传的秘笈也许是未经证实的谣言，这些都需要有基本的健康观念才能做出正确的判断。

“先天”包含了男女性别上的差别，以及父母亲所给予的健康存折，先天禀赋的优劣对于日后健康的走向有一定程度的影响。女性原本就有着与男性不同的独特生理构造，使得女性有月经、怀孕、分娩、哺乳等特殊生理变化。终其一生，女性都会因为激素的影响而有不同的生理表现，在不同的生命周期，身心都有不同变化，使得养生需求与侧重点都有所不同。

虽然先天条件决定了我们的健康状态，但是后天因素的影响所占的比例更大。现代人的生活条件和生活方式与过去大不同，平均寿命逐年增加，但是健康隐忧也跟着增多。快节奏的生活造成了情绪紧绷，不良的生活方式（作息紊乱、饮食不均衡、久坐少动），加上周围环境存在的威胁（污染、食品安全、社会安全），导致身心长期处于一个相对紧张的状态，这些都是减损我们健康存折的隐患。

健康讲求的是一种平衡状态，中医讲阴阳要平衡，西医谈身、心、社会要兼顾。个人化的养生计划，必须根据生命周期的生理需求、个人的健康状态，并依照节令气候特性，做全面性的考量，同时还要兼顾到心灵需求。因为身心是一体的，彼此之间会互相影响，不能顾此失彼，内外兼养，才能真正健康美丽。

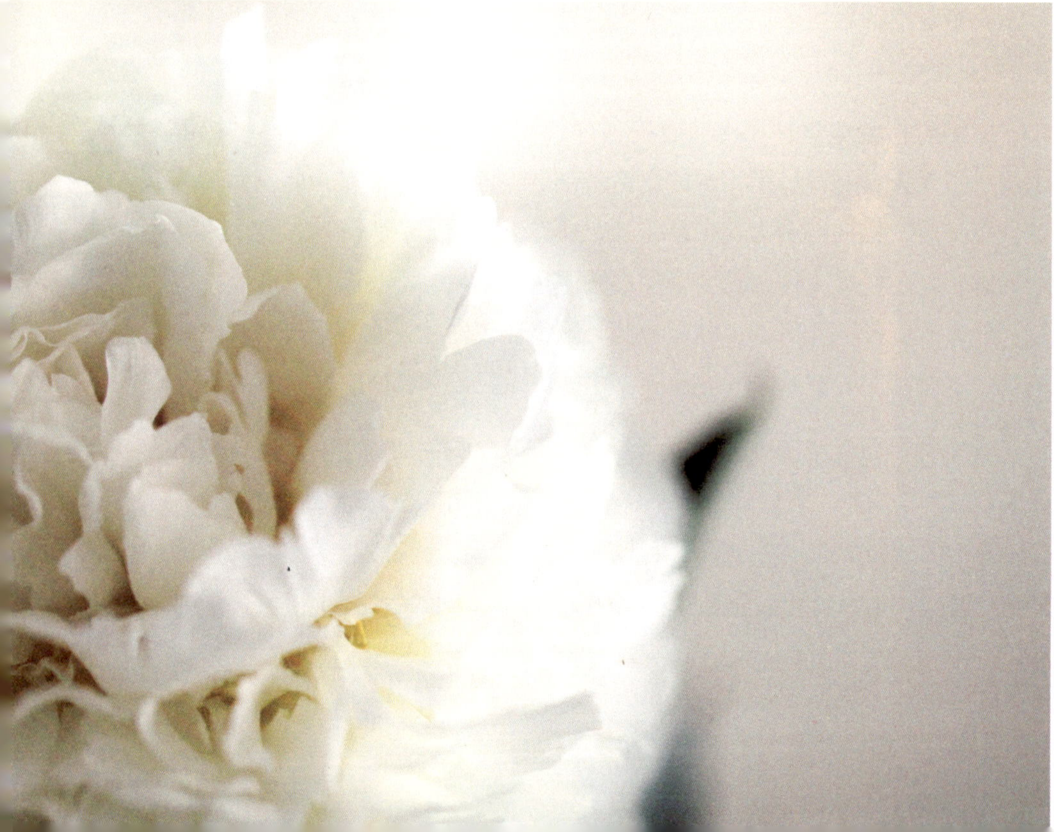

女人
与“七”的不解之缘

人的生理变化是有规律性的，中医以“天癸”来代表男女生理发育。天癸是指促进人体生长、发育和生殖功能所必需的物质，源自于男女之肾精，受后天水谷精微（饮食营养）的滋养而逐渐充盛，类似于西医中内分泌系统的作用。

> 《黄帝内经·素问·上古天真论》中说：“女子二七而天癸至，任脉通，太冲脉盛，月事以时下，故有子；三七肾气平均，故真牙生而长极；四七筋骨坚，发长极，身体盛壮；五七阳明脉衰，面始焦，发始堕；六七三阳脉衰于上，面皆焦，发始白；七七任脉虚，太冲脉衰少，天癸竭，地道不通，故形坏而无子也。”

女性的生长规律以“七岁”为一个周期。

二七

“二七而天癸至”，是指女性在青春期（10~14岁左右），生理功能逐渐成熟，开始有月经初潮，之后每隔28~35天便规律性地出现月经，这时候第二性征开始出现，同时也具备了生育的能力。不过，初潮刚发生时，因为生理功能尚未发育完成，大多为无排卵性月经，所以有些人月经周期较不稳定。通常初潮之后大约2年，生理周期才会开始规律，在这段时间应加强补肾，为自己未来的健康奠定基础。

二七至三七（21岁）这段时间，是人体生长发育的高峰期，此时脏腑功能更加健全，气血调和，月经周期逐渐趋于稳定。这一时期要注意补充营养，可多吃富含蛋白质、维生素C、维生素D、钙、镁、铁等营养素的食物。

三七~四七

三七到四七（28岁）为青壮年时期，通常也是结婚生育的最好年龄，因为这时候月经周期规律，较容易受孕，也处于生理最佳状态，最适合孕育下一代。不过，这一时期也是大多数人正式进入职场的时候，工作的竞争、生活的压力、作息的紊乱，让越来越多的女性出现痛经、月经不调等问题。

此时，除了要注意从日常饮食中摄取足够的营养，还要针对月经不适问题做调理。肝主藏血，又主疏泄，肝功能正常是月经正常的基础。因此女性可以通过调养肝脏，来帮助稳定内分泌系统，改善痛经、月经不调等问题。玫瑰花、茉莉花、桃花、梅花等都可用于调养肝脏。

五七

现代人普遍晚婚，高龄孕产妇越来越多。“五七阳明脉衰，面始焦，发始堕”，是说女人从35岁开始，生理功能已出现衰退现象，受孕概率相对较低，生产之后的身体恢复也比“四七筋骨坚、身体盛壮”时要差些。因此，可以针对身体状况选择一些补气、补血的花药膳来调理，让自己的身心都做好怀孕、生产的准备。

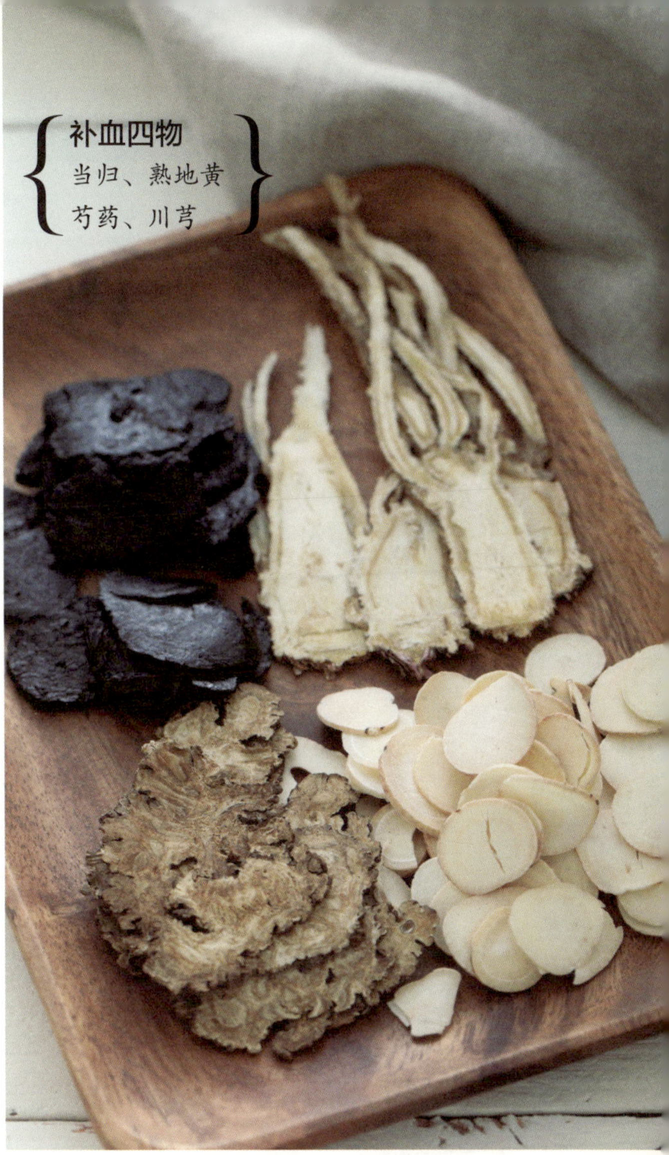

35岁是人体生理功能状态的分水岭，骨质密度从此时开始以每年1%的速度衰减，记忆力、思考力、专注力也开始减退。30岁之后，基础代谢率逐年降低，大约每10年降低5%，也就是说，如果不注意调养，45岁时的衣服尺码会比35岁时足足大2号。“五七”正式宣告女人已进入所谓初老阶段，此时，除了要有规律地运动，正确、均衡的饮食也是预防身材走样的关键。脾胃功能健全，营养素才能被充分运用在身体的热能消耗上，而不是形成脂肪，所以可以多吃一些补养脾胃的药食，如山药、薏苡仁等。

六七~七七

六七（42岁）至七七（49岁）已经进入中年阶段，这时候排卵次数已经逐渐减少，这意味着离更年期越来越近。

“六七三阳脉衰于上，面皆焦，发始白”，女性的衰老现象通常从头面部开始。皱纹一条条爬上脸，斑点从点到线再到面；肤色变得不均匀或暗沉，容易出现眼袋、黑眼圈；头发变得既干又没光泽，白发渐渐出现，

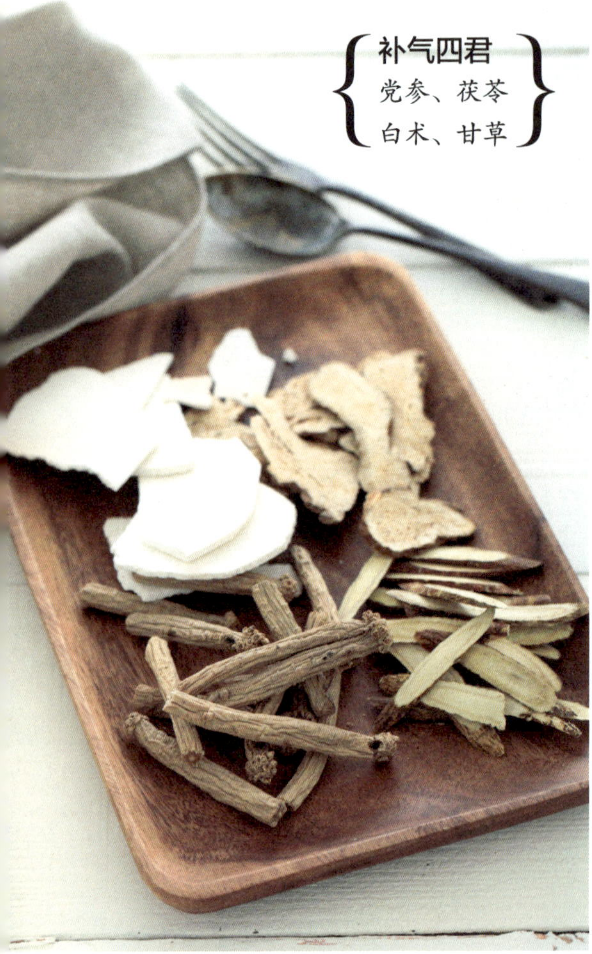

掉发也越来越多。这些都是肾精衰竭的表现。

时间是世界上最公平的东西，从精子–卵子结合的那一瞬间起，父母就为我们存下了第一笔健康存款，随着时间的流逝，这笔存款不断被消耗，天癸也会随着肾精消耗而逐渐衰竭，最后进入了更年期并停经（绝经）。

更年期不仅有雌激素衰减所带来的生理不适，如潮红、盗汗、失眠、阴道干燥等，还会出现情绪及精神等心理层面的问题，如容易烦躁、发怒、悲喜欲哭等。此时多半也是更年期（自身）撞上青春期（儿女）的多冲突阶段，女性的生理、心理遭受多方面的煎熬，身心都要同时照顾好。花精、花疗可以帮助我们安然度过更年期、空巢期及各种人生转折时刻，比如英国巴哈花精的“胡桃（Walnut）”就能帮助更年期女性应对因为身心变化所产生的不安定感。

分龄养生重点

二七：养肾精

三七：养肝血

四七～五七：养气血

六七：养脾胃

七七之后：养肾与脾胃

花养五脏 美丽绽放

中医对健康的定义是“阴阳平衡”，即五脏六腑的功能都要保持在一个相对稳定和谐的状态，这样才能称得上健康。没有生病并不代表健康，健康也不单指生理，还包括心理、社会层面（人际关系），甚至“灵性”的部分也要兼顾。灵性不一定代表宗教，而是指心灵要有一个归属。

中医学里的五脏各有所主，主管范畴不同，而且脏腑之间存在相生相克的关系。如果其中一个脏腑出了问题，没有立即得到改善，最终一定会产生骨牌效应，形成一个连动关系，整个身体都会出问题。

“有诸内必形于外”，我们显露在外的脸色、发色、体态都与内在脏腑的健康状况有关。比如脸色与心肺功能有关，从头发的状况可看出肾脏功能，指甲的状况则与肝脏功能有关。因此，如果外在出现了某些变化，我们就要注意相应的脏腑功能，开始调理内在了。

中医讲求整体观，认为人体是一个有机的整体，如果整体达到阴阳平衡，脏腑、经络、气血就能维持在一个相对恒定、和谐的状态，人们自然就能拥有美丽的外表。

养血先养肝

肝脏是人体内最大的器官，其主要功能是代谢，饮食中各种营养物质的新陈代谢都是在肝脏中进行的，肝脏制造的胆汁可以帮助胃肠消化吸收。肝脏同时也是人体重要的解毒与排毒器官。

肝脏的生理功能，在中医看来涵盖更广，除了参与消化吸收、新陈代谢，还有藏血与疏泄等作用。若从五脏六腑与女性健康的关联性来看，最紧密的当属肝脏。

肝为藏血之脏，气血调节枢纽

中医认为“女子以肝为先天”，所以女性养生首重养肝。“二七天癸至”，青春期月经初潮之后，女性每个月都会流失一部分血液，因此通常比较容易血虚。而这每个月的失血，就与肝脏功能有关。因为中医认为肝主藏血，肝脏就像身体的血库一样，如果肝脏功能正常，通常月经周期就会很规律，也不容易有痛经等问题。肝藏血功能不足会造成血虚，使得眼睛干涩、流眼泪、视物不清，也容易导致脸部过敏、起疹子。

肝除了主藏血还主疏泄，疏泄就像是调节机制，除了能调节血流量，还能调节全身气机。如果肝脏疏泄不正常，气血运行就不顺畅，这就像一条水管一旦堵塞就会产生淤阻。体内气血阻滞，代谢废物无法顺利排出，营养补给不及，脸上就容易出现黄褐斑、色素沉着、黑眼圈，身体也会开始莫名地疼痛。疏泄功能失常，肝气郁滞，还会造成情绪不稳，甚至影响脾胃功能，出现消化不良。因为肝（木）克脾（土），胆汁是由肝脏分泌

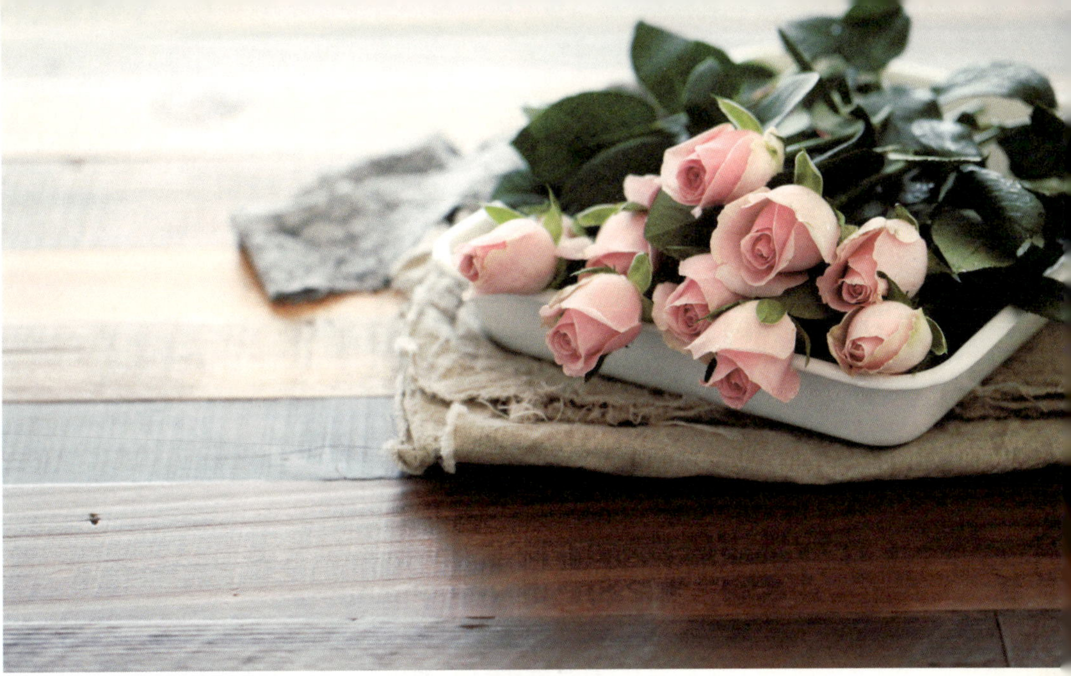

的消化液，可以帮助食物消化，尤其是脂质代谢，如果肝的疏泄不畅，胆汁排出不顺，就会影响消化，也容易诱发胆结石。

经前期综合征也与肝有关，因为肝经循行经过乳房、下腹部，如果肝气不畅，这些部位气机阻滞，就会出现局部胀、闷、痛的症状，还会造成心情郁闷，所以女性想要月月舒，必须先跟肝做好朋友。

花疗食养

许多书上都会提到“疏肝理气”这个词，对于女性来说，要常保肝气顺畅，我首推玫瑰花。女性可多吃玫瑰花做的花饮、花食，它除了有疏肝理气的功效，更重要的是它有疗愈的香气，以及优异的美容效果。

此外，桃花、牡丹花、芍药花、梅花也是很好的疏肝理气花药。许多花卉性属木，与肝脏属性相同，例如洋甘菊、迷迭香、菊花、桂花、茉莉花等，不论是鲜花、干燥花还是精油，均有助于改善肝胆问题。

玫瑰银耳羹

玫瑰花入肝经，能疏理肝气，与银耳、枸杞子一起炖，具有滋阴、补肝肾的作用。玫瑰花是养颜圣品，可改善黄褐斑及肤色晦暗等问题，还能调整月经周期，预防经前期综合征，缓解经期不适症状。

材料

玫瑰花（干）10克，水发银耳50克，枸杞子5克。

做法

1. 将水发银耳洗净沥干，撕成小朵。
2. 玫瑰花、枸杞子冲洗干净。
3. 将所有材料放入炖盅内，加适量水，放入蒸锅中，大火蒸30分钟即可。

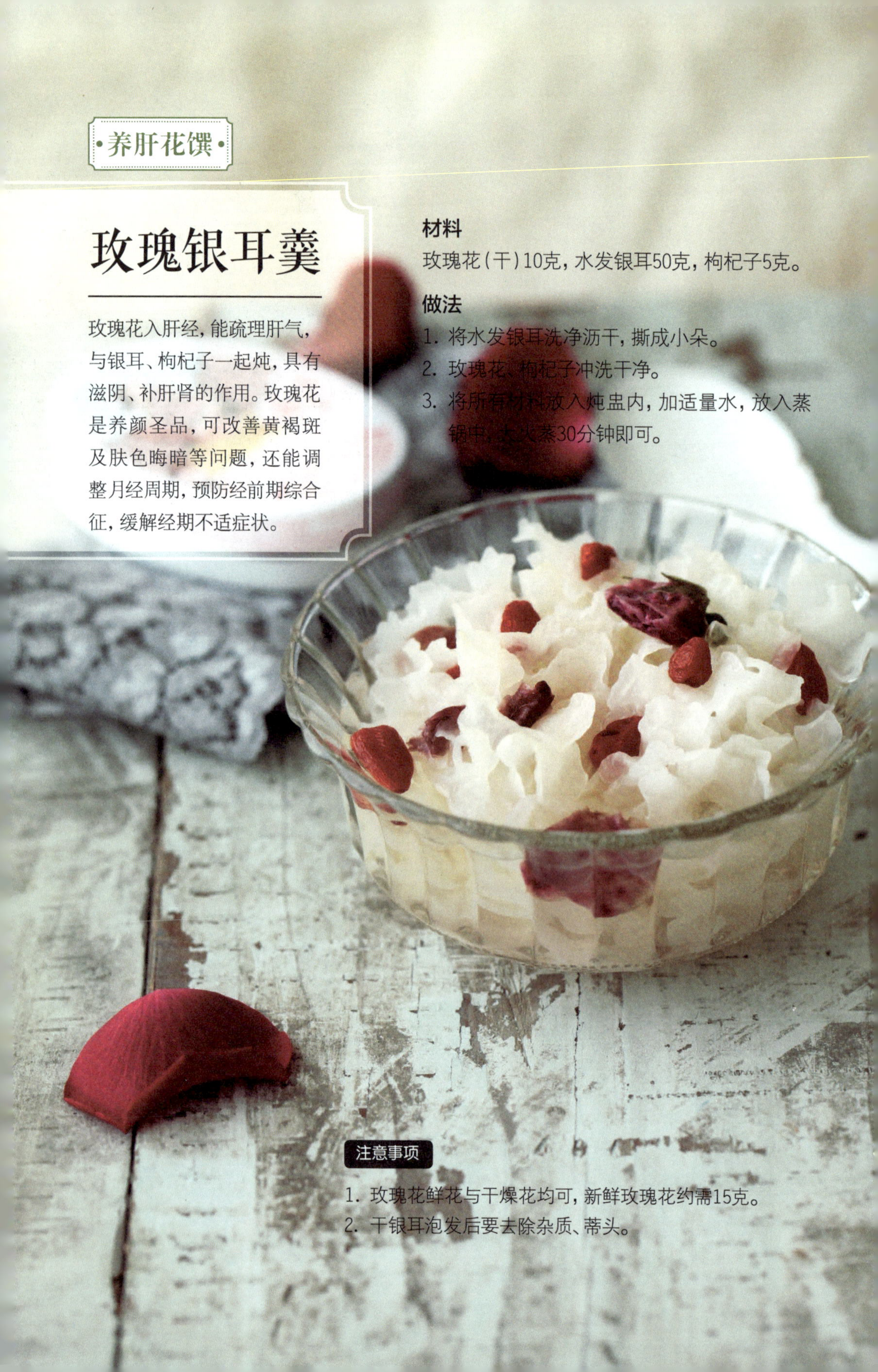

注意事项

1. 玫瑰花鲜花与干燥花均可，新鲜玫瑰花约需15克。
2. 干银耳泡发后要去除杂质、蒂头。

女人要有好气色

从心血养

心脏是人体循环系统的主要器官，与我们全身血液的输送有关。心脏通过心肌的舒张与收缩，将血液输送到全身各组织器官，供应氧和各种营养物质，带走二氧化碳、尿酸等代谢产物。中医也认为心脏与血脉有关。

心为神识之脏，掌管血脉运行

中医所谓的心，包含了循环系统作用，也涵盖了西医所谓大脑的功能，包括神志、意识、思维等。“神”在中医里有许多涵义，广义的神是指人生命活动的外在表现，就是我们所说的神态、神情，是人所呈现的外在表象；狭义的神就是认识的部分，这被现代医学归类为脑部的功能。古人将“心”视为五脏六腑的主人，更以“君主”来称呼，五脏各主一种情绪感受（情志），这五志也归心所管。若是心神清明，人的思考力、创造力、反应力都会表现优异，且情绪也会处在一个相对稳定的状态；如果心的功能出现问题，就有可能出现情绪失调、精神不济，也就是我们俗话说的“失神”。

“心主血脉，其华在面”，面部是人体血脉最丰富的部位之一，所以中医通常由面色来判断心脏功能的强弱。心脏功能好，气血旺盛，面部就显得红润有光泽；如果心气不足，血液供应不足，面色就会苍白或萎黄，肌肤没有光泽、弹性，嘴唇、指甲也会因为缺乏血色而显得苍白。心脏功能弱，通常血液中的含氧量就低，心脏往脑部输送的血流量也不足，这会影响脑部的功能，使得头脑昏沉、注意力不集中、记忆力减退，甚至出现心悸、心慌、头晕、疲倦乏力等症状。

花疗食养

女性因为每月的经血流失，容易产生“血虚”的问题，如果心脏功能不足，更会让血虚加重。所以补血养血一定要从心养，可以多吃红色的食物（红色食物大多可补血），如红枣、桂圆、莲子、紫米、桑椹、樱桃等。

性属火的花卉多能入心经，不妨用来泡茶、煮粥，用相应的精油薰香、按摩，可帮助安定心神或是强化心脏功能。薰衣草、茉莉花、莲花、金银花、木槿花、金莲花、橙花、伊兰伊兰等都有这类功效。

·养心花馔·

桃花紫米粥

桃花入心、肝、大肠经，具有活血化瘀的功效，是非常好的养颜美容花药。搭配紫米能够补血，月经期后可喝桃花紫米粥补血活血。

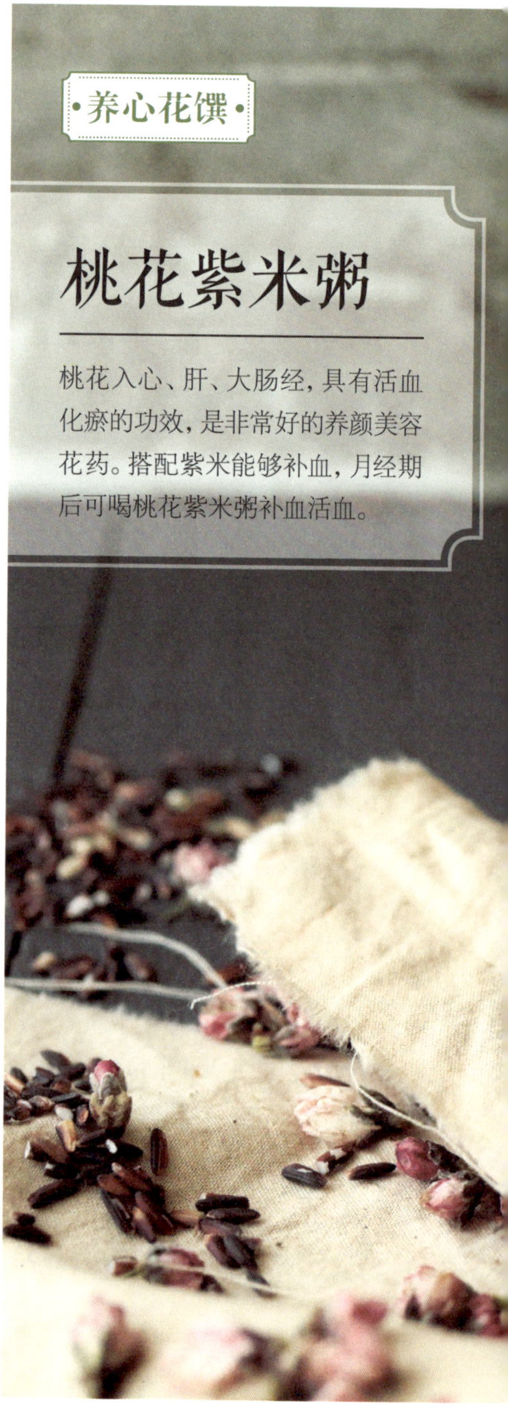

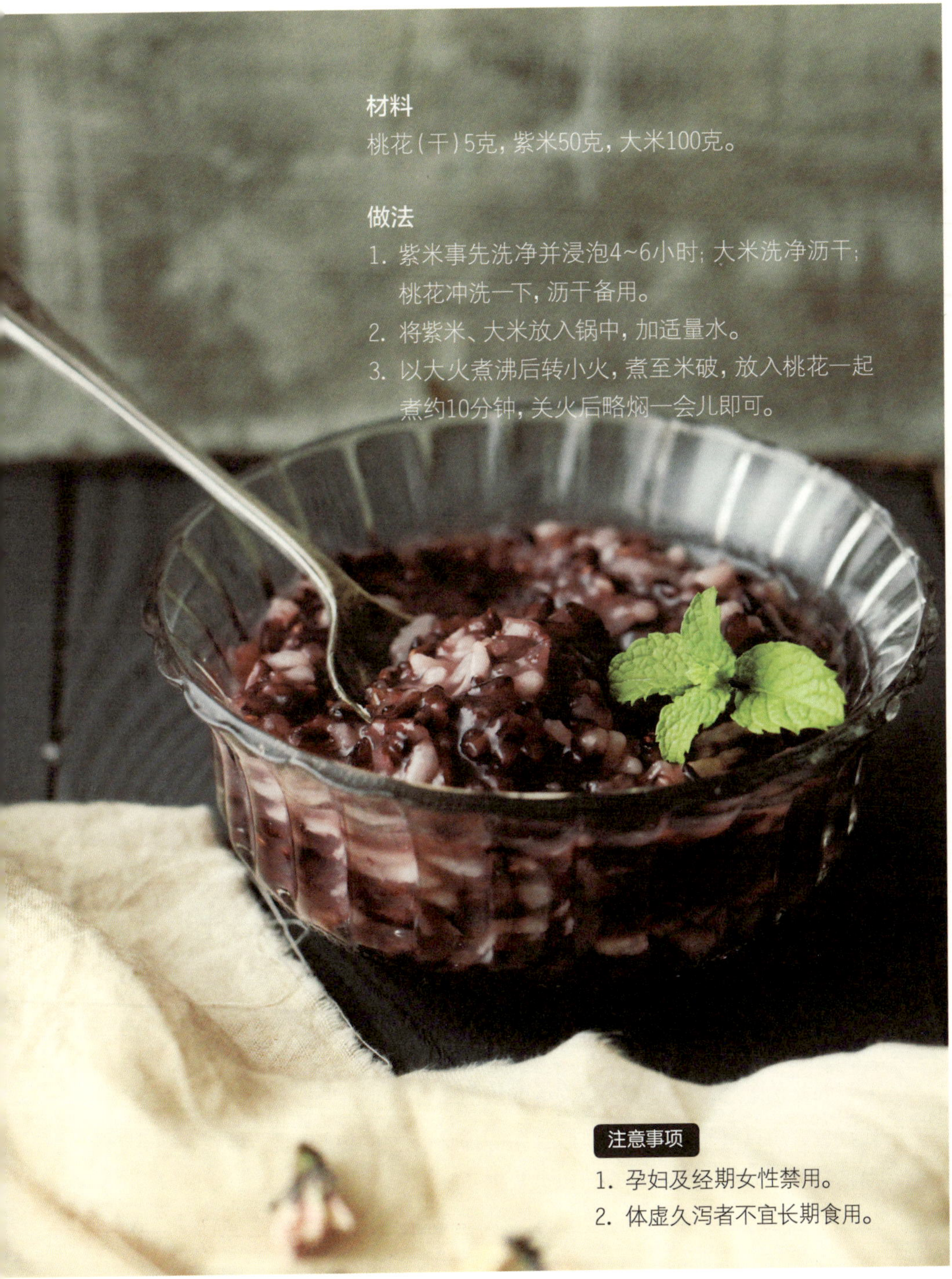

材料

桃花（干）5克，紫米50克，大米100克。

做法

1. 紫米事先洗净并浸泡4~6小时；大米洗净沥干；桃花冲洗一下，沥干备用。
2. 将紫米、大米放入锅中，加适量水。
3. 以大火煮沸后转小火，煮至米破，放入桃花一起煮约10分钟，关火后略焖一会儿即可。

注意事项

1. 孕妇及经期女性禁用。
2. 体虚久泻者不宜长期食用。

女人要有吹弹肌

从肺气养

肺脏主要负责气体的交换，将体内废气（如二氧化碳）与体外清气（如氧气）做交换，让血液中的氧、二氧化碳等气体维持一个恒定的浓度。在中医的脏腑理论中，肺不仅主气，还主皮毛。人体皮肤的总面积约2平方米，是人体防御病菌入侵的第一道防线；皮肤也有呼吸作用，能够帮助调控体内水分、温度，从许多方面来看，它与肺脏功能类似。

肺掌管气机的升降

肺气的宣发和肃降，可以使气血津液布散全身，润泽肌肤、毛孔。肺气虚的人，肺向上向外宣发的功能就会减弱，毛孔的开阖与代谢也会失常，容易出现肌肤干燥、脆弱、没有光泽与弹性等问题，还容易有皮肤发炎、过敏等现象，也容易长痤疮、粉刺。

如果肺部功能不足，体内的氧气就会相对不足，血液含氧量低，皮肤就会变得苍白、没有血色。皮肤健康与肠胃也有关联，中医认为肺与大肠相表里，如果一个人排便不顺畅，有便秘问题，多半皮肤也不会健康，容易长痤疮，或出现肤色不均、暗沉，所以保持肠道畅通也有助于养肺。

花疗食养

肺最怕干燥，所以要多用滋阴润燥的药食来补肺气、养肺阴。白色食物，如百合、川贝母、山药、银耳、雪梨等都是很好的滋阴药食；杏花、百合花、白梅花五行属金，与肺相合，也可用来补肺。

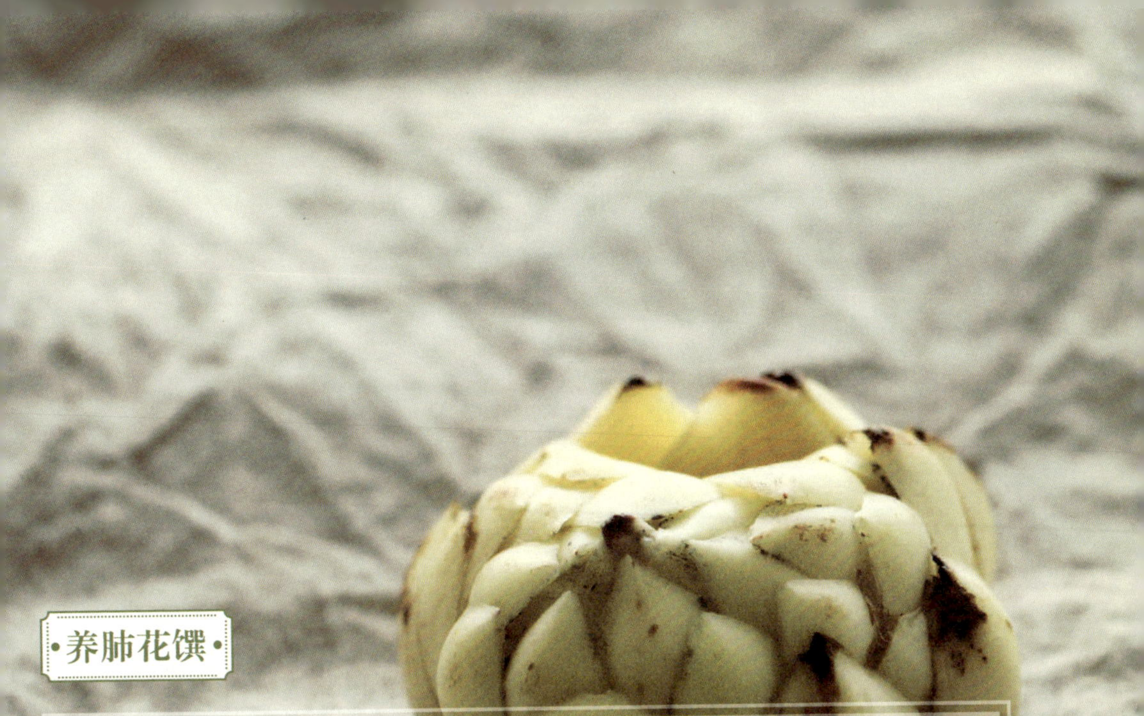

·养肺花馔·

百合杏仁汤

中医素有白色养肺的说法，百合与杏仁这两味白色药食都入肺经，百合具有养阴润肺、止咳的作用，搭配治咳喘的要药——杏仁，能增强宣肺、降肺气的功效，很适合气温一变化就容易过敏咳嗽的人食用。

材料

杏仁3克，鲜百合1个，鲜莲子50克。

做法

1. 鲜百合去根，一瓣瓣剥下，洗净沥干；莲子去心；杏仁放入药袋，略微捣碎。
2. 将杏仁、百合、莲子放入炖盅，加适量水。
3. 放入蒸锅，大火蒸20分钟即可。

注意事项

1. 喝汤，吃百合与莲子。可以加入蜂蜜调味，蜂蜜亦有润肺作用。
2. 若有蜜蒸百合（参见P213），则将莲子、杏仁蒸熟之后，加入蜜蒸百合再蒸5分钟即可。
3. 中药用的杏仁又称为北杏或苦杏仁，具有轻微毒性，使用不宜过量。每天不超过9克为宜。

女人要有好腰身

从脾胃养

中医认为脾胃是“后天之本”“气血生化之源”。意思是说，所有入口的饮食，都需要脾胃将营养物质好好地消化、吸收。或许有人会有疑问，消化吸收功能太好不就容易胖吗？事实上，只有健全的脾胃功能，才能将饮食充分消化，转化成营养素与血液，而不是转变成脂肪或产生代谢废物堆积在体内。

脾主运化，掌管消化与吸收

脾主运化，也就是消化与吸收，若脾胃运化失调，则会形成许多病理产物，中医称为痰、饮、膏、浊。这些病理产物在体内过多堆积，就会导致肥胖。脾主运化，也包含饮食与水分的代谢。如果脾胃功能失常，体内的水液代谢就差，人就容易出现浮肿。脾虚造成的肥胖，大多是鸭梨身材，腰臀部松垮，四肢沉重，脸部肌肤松弛，肤色黯淡、蜡黄，眼睛浮肿，整个人看起来很没精神、很萎靡。

肥胖通常是由于热量的摄取与消耗失衡所致。许多人认为肥胖者要少吃，其实“基础代谢率”才是影响热量消耗的关键，吃东西这件事也是增加基础代谢的一个主要因素，因此吃得正确、饮食均衡、进餐规律，再加上健全的脾胃功能，才是对抗体重的关键。脾胃功能健康，气血才能旺盛，肌肤才能红润、有弹性，脾胃运化好，水分不滞留体内，自然就能有好腰身。

脾胃功能还与健康体重的克星——糖有关。从中医五行理论来看，甘味（包括甜味）入脾，脾气不足的人，通常会有想吃甜食的欲望，过食甜食会导致肥胖。有研究显示，糖也会让人成瘾，带有糖分（碳水化合物）的食物，尤其是小麦制品（面包、蛋糕等面粉制成的食品），通常也是许多人潜在的过敏原。这里所指的过敏不单是会让人打喷嚏，鼻子、眼睛发痒，也可能会使身体产生慢性炎症，慢性炎症已经被许多科学家证实与肥胖有关系。最近也有研究指出，新陈代谢疾病已经被证实与癌症有关，而脾胃正是主宰饮食的消化、吸收与代谢的重要系统，是身体健康的重要基础。

花疗食养

脾胃功能用药食来养是最恰当的，谷类最能养脾气，要多用全谷类代替精制主食，可以搭配茯苓、白术、薏苡仁、山药等药食来健脾除湿。脾胃五行属土，金针花、金雀花、金盏花、丁香、台湾香草兰等花也属土，用这些花泡茶、煮粥，或以精油按摩脾经，都有很好的健脾作用。

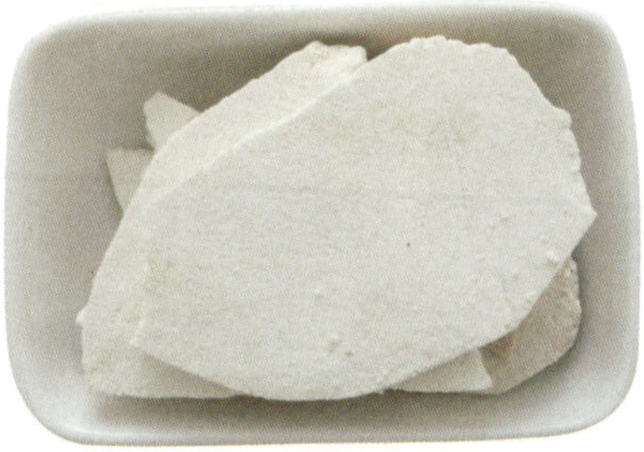

茯苓

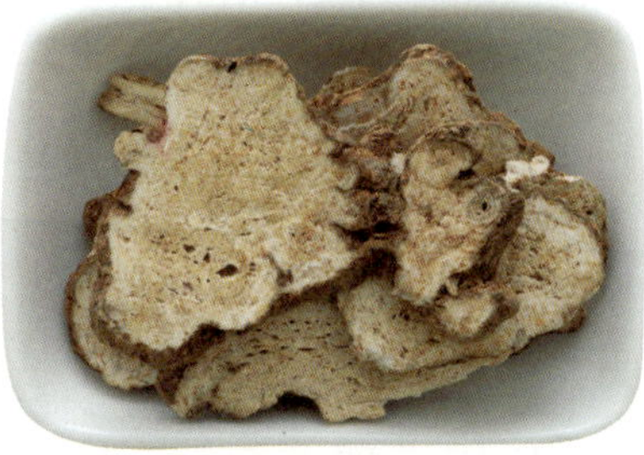

白术

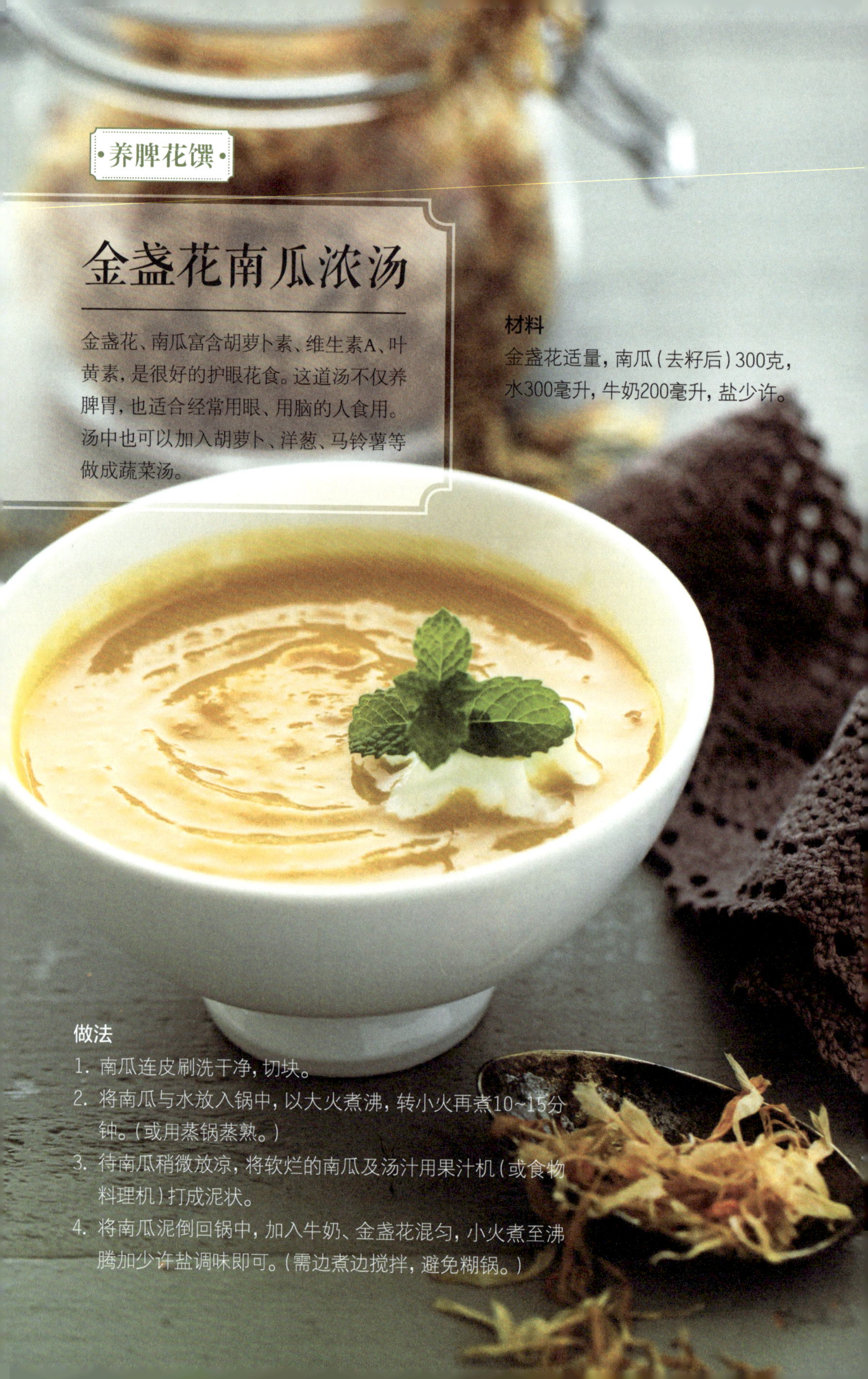

·养脾花馔·

金盏花南瓜浓汤

金盏花、南瓜富含胡萝卜素、维生素A、叶黄素，是很好的护眼花食。这道汤不仅养脾胃，也适合经常用眼、用脑的人食用。汤中也可以加入胡萝卜、洋葱、马铃薯等做成蔬菜汤。

材料

金盏花适量，南瓜（去籽后）300克，水300毫升，牛奶200毫升，盐少许。

做法

1. 南瓜连皮刷洗干净，切块。
2. 将南瓜与水放入锅中，以大火煮沸，转小火再煮10~15分钟。（或用蒸锅蒸熟。）
3. 待南瓜稍微放凉，将软烂的南瓜及汤汁用果汁机（或食物料理机）打成泥状。
4. 将南瓜泥倒回锅中，加入牛奶、金盏花混匀，小火煮至沸腾加少许盐调味即可。（需边煮边搅拌，避免糊锅。）

女人要对抗时间

从肾精养

肾脏属于泌尿系统，主要功能是分泌尿液，排出代谢废物、毒素等，帮助调节体液，维持体内内环境稳定。中医认为，肾脏除了水液代谢，还涵盖了生殖、内分泌等功能。肾主藏精，素有“先天之本”之称，人一生健康状态的盛衰，均取决于肾脏功能是否强盛。

肾精是父母给予的健康存款

肾精就像父母从怀胎时就为我们存下的健康存款，这笔存款会因为一次次生病、熬夜、压力、喝酒、纵欲而被逐渐提取，直到余额变成0。当然，肾精也会随着年龄的增加、生育次数的增多等因素而逐渐衰减，一旦天癸竭尽，月经不再随着周期而来，生育能力也随之衰退。

同样是40岁，为什么有的人看起来像30岁，而有的人看起来就像50岁？老化的原因多种多样，有学者认为是细胞分裂中止所致，有人认为是氧化造成的，也有研究认为是细胞端粒缩短的原因……每一种老化理论都有各自的立论基础，而中医则简洁地以“肾精衰竭”一语概括之，所以只要认识肾脏功能就能一窥衰老的原因。

肾脏掌管骨与髓，从齿与发看衰老

“齿摇发秃”经常用来形容人老的样子，同样，这句话也是肾脏功能的最佳注解。为什么这么说呢？

肾主骨，肾精充盛，我们的身体就可以维持挺拔，然而随着光阴的流逝，我们的身高一点点变矮，开始出现弯腰驼背的体态，老是腰酸背痛，骨质也开始疏松，这些就是衰老的征兆。骨质疏松了，牙龈骨（牙槽）也松了，牙齿也就开始松动。齿为骨之余，年龄大了不光是牙龈萎缩牙齿松，牙齿也容易断裂，这些都是肾精衰竭的表现。肾之华在发，肾精充盛的人通常发色较黑，发质健康不毛躁，如果肾精不足则会出现白发、落发等现象。

肾精的多少与年龄的增长成反比，这是必然现象。肾精来自父母的先天赋予，所以人的寿命长短及健康状态，遗传占了很大因素，但也不能忽略后天的影响。临床观察发现，影响女性肾精消耗的因素，除了固定的生理周期，生育次数也非常重要。那么，是不是不生育就不容易老呢？其实也不见得，如果长期作息紊乱、饮食不正常，也会加速肾精消耗。

女性抗衰，养肾也要护肝

抗衰老不只要从肾开始养，还要连肝一起养，中医素有“肝肾同调”的说法，肝藏血、肾藏精，肝血的形成有赖肾气的精气气化，肾精充盛也需要肝血滋养，所以肝肾要一起调养。一个人的衰老从体力、精力、脑力的衰减就可以察觉到，体态改变也是最常出现的表征。开始坐比站多、躺比坐多，弯腰、驼背、腰膝酸软，这些都是肝肾虚衰的表征。肝藏血又主筋，肾藏精又与骨有关，所以肝肾怎能不同调呢？！

花疗食养

性属水或有益肾脏功能的花卉有牡丹花、洛神花、玫瑰花、栀子花等，可用来冲茶、煮粥，或是用其精油按摩、泡澡。

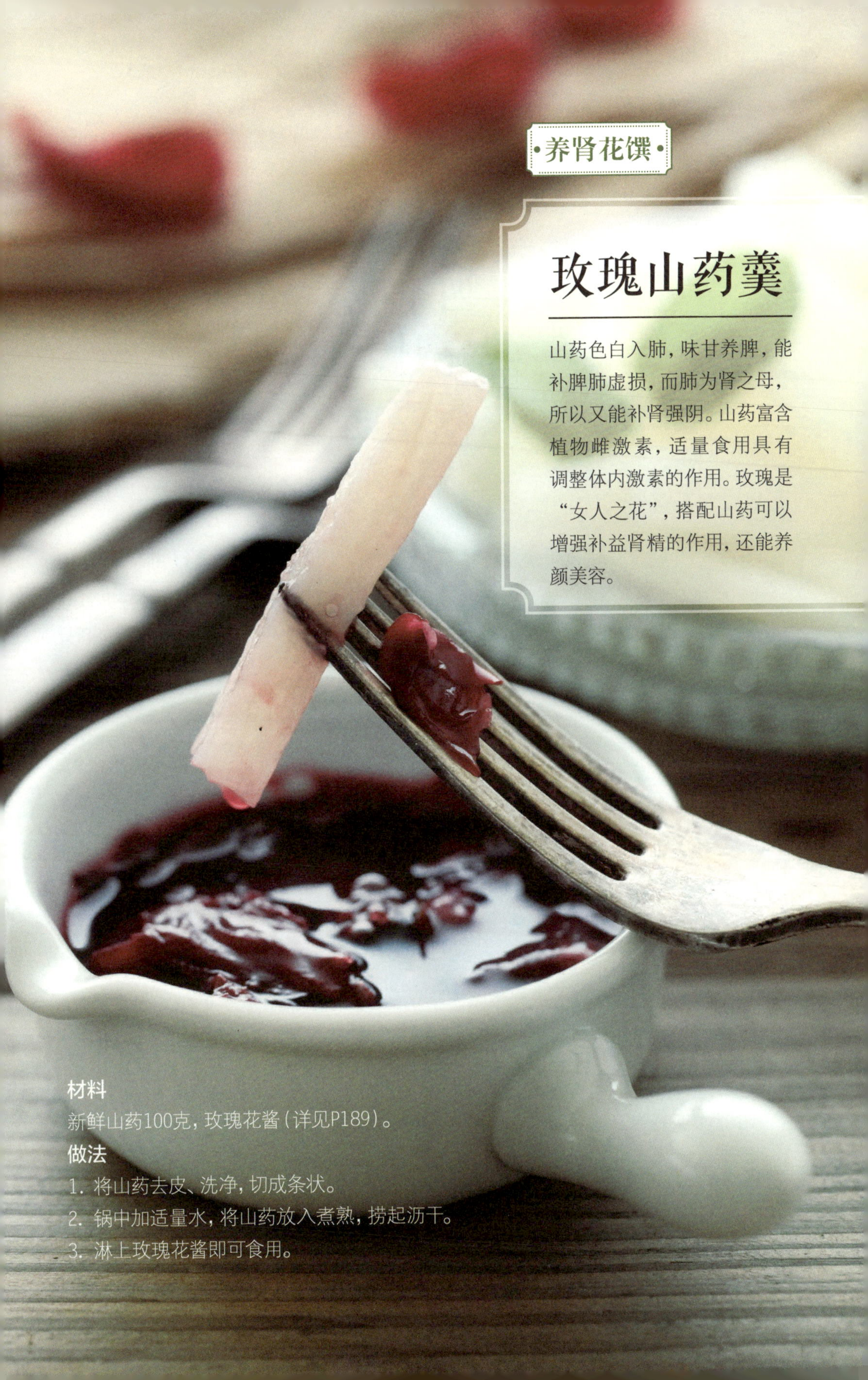

养肾花馔

玫瑰山药羹

山药色白入肺，味甘养脾，能补脾肺虚损，而肺为肾之母，所以又能补肾强阴。山药富含植物雌激素，适量食用具有调整体内激素的作用。玫瑰是“女人之花”，搭配山药可以增强补益肾精的作用，还能养颜美容。

材料

新鲜山药100克，玫瑰花酱（详见P189）。

做法

1. 将山药去皮、洗净，切成条状。
2. 锅中加适量水，将山药放入煮熟，捞起沥干。
3. 淋上玫瑰花酱即可食用。

四季花养
岁月无痕

古人养生保健讲求“天人合一”，认为自然界是大宇宙，而人体就如同缩小版的小宇宙。大自然有其运行规律，相应的，我们身体内部也有其规律性，如果要身心健康，既要遵循大宇宙的游戏规则，也要遵循我们身体的健康准则。

中医的养生概念是非常有科学观，也极富哲学思维的，一年有四季、十二个月、二十四节气，一天则有四时（早晨、中午、晚上、半夜）、十二时辰，这些都有相应的节律性，清晨有如春天，中午气温通常较高犹如夏季，傍晚入夜气温降低与秋凉雷同，半夜气温最低与冬季寒冷相似。

一天当中何时该吃饭、喝水、睡觉都有时间性，顺应人体生理需求来作息，这就是“顺时养生”。《黄帝内经》提到“顺四时而适寒暑”，因为“四时阴阳者，万物之根本也”。违背阴阳、违反自然界规律，最终会带来健康危害。虽说南方一些地区四季如春，四季气温分野并不明显，但是每个季节仍然有它独特的属性，对人体生理、病理变化均会产生一定的影响。

吃当季食物是最简单也是最佳的养生方式。通常当季食物所含的营养成分是最充足的，并且每一种植物要生存一定有它应对气候变化的特殊物质，而身为大自然的一份子，人体自然也需要这样的特殊成分，来帮助我们抵抗外部环境对身心造成的危害。

春养阳气

立春（一般在阳历每年的2月）是一年之始，万物由此时开始萌发、复苏，《黄帝内经》说："春三月，此谓发陈。天地俱生，万物以荣。"春天时，自然界阳气升发，万物生机盎然，人体的阳气也要顺应自然趋势而向上向外舒发，所以春天时头发、指甲都长得特别快。

春季是许多老毛病复发的时候，尤其是慢性胃炎、过敏性疾病。春季的养生重点就是要维护体内阳气，使其充沛旺盛；同时也要注意养肝气，从中医五行理论来看，春季属木，肝也属木，春季把肝气养足，可避免夏季伤及心脏。

花疗食养

春季可供食养的花卉有玫瑰花、菊花、樱花、桃花、百合花、薰衣草、鼠尾草等，可用这些花冲茶饮、煮粥，或搭配红枣、枸杞子、黄芪、猪肝、鸡肉来做养肝料理，都可以疏肝解郁、养肝明目。

鼻子过敏花茶方

- 洋甘菊、鼠尾草、百里香各5克
- 辛夷花、黄芪各3克

慢性胃炎花茶方

- 玫瑰花、佛手柑各3克
- 梅花3克，绿茶包1包

注：花茶冲制请参照P66~67

·春季花馔·

菊花鱼片锅

菊花具有清热、养肝的作用，与鱼片煮汤，汤头清爽鲜甜，适合作为冬天过于滋补之后的春天食养方。经常使用电脑、手机的上班族，可多食用这道汤品，既可护眼又可补脑。

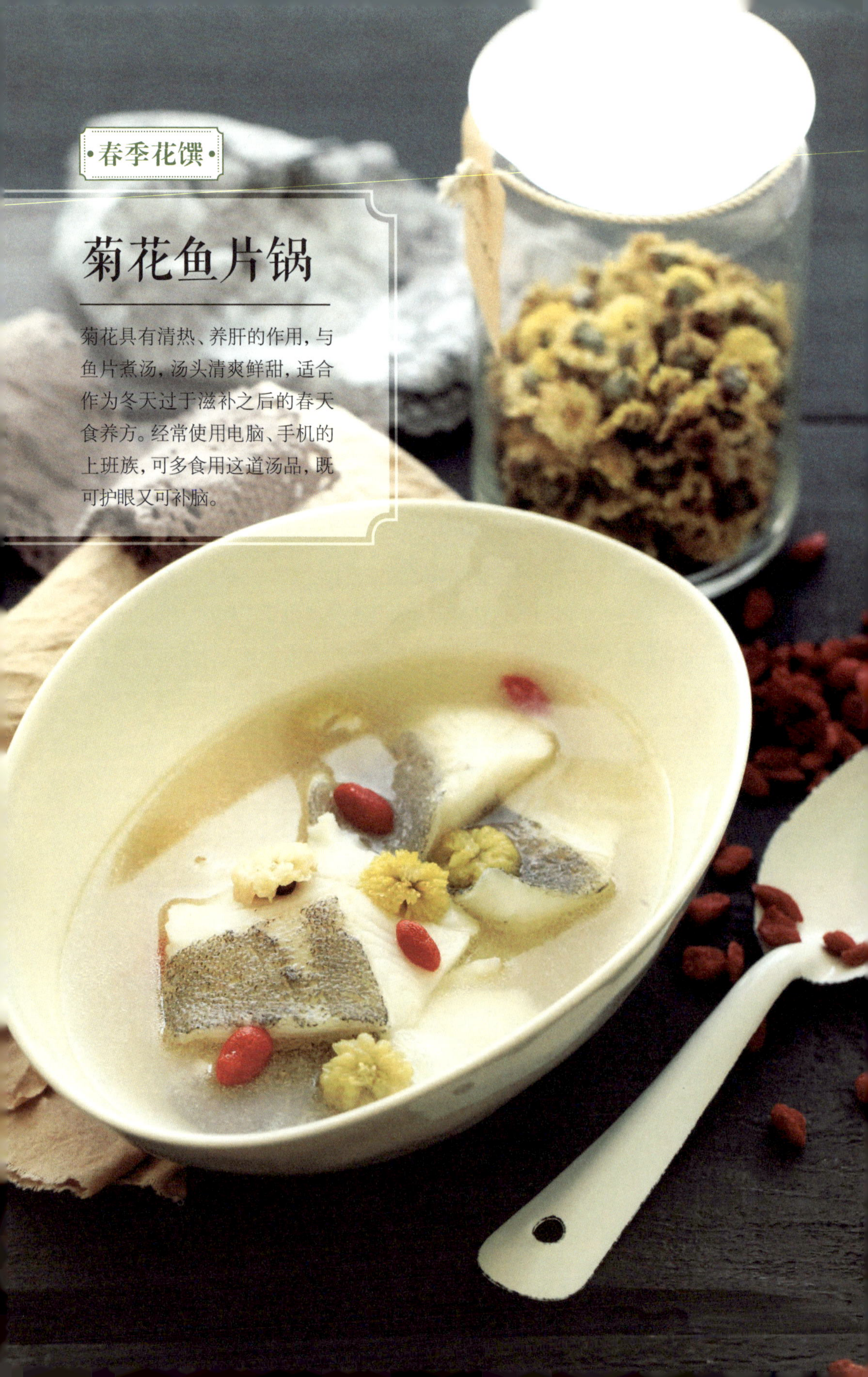

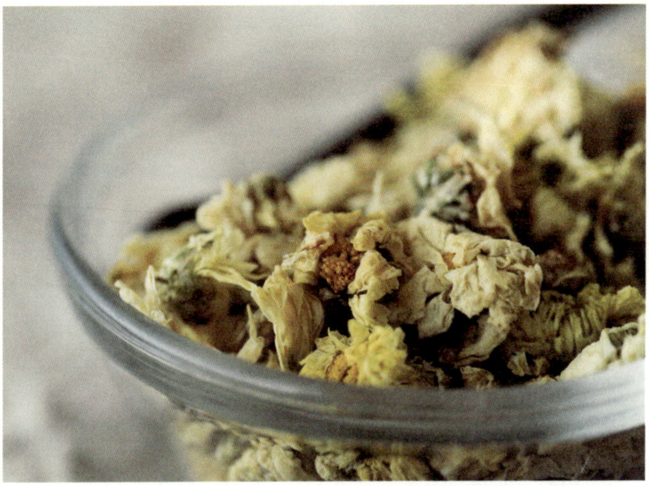

材料

干菊花、枸杞子各10克，鳕鱼200克，姜3片，盐少许，高汤1000毫升。

做法

1. 菊花、枸杞子以沸水略烫，捞起沥干备用。
2. 鳕鱼洗净切片，加姜片、盐腌5分钟。
3. 锅内加入约1000毫升高汤，加入菊花、枸杞子，大火煮沸后转中火，加入鳕鱼片，煮至鱼片熟即可关火。

注意事项

1. 鳕鱼片不宜久煮。此汤鲜美，不需加调料。
2. 高汤可用鸡汤、蔬菜汤，不宜用猪骨汤、牛骨汤，以免汤显浑浊。

夏祛湿热

每年五月立夏之后，气温开始升高，《黄帝内经》认为："夏三月，此为蕃秀。天地气交，万物华实。"此季节，天热下迫，地热上蒸，天地之气上下交合，万物繁荣秀丽。人体新陈代谢也变得更旺盛，气血活跃于体表，各种火气容易乘虚而入，如果饮食、作息不注意，水分补充不足，很容易上火，出现口腔溃疡、牙痛、牙龈出血或便秘等问题。

夏季气候炎热，流汗较多，汗为心之液，因此容易耗伤心气。天气热通常食欲较差，若又嗜吃冰品、冷饮，容易阻碍脾胃功能，脾主湿，脾胃不和，湿气就滞留体内，加上心气耗损，整个人就显得特别虚弱。因此夏天要注意养脾胃、护心，避免吃寒凉食物，多喝温开水，多吃夏令蔬果，还可吃些清热、祛湿的药食、花药。此外，中医认为，身体内的水分、津液属"阴"，因此要真正补充身体水分，需要从"滋阴"着手，夏季要解身体的渴，别忘记滋阴药食。

花疗食养

夏令可供食养的花卉有莲花、菊花、金针花、月季花、茉莉花、金银花、野姜花等。不妨用夏令花卉冲茶饮取代市售冷饮，或是用这些花搭配补脾、滋阴药食，如绿豆、银耳、莲子、红枣、糯米等一起做花馔。

祛口疮花茶

- 桂花、薄荷各3克
- 金银花、蒲公英各3克

消暑热花茶

- 荷叶、桑叶、金银花各3克
- 茉莉花、荷叶各3克

注：花茶冲制请参照P66~67

茉莉银耳汤

银耳是女性最佳滋阴药食，其富含胶质、黏液，夏季搭配清热消暑的绿豆、薏苡仁煮汤，可用来取代甜点。夏季盛产的茉莉花，最适合与银耳这类味道清淡的食材一起烹煮。

材料

鲜茉莉花15克，水发银耳50克，薏苡仁、绿豆各100克。

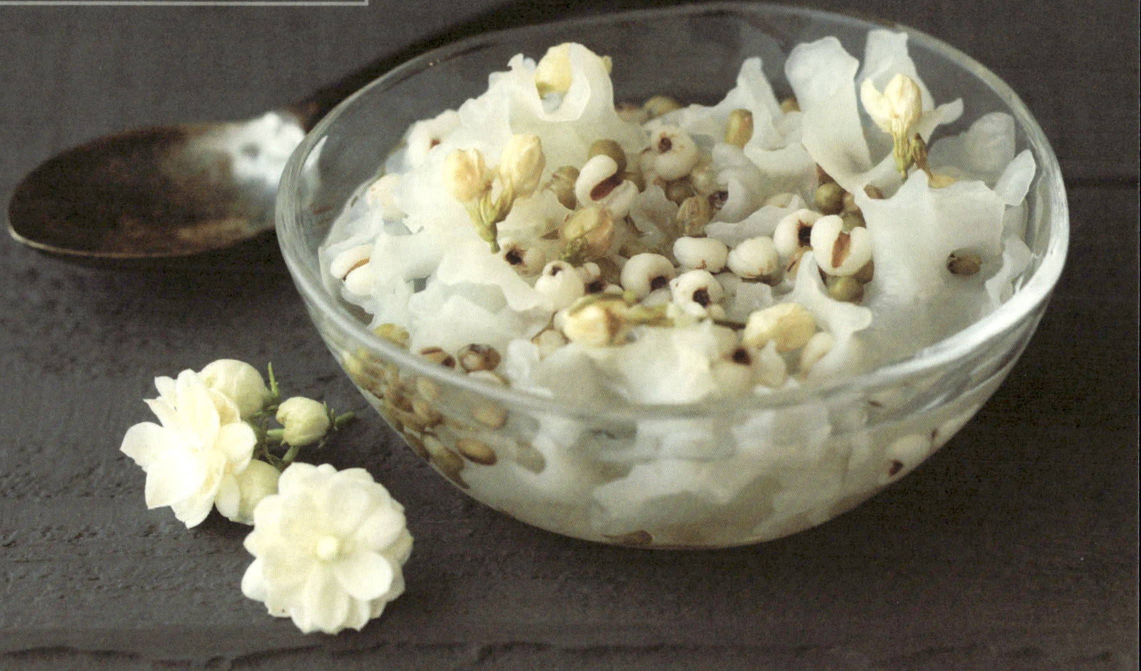

做法

1. 薏苡仁洗净，浸泡2~4小时；绿豆洗净浸泡1小时；水发银耳洗净撕成小朵。
2. 将薏苡仁、绿豆放入砂锅，加适量水，煮至薏苡仁熟烂。
3. 放入银耳，继续用小火煮30分钟，放入茉莉花即可。

注意事项

夏季不宜过食甜味，以免阻碍脾胃消化吸收，建议这道汤品不要加糖调味。

秋润肺燥

阴历八月就是“立秋”了，立秋是秋天的开始，气温仍高，但在“秋老虎”的高热之后，气温往往就像滑滑梯一样，直线下降。此时，除了有些秋凉的萧飒之外，天气也不像夏季那么多水气。秋季的特性就是凉与燥，最容易引发呼吸系统疾病，如感冒、过敏、气喘等；很多人会感觉皮肤干，容易过敏、脱皮，口鼻咽喉也发干，常出现干咳无痰的症状。

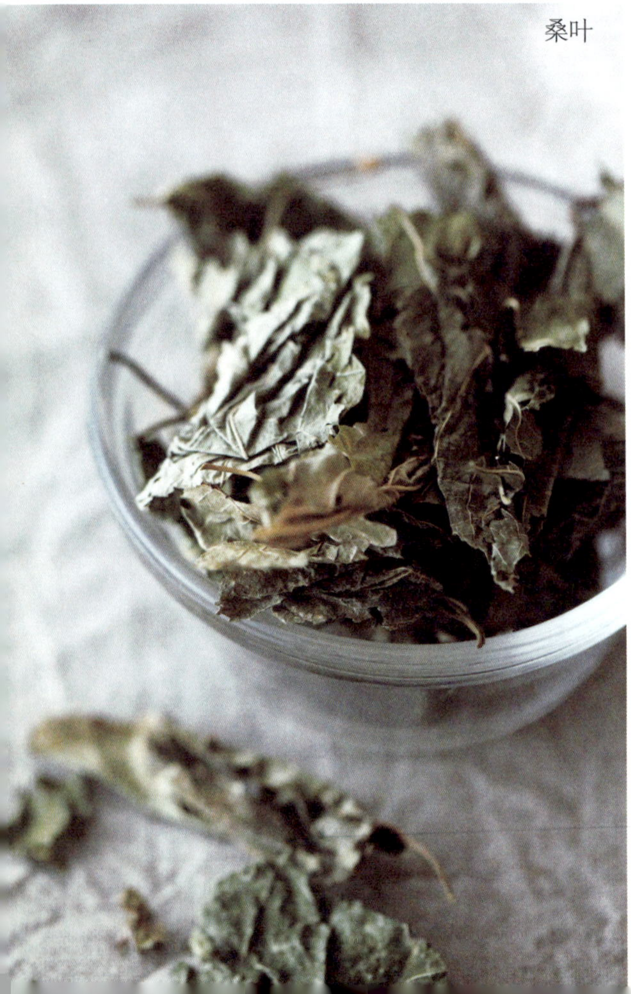

桑叶

为什么补水要滋阴?

俗话说“女人是水做的”，水分占体重的50%~70%。男性因为肌肉较多，所以比女性水分含量更多，但是，为什么反而说女人是水做的，又为什么补水要滋阴呢?

在中医的阴阳理论中，女性属阴柔，且每月有定期失血，这些原因容易损伤“阴液”。阴液包含了一切身体内的体液（血液、津液等）。伤阴会产生许多热象，而热会把水分蒸发，这样皮肤就会因失去弹性而变得干燥、粗糙且容易产生皱纹，口鼻也会发干，阴道黏膜干燥则会影响性生活。从这样一个逻辑来看，便能简单理解，为何更年期会产生一系列不适症状，又为什么中医总是告诉女性要“滋阴”“润燥”。

所以不要再一味依赖保养品，无论产品多么昂贵，有多保湿、补水，如果你体内已是“干涸的水库”，光从表面补充，是无法真正获得水分滋养的，皮肤一样不会水嫩Q弹。

花疗食养

燥为秋之气，秋五行属金，肺也属金，而肺又最怕干燥，所以秋季一定要记得补水，多吃滋阴润燥的药食、花药。秋季适合做食养的花有紫罗兰、桂花、洛神花、莲花、菊花，可搭配梨、荸荠、菱角、百合、银耳、莲子、莲藕、红枣、山药等药食一起做花馔，能起到调养脾胃、滋阴润肺的效果。

止干咳花茶

- 百合、桑叶、麦冬各3克
- 玳玳花、百合各3克
- 紫罗兰、桂花各3克
- 紫罗兰、百里香各3克

防感冒花茶

- 金银花、马鞭草各3克
- 薄荷、桑叶、菊花各3克

注：花茶冲制请参照P66~67

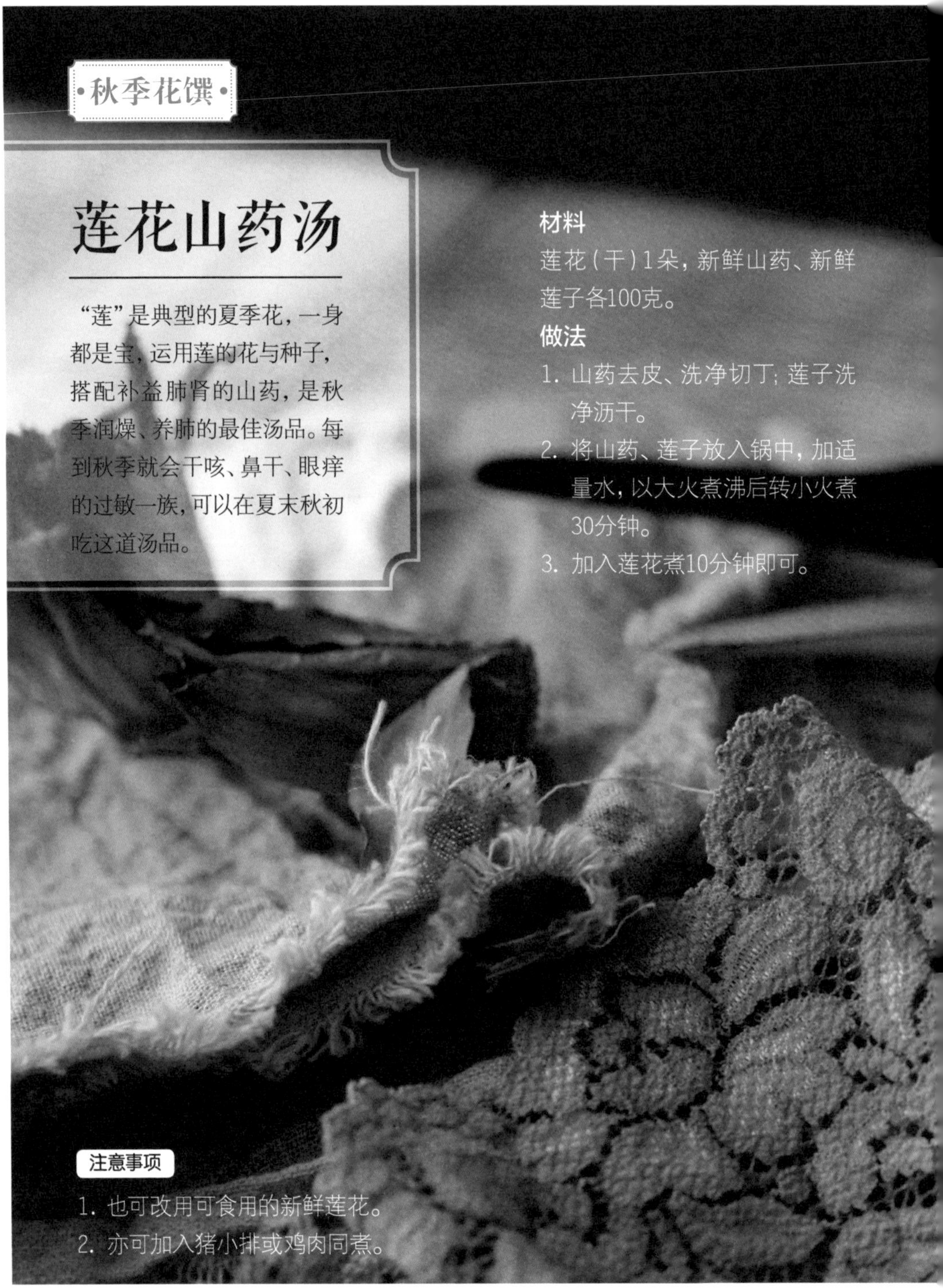

莲花山药汤

“莲”是典型的夏季花，一身都是宝，运用莲的花与种子，搭配补益肺肾的山药，是秋季润燥、养肺的最佳汤品。每到秋季就会干咳、鼻干、眼痒的过敏一族，可以在夏末秋初吃这道汤品。

材料

莲花（干）1朵，新鲜山药、新鲜莲子各100克。

做法

1. 山药去皮、洗净切丁；莲子洗净沥干。
2. 将山药、莲子放入锅中，加适量水，以大火煮沸后转小火煮30分钟。
3. 加入莲花煮10分钟即可。

注意事项

1. 也可改用可食用的新鲜莲花。
2. 亦可加入猪小排或鸡肉同煮。

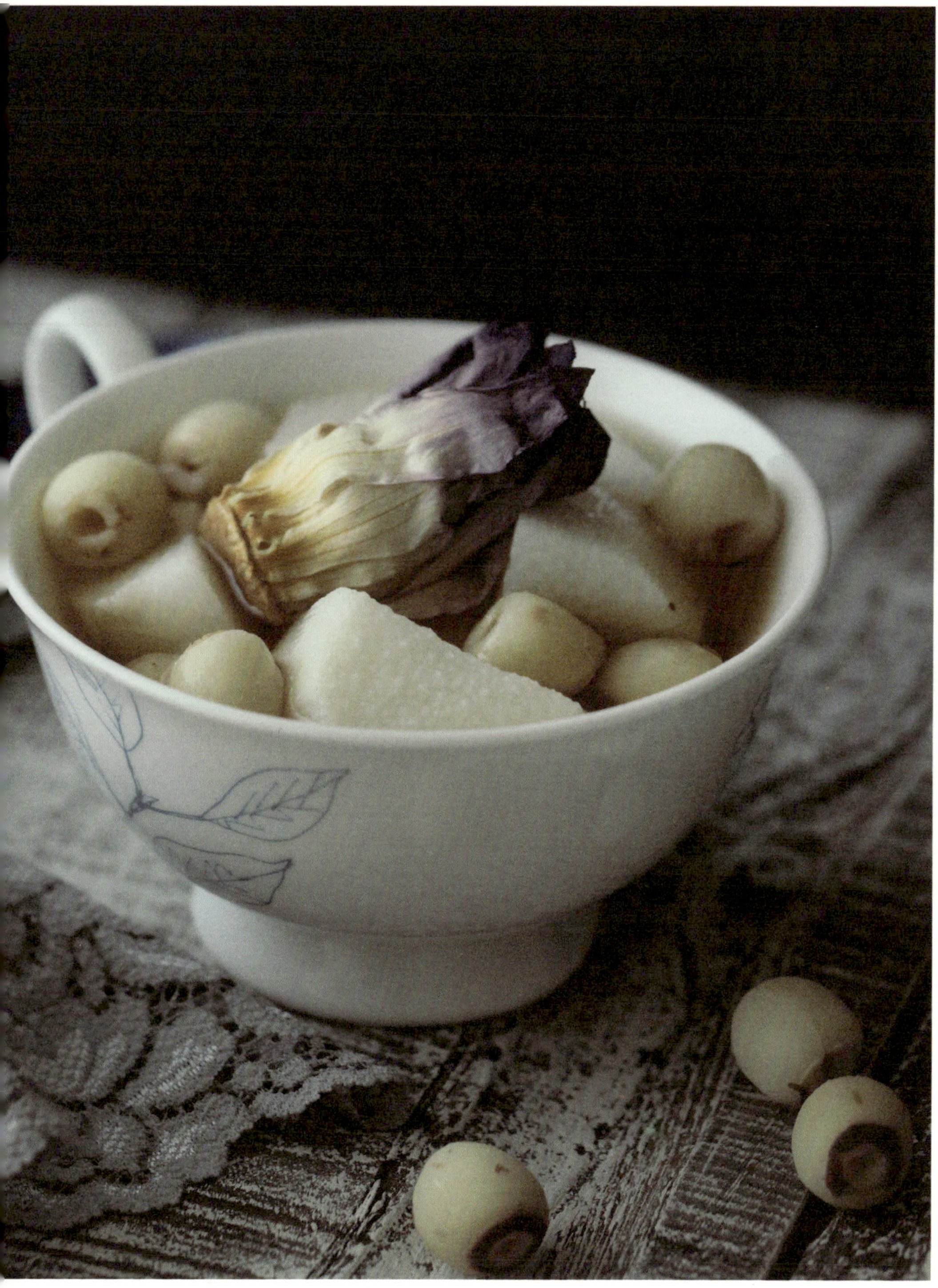

冬补肾阳

立冬之后就是冬天了，《黄帝内经》中说：“冬三月，此谓闭藏。水冰地坼，无扰乎阳。”意思是说，冬天气候阴寒，是万物潜藏冬眠的时候，阳气也应潜藏于内，要避免过度扰乱阳气，尽量使阳气潜藏，也就是要养肾精，为下一年的身体健康做储备。

用“休养生息”来形容冬天最合适了，只可惜人类不能冬眠，所以要靠滋补来调理身体，不过现代人营养丰富，冬季也大多有很好的保暖措施，所以也不宜过度滋补，以免补出火气。花药大多体轻味薄，适合冬季养身与养心。冬天气候寒冷，光照少，许多人容易心生忧郁，不妨用时令花冲花茶，暖身也暖心。

花疗食养

冬季适合做食养的花卉有梅花、樱花、薰衣草、菊花、玫瑰花等。可用这些花搭配养肾的药食，如桑椹、核桃、栗子、黑芝麻、乌骨鸡、虾、海参等一起煮成花馔。冬令进补的药膳也可适度加点对味的花药，增强补益功效。

抗忧郁花茶

- 玫瑰花、洋甘菊各3克
- 合欢花、茉莉花各3克

抗疲倦花茶

- 迷迭香、茉莉花各3克
- 薰衣草、菩提叶各3克

注：花茶冲制请参照P66~67

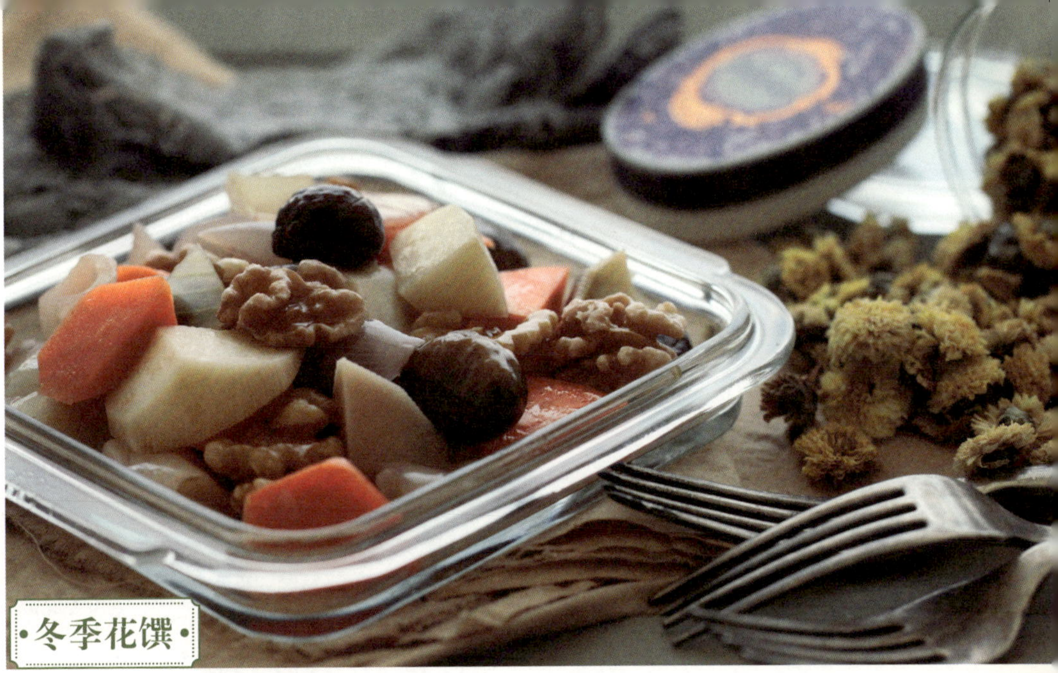

核桃炖栗子

冬季气候寒冷，适合吃一些温补的药食来暖身。冬天五行属水，与“肾”相应，此时是补肾气、藏精气最好的时候，核桃与栗子是最佳养肾药食，且营养价值高，适合冬天炖煮食用。

材料

玫瑰花10克，新鲜栗子200克，核桃仁（未调味）20克，胡萝卜1根，洋葱1个，橄榄油1汤匙，高汤适量。

做法

1. 栗子去壳及薄膜，以沸水汆烫沥干备用。
2. 胡萝卜去皮洗净切块；洋葱去皮，切块。
3. 平底锅烧热后加入橄榄油，放入栗子煎至稍变色，加入洋葱、胡萝卜、核桃仁略为翻炒。
4. 倒入高汤（没过食材）煮至食材熟透即可，最后加入玫瑰花加盖焖10分钟。

注意事项

1. 玫瑰花可改为新鲜球茎茴香。可视个人喜好加入土豆、山药等根茎类食材。
2. 栗子可以先过一下油再煮，高汤不要太多，煮到汤汁收干即可。
3. 也可加入牛腱、猪小排、鸡腿肉等肉类食材。

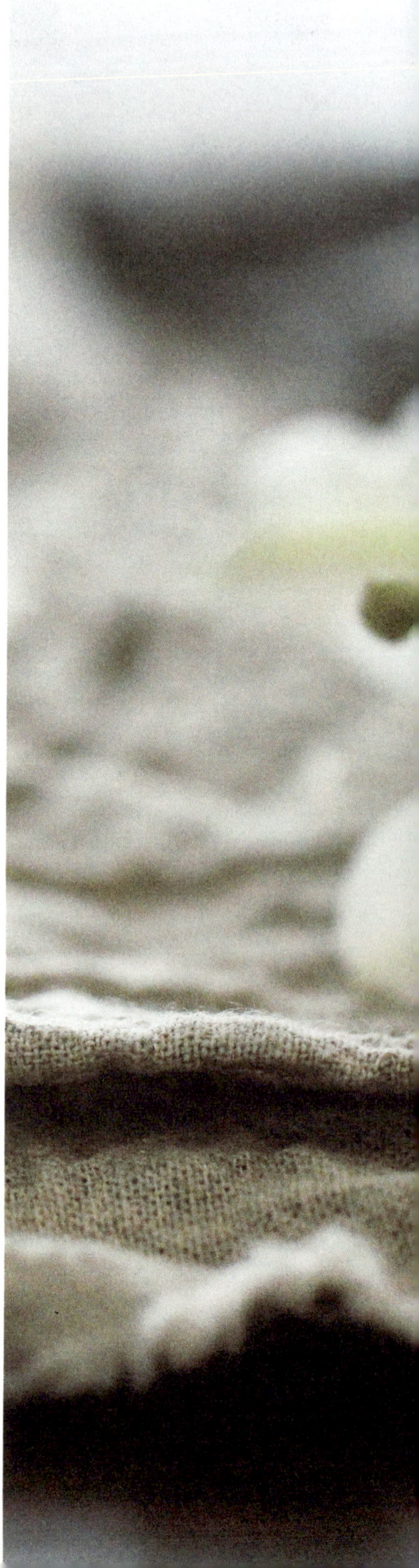

第2章

花，这样吃，这样用

养身养心又养颜

To see a world in a grain of sand and a heaven in a wild flower, hold Infinity in the palm of your hand and eternity in an hour.

一沙一世界，一花一天堂，无限掌握在你手中，刹那即是永恒。

——英国诗人威廉·布莱克（William Blake）（1757~1827）

造物者当初在设计宇宙万事万物时，有着极为缜密的布局，见微知著，一朵花就蕴藏一个世界。

“花”这个字的甲骨文是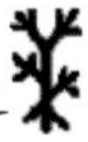，像一棵开满花的树，在秦、汉之前的古典籍大多是用“华”，后来逐渐演变成“花”，草字头底下的“化”，有演变、转化的意思，指的是艳丽的花朵是由绿色的藤、茎变成。

花，华也。——《广雅·释草》

“花”从狭义来看，是被子植物（被子植物门植物，又称有花植物或开花植物）的繁殖器官，从广义来看则泛指一切花卉植物。

植物是自然界中最普遍的生物，它们为动物（包含人类）提供养分。植物的生长环境与动物不同，它们不能自由移动，又身处没有遮蔽的环境，所以它们自然而然发展出一套独有的生存模式来自我防御，可能是散发出难闻的化学气味，也可能是某部位存有毒性汁液。

植物利用最简单的物质——阳光、空气、水，建构出生命史。它们靠着自然界的各种媒介繁衍后代，为了吸引传播花粉种子的媒婆（鸟、虫、兽、蝙蝠），因而演变出各种形态、颜色、气味的花朵，这些独有的气味、颜色，也可能成为驱敌的武器。（注：部分热带雨林的花就是靠着声波吸引蝙蝠替它们传播花粉。）

花，大自然赋予的身心疗愈药物

花的外形、颜色以及味道，刺激着我们的视觉、嗅觉、味觉等感官，这些就是身心疗愈的开始。嗅吸香气所产生的一连串感受，主要是嗅觉的作用。嗅觉是一种由感官感受的知觉，有两个感觉系统参与这一系列运作，即嗅神经系统和鼻三叉神经系统。嗅觉的感受器位于鼻腔上方的鼻黏膜上，其中包含了支持功能的皮膜细胞和特化的嗅细胞，人类可以区别3000~10000种不同的气味。

你是否有过这样的体验，在闻到某种气味时，会开启一段记忆，想起某个人、某件事或是当时的心情？

> “嗅觉是无所不能的魔法师，能送我们越过数千里，穿过所有往日的时光。果实的芳香使我飘回南方故里，重温孩提时代在桃子园中的欢乐时光。其他的气味，瞬息即逝又难于捕捉，却使我的心房快乐地膨胀，或因忆起悲伤而收缩。正当我想到各种气味时，我的鼻子也充满各色香气，唤起了逝去夏日和远方秋收田野的甜蜜回忆。”
>
> ——黛安·艾克曼《感官之旅》，引述自海伦·亚当斯·凯勒（Helen Adams Keller，1880~1968）

气味往往与记忆是连结在一起的，这被称作“普鲁斯特效应”。当我们嗅吸到某种味道时，鼻腔内的嗅神经被气味分子刺激，会产生神经脉冲（神经动作电位）并传达到脑部的嗅小球区。嗅小球由一大群神经细胞组合而成，可以分析辨别神经脉动属于何种气味。嗅小球与负责记忆的海马体（hippocampus）之间有神经元互相联系，所以这些与气味相对应的神经脉冲会被储存起来，等到某一天闻到相同的味道时，就会把记忆唤醒。情绪是最容易被记住的事件，因此味道也会与情绪产生微妙的联系。

人类对于当下属于快乐愉悦的决定，是由脑内边缘系统处理的。在五感中，只有嗅觉不经过视丘（thalamus），而直接将神经讯号传到大脑中的情绪中心——杏仁核（amygdala），这里与记忆紧密连结，所以我们对于气味的感受（记忆）容易受到情感和环境的左右。当我们闻到好闻的气味，情感总是比认知来得更快更强烈，所以会做出购买的欲望与冲动，完全无法用理性控制。现在聪明的商人，正是利用这种“五感行销”，把销售环境营造得舒适、轻松，再加上好闻的气味，提高消费者的购买欲望。

香氛的气味能挑动情绪却又不着痕迹，不同香氛对身心所产生的影响不同，同样的香味，对不同人的影响也不同。每一种植物的根、茎、叶、花、果实、种子等都可能藏有精油，不同的植物产生不同的精油。每种精油都有独特的化学组成，这些组成会与人体身心产生交互作用，例如薰衣草会让人感到平静、放松，甜橙会让人振奋，迷迭香则可帮助集中注意力，玫瑰能让人感受到爱与热情。

花，具有独特的个性特质

大自然中的每一种动物、植物、矿物都有其疗愈的作用，尤其是花卉植物。近年来许多学者专家甚至认为，花卉植物也有其“类人格”的特质，这种植物人格（个性特质）被广泛运用在心灵层面的疗愈。

各种外观的花，提供观赏价值，给了我们视觉的享受（花态、花色）。室内摆放不同的花卉植物，具有改变氛围的作用，借由一盆植物、一朵花或是花的香氛都可以改善空间的能量。室内摆放几朵白色玫瑰具有净化空间作用，可以带走空间里的负能量，消除紧张压力，而橘色百合则能够释放沉重的能量。不论是工作场所，还是居家环境，将花摆在主空间或是明显位置，让室内充满花的能量，都可以改变空间氛围与能量气场，从而提振人的精神与意志力。

花 养身

大约在 260 万年前，人类大多是以狩猎采集来获得饮食，后来寻找自然界的果实、种子、茎叶食用，之后才逐渐开始发展出农业耕种。这些农作物味道变得更好，营养素更多，当然还可以大量生产。随着火的发现，饮食内容也开始进化和改变。

中医素有“药食同源”的说法，古人从大自然中寻找食物，在这一过程中发现有些食物除了能提供饱足，还有治病效果，于是逐渐区分出食物与药物，而会让人生病、中毒的就是毒物了。药食既然同源，自然同理（功效），它们都有自己专属的性质（四性）、味道（五味）与功效，而这些就是我们用来防病、治病的原理。

花，是植物用来吸引传粉昆虫、动物的器官，绚烂多彩，给人视觉、触觉、嗅觉、味觉等多种享受。花，餐风饮露，汲取日月精华，富含糖类、蛋白质、脂肪，以及多种维生素、矿物质、酵素等营养物质，还含有一些生物活性物质，如植物化学素，部分花还含有抗菌、抗病毒等物质，所以花也是大自然提供给人类的最佳药物与食物。

植物化学素（phytochemical）

植物化学素通常被称为“植化素”，是植物含有的天然化学物质，可使植物呈现出缤纷的色彩与味道，能帮助植物招蜂引蝶以繁衍后代。据说地球刚开始有植物出现时，只有单一颜色——绿色，随着气候改变，昆虫、爬虫类、鸟类等陆续出现，植物为了生存，逐渐演化出各种物质来自我保护，于是开始出现多彩多姿的颜色或各种独特的气味，用来抵抗害虫，强化自身的竞争力。

目前已发现的植化素有近一万种，依化学结构分成几大类。

化学结构	植化素	功效
类黄酮素	前花青素、花青素、儿茶素、槲皮素、芹菜素和柠檬黄素等	抗氧化、抗过敏、抗发炎、抑制癌细胞等
类胡萝卜素	β-胡萝卜素、番茄红素、叶黄素、玉米黄素、辣椒红素等	β-胡萝卜素会经人体转化成维生素A，保护皮肤和眼睛
酚酸类	绿原酸、鞣花酸、阿魏酸、对香豆酸等	具有抗氧化和清除自由基的功效
有机硫化物	蒜素、谷胱甘肽、吲哚、异硫氰酸酯和萝卜硫素等	具有较强烈的味道，能赶走昆虫，或对微生物和寄生虫有毒性
植物性雌激素	异黄酮素、薯芋皂、木酚素	产生类似女性雌激素的作用

注：洛神花、玫瑰花、紫罗兰等富含花青素；金盏花、菊花、蒲公英等富含叶黄素、玉米黄素。

花药

中药来源包含动物、植物、矿物等，其中植物药所占比例最多，植物的根、茎、叶、花、果都可作为药用。不同的植物其药用部位也不尽相同。以花入药的历史非常早，在我国最早的医学专著《神农本草经》中就有记载有菊花、款冬花、辛夷花、芫花、旋覆花等花类药材。明代李时珍的《本草纲目》也将“草部”分为山草、芳草、湿草、毒草、蔓草、水草、石草、苔草、杂草等九类，并收录大约100种花类药材。

清代的赵学敏在其编著的《本草纲目拾遗》中，则将花类药材独立成“花部”，收录了33味作为药用的花卉。在他的丛书《利济十二种》中有一本《花药小名录》，其中详细记录了以花入药的植物名录，及其主治、功效、性味等，很可惜他这十二本著作只有《本草纲目拾遗》与《串雅》流传了下来。

“十花九药”，几乎每一种花卉都可以直接入药。花类药材借由本身独特的属性（寒、热、温、凉）与味道（酸、苦、甘、辛、咸），及其独特的功效，来矫正身体的失衡现象。

中医认为“诸花皆升”，花药善于处理头面部问题。因此，头痛、目赤、鼻塞、咽喉肿痛这类病症可以选用菊花、金银花、辛夷花、密蒙花、绿萼梅等。咳嗽、气喘等病症，可以选用款冬花、千日红、洋金花等。花类药物气味清香，能够清热理气，如果肠胃不适、消化不良，可选用玫瑰花、桂花、木芙蓉等花。

花不仅富含营养，可以美颜，部分花还具有凉血、解毒的功效，对于皮肤疾病有很好的作用，如金银花、菊花、蒲公英等就能消肿解毒；桃花、玫瑰花、丁香花等具有润肤、淡斑、去粉刺的作用。花类药材大都具有轻

中医常用花药

菊花可以疏散风热，平肝明目，清热解毒；芍药能养血调经，平肝止痛；蒲公英能清热解毒，利湿通淋；茉莉花可理气和中，行气止痛，解郁散结；玫瑰花能疏肝解郁，醒脾和胃，行气止痛，活血理气；红花可以活血通经，祛瘀止痛；金银花能清热解毒，疏散风热；荷花清暑；桂花止咳；丁香花理气；牡丹花活血；合欢花解郁；蜡梅生津；槐花凉血。

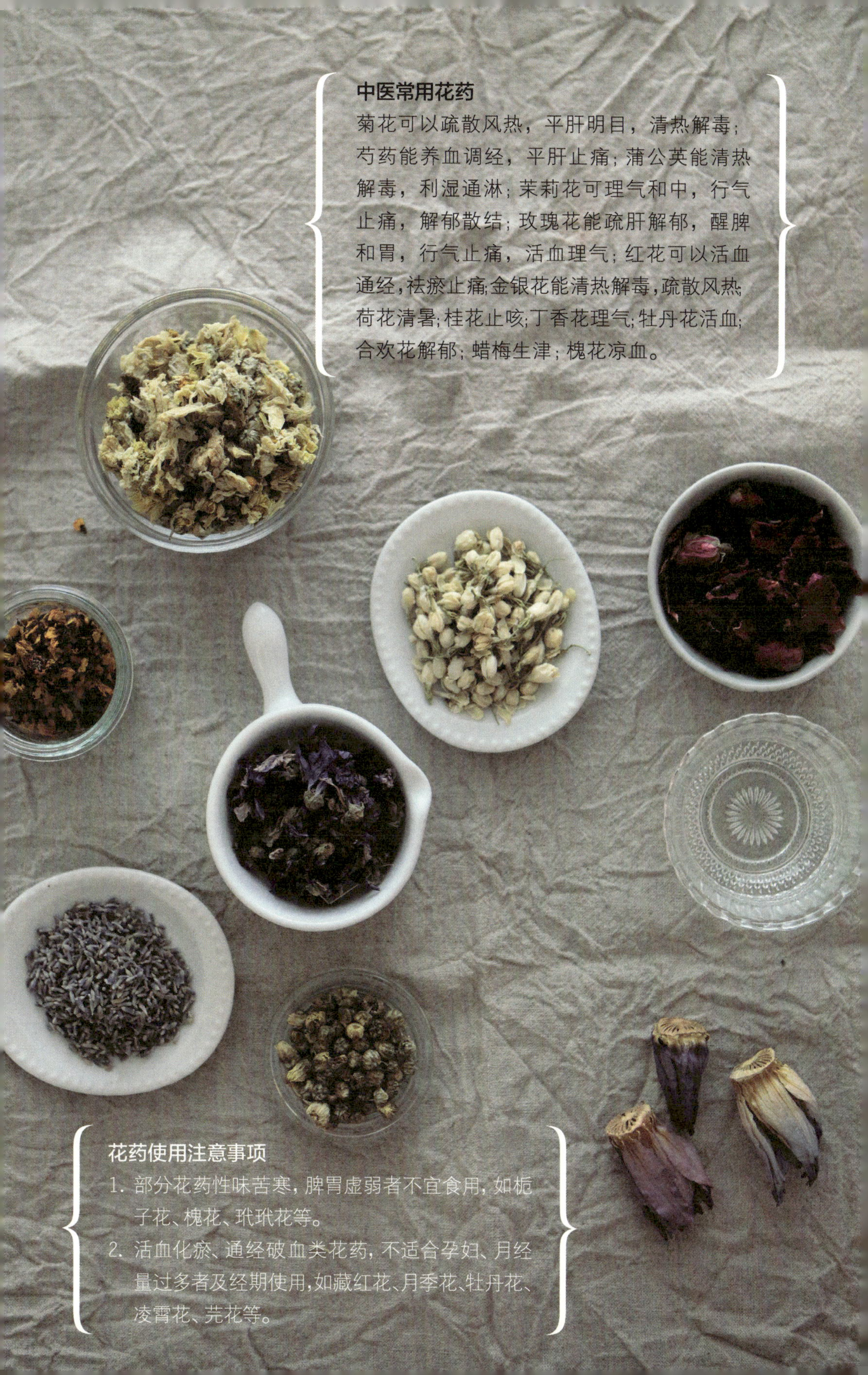

花药使用注意事项

1. 部分花药性味苦寒，脾胃虚弱者不宜食用，如栀子花、槐花、玳玳花等。
2. 活血化瘀、通经破血类花药，不适合孕妇、月经量过多者及经期使用，如藏红花、月季花、牡丹花、凌霄花、芫花等。

灵特质，能够安神解郁，对于现代人的心灵感冒非常有效，如玫瑰花、茉莉花、桂花、洋金花、合欢花、百合花等就很适合用于情绪疗愈。

花药露

花露（花水）通常是指以植物蒸馏所得到的原液（详见 p91）。花露在中医又称为“药露”，在中医典籍当中就有记载。如《本草纲目》中就记载：“百草头上秋露，未晞时收取，愈百疾，止消渴，令人身轻不饥，悦泽；百花头上露，令人好颜色。”

在明代以前，医书上记载的药露，大多是指植物的花或叶子上的露水，之后才陆续转变成药材炮制的一种方式。

清代是人们对于研究药露最热衷，同时也最盛行的时候，各种医书都有关于药露的记载。《本草备要》提到：“各种药露清暑、化热、和中、利膈。芳香清冽，和中利膈，清暑化热，有气无质，能透窍入络，疏涤灵府。各种不同，各以药性为用。代茶最妙。”

常见花药露

花药露	功效
玫瑰露	能和血，平肝养胃，宽膈散郁，治肝胃不和
梅露	能解先天胎毒，小儿未出痘，服之最宜。（用绿萼梅花蒸取）
金银花露	开胃宽中，解毒，清暑消火。治疮疖，并解痘毒胎毒
白荷花露	清暑凉肺，止血消痰
甘菊花露	清心明目，去头面风热，止眩晕
茉莉露	其气上能透顶，下至小腹，解胸中一切陈腐之气
桂花露	明目疏肝，止口臭，治牙龈肿痛，口燥咽干
兰花露	气芳味薄。明目舒郁，能除胸膈间陈腐之气
丁香露	治寒凝胃痛，止呕吐
枇杷花露	清肺止咳，润燥解渴，和胃

花馔

近几年，随着养生热，许多餐厅打着“轻食”的名号，推出诸多以花为主的花餐。很多人以为吃花只是近代流行的风尚，殊不知以花入馔入肴，历史上早已有之，这从许多古籍记载就能略窥一二。综观历史典籍，历代后妃都很喜欢用花，她们不但爱用花作为美颜保养品，也喜欢直接吃花，希望自己能有如花容颜，永葆青春美丽，其中最有名的莫过于武则天与慈禧。

以花为美食，至少有两千年以上的历史，大家最熟悉的就是屈原《离骚》中“朝饮木兰之坠露兮，夕餐秋菊之落英”的诗句。到了唐代，吃花的风气更盛，据《隋唐佳话录》记载：武则天曾令宫女采集百花，和米捣碎后蒸成百花糕分赐臣下，她个人则爱吃用松花制成的糕点。说到松花糕，宋代苏东坡老先生也很喜欢松花，只不过他是将松花、槐花、杏花等一起酿酒，还做了有名的《中山松醪赋》。

唐代之前，花馔食谱大多散见于医药与文学书籍中，宋代之后才有专门的食谱。例如宋代林洪所著的食谱书《山家清供》，光是花馔就有 15 种；明代的《养余月令》则记载了 16 种花馔；清代顾仲编著的饮食著作《养小录》专立了“餐芳谱”，详细记录了 20 多种花馔的制作方法。

清代慈禧太后是历史上将花用得最极致的女人，她为了美颜养身，不但用鲜花泡澡，制作保养品（面膜、化妆水、护发品），也常饮花茶，更经常以鲜花入馔，她所留下的花馔食谱，至今仍广为流传。传说她会在每年六月荷花盛开的季节，命人将荷花花瓣浸在蛋糊里油炸作为点心，还将玫瑰花捣烂拌红糖做成花酱。此外，菊花火锅也是慈禧太后的最爱。

花不但有观赏作用，还富含多种营养素，有不同的功效，不论是从营

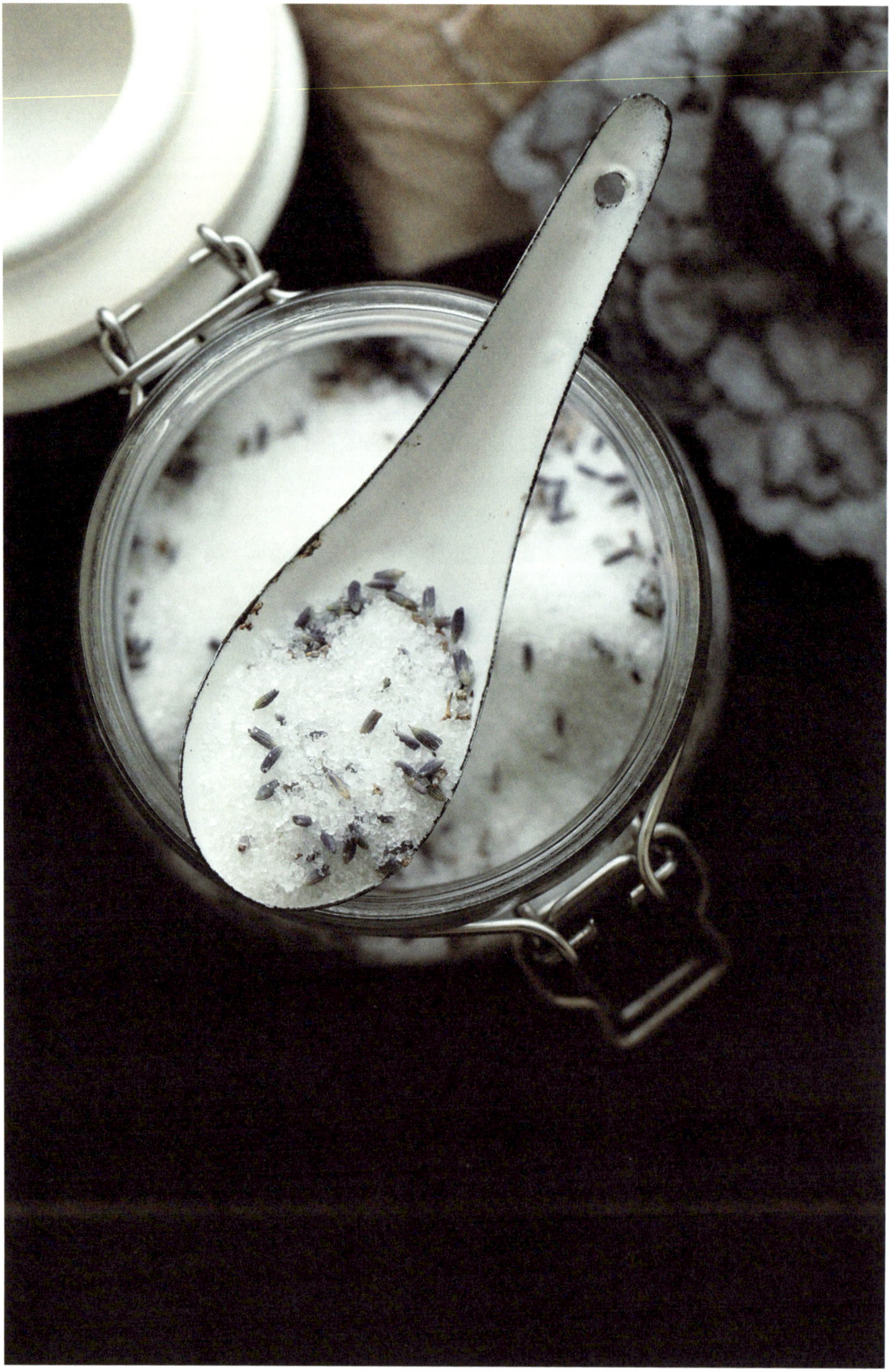

养学角度还是医学角度，花都是很好的“食材”。在日常饮食中其实很多食物都是花，如西蓝花、菜花。就是未成熟或不再发育的花朵，朝鲜蓟则是在未开花时就采摘的花朵。

花可作为菜肴的主材料，也可做辅料（香料）或是装饰；花可生食（蒲公英沙拉、腌渍樱花），也可熟食；可用煎、煮、炒、炸等方式烹调，也可做花粥、糕点、蜜饯、花酱、花蜜，还可酿醋、酿酒，都非常适合。花瓣质地纤弱，且含有许多挥发性物质，所以入馔时不宜用高温烹调，也不能久煮，只能稍微煮一下，或是在烹煮结束时再加入，也可事先用冲泡花茶的方式，滤出茶汤做料理。

花与甜品、糕点是最佳拍档，花瓣不仅可以增色，还能增加风味，做饼干、松饼、蛋糕、马卡龙等甜点，可以直接加入薰衣草、玫瑰花瓣，或是用可食用花水（如玫瑰花水，著名的土耳其软糖即是用玫瑰花水制成）或花酱（桂花酱、玫瑰花酱）代替鲜花。我通常会做一二罐“花糖”，将干燥的玫瑰花瓣、茉莉花或桂花放入糖罐中，这样在做任何需要用糖的料理时，都能增添花香。桂花、薰衣草也很适合加入蜂蜜中做成花蜜，用来冲泡花茶或是加燕麦片都很对味。

选择花卉入馔，必须要注意有些含有防御性毒素的花不宜选用，如铃兰花、绣球花、黄水仙、夹竹桃、圣诞红、杜鹃花等。可供食用的鲜花品种很多，如玫瑰花、茉莉花、菊花、荷花、桂花、蒲公英等。现在有很多花农专门栽种有机可供食用的花卉，选择非常多样。

花料理运用

花天妇罗 南瓜花、黄瓜花、金针花、野姜花、节瓜花

炒蛋 茉莉花（花与嫩叶）、蒲公英（花与嫩叶）、韭菜花

沙拉 三色堇、蒲公英、金莲花

花粥

从小到大，只要生病了、吃不下饭，妈妈总是会端上一碗粥。“粥”自古以来就被当作最佳补养之物，主要是因为粥的主原料是五谷杂粮。中医认为谷类具有补养脾胃的作用，而脾胃为后天之本，脾胃功能健运，营养才能被充分吸收利用，身体自然就会强健，且粥是将谷物煮成糊状，容易消化好吸收。《粥谱》认为粥具有味全、津润、利膈及易消化等好处，所以最适合老年人、体弱者食用。

清代著名文学著作《红楼梦》，通过饮食细腻地描绘了中国封建贵族阶层的生活，曹雪芹在书里也安排了许多粥品出场，对于“富人食饭、穷人食粥”的社会，贾府食粥这件事，似乎纯粹就只是因为新奇，当然他们的粥也比寻常人家要下功夫，像是燕窝粥、腊八粥、鸭子肉粥、碧粳粥、红稻米粥、枣熬粳米粥，等等，不论是食材用料，还是烹调方法，无不彰显出富贵之家的大气。

《周书》上记载“黄帝始烹谷为粥”，而将粥与药结合作为“药粥”用于治疗疾病的最早记录是《史记·扁鹊仓公列传》，中医家淳于意用“火齐粥”治疗齐王的病，之后的历代医家运用药与粥结合治疗疾病的案例逐渐增多。汉代张仲景的《伤寒杂病论》记载，服“桂枝汤”时必须饮粥以助药力；“白虎汤”“桃花汤”“竹叶石膏汤”等方剂，更是将粳米（大米）作为药材使用。唐代孙思邈的《千金要方》、孟诜的《食疗本草》、宋代的《太平圣惠方》、元代的《饮膳正要》、明代李时珍的《本草纲目》，以及《普济方》《二如亭群芳谱》等历代医学典籍都收录了很多药粥方。而清代黄云鹄所著的《粥谱》则是我国最早的药粥专著，他将药粥分为谷类、蔬类、木果类、植药类、卉药类、动物类等，其中卉药类即是指“花粥”。

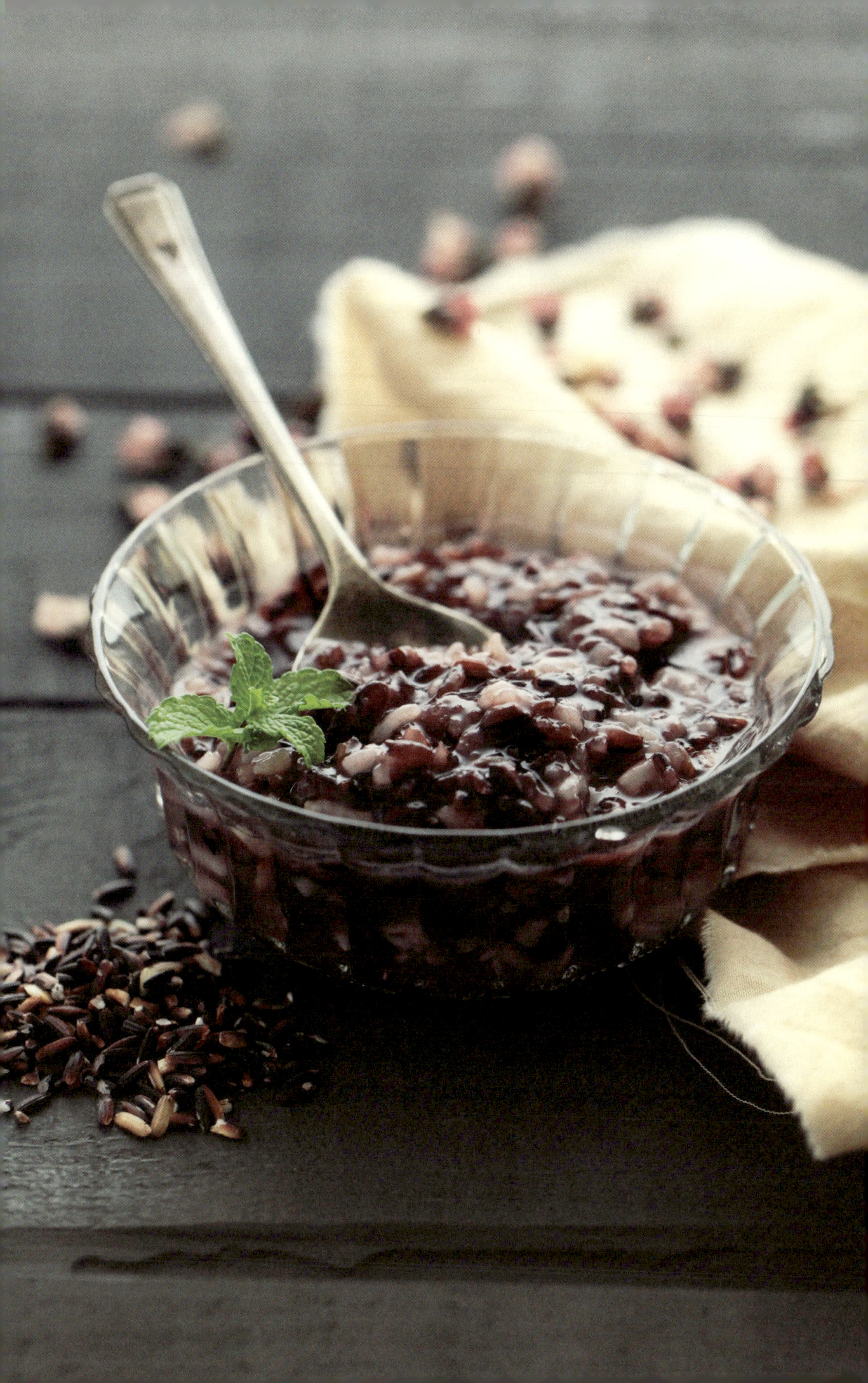

花粥与药粥原理相同，是利用花卉植物的独特功效，与谷类一起煮成粥，兼具谷类与花卉的补益作用。适合做花粥的花卉有玫瑰花、菊花、桂花、梅花、合欢花、金银花等。

如何烹煮“花粥”

花粥的基本材料为花卉、谷类，一般都是用粳米（大米），也可根据实际需要选择搭配糯米、紫米、小麦、大麦、燕麦、小米等谷类。通常花材在烹煮前，需要稍微冲洗，以洗去表面灰尘、残留农药。谷类洗净后，最好浸泡 1 小时左右（糯米、紫米、燕麦等则需浸泡更长时间），这样可以缩短烹煮时间，节省燃气（电）。

花粥的做法有两种，一种是将花朵与谷类一起熬煮成粥，不过花类通常不耐久煮，可在米粒破，逐渐变成粥状时，再将花材放入，略煮 3~5 分钟即可；另一种做法是先将花卉煎煮或冲泡，去渣留汁，以汤汁代替清水来煮粥。

常见花粥

花粥	功效
玫瑰花粥	有疏肝理气、活血的作用，可以缓解肝气郁结造成的胃部不适，能使人面色红润，经常食用还有香体作用
白梅花粥	助清阳之气上升，可养肝、养颜、开胃、理肺
桃花粥	能调理因肝气不疏所致的面色晦暗、皮肤干燥等问题，也可用于肠胃燥热便秘
荷花粥	能清暑宁神、散瘀血，可宁心益气、养颜、延缓衰老
菊花粥	具有散风热、清肝明目、解毒等功效，《神农本草经》把菊花粥列为上品，称其“久服利血气，驻颜色，轻身，耐老”
茉莉花粥	可调理干燥的皮肤，醒脑提神，抗衰老
杏花粥	有补中益气、祛风通络、美容养颜的作用，可预防粉刺和黑斑
合欢花粥	可镇静、安神，是治疗神经衰弱的佳品（睡前温服）

各种米的功效

不同种类的谷类，有不同的功效，可针对个人需求，选择适合搭配的谷类煮粥。

粳米

粳米是稻米的一种。粳米甘凉，得天地中和之气，和胃补中，色白入肺，能补脾、清肺、益精强志、平和五脏。加工过于精细的白米，会损失很多胚乳与糊粉层的营养成分，营养价值较低，最好与糙米等搭配食用，才能兼顾营养。

糯米

稻米的一种，煮后较具黏性。糯米甘温，补脾肺虚寒，能够补养人体正气，吃了后会全身发热，具有御寒、滋补的作用，适合在冬天食用。糯米性黏滞难消化，病人、小孩及消化不良者不宜食用。适合搭配莲子、百合等药食，可改善黏滞难消化的问题。

小米

古称稷、粟，亦称粱，能补养肾气、益气血、安神健胃。小米富含色氨酸，具有助眠作用，还能减轻皱纹、色斑与色素沉积。小米营养价值高，含有胡萝卜素，且含铁量比白米高一倍，维生素更比白米高出2~7倍。小米适合老人、小孩、产妇或病后体虚、腹泻、反胃呕吐者食用。适合搭配合欢花、桂花做花馔。

紫米

有“药谷”之称，含有丰富的膳食纤维、蛋白质、脂肪、赖氨酸、核黄素、硫黄素、叶酸、铁、锌、钙、钾、镁、磷等多种营养素。紫米具有补血暖身的功效，适合血虚之人及孕妇、产妇补身。不过紫米性黏滞，容易导致肠胃消化不良，烹煮前宜浸泡4~6小时，可与莲子、大米（白米：紫米=3：1）一起烹煮，以避免肠胃不适。适合搭配玫瑰花、牡丹花、桃花一起做花馔。

花茶

自古流传“上品饮茶，极品饮花”的说法。“饮花”，多么优雅有气质的说法，相信此时你我脑中都会不自觉地浮现出一副悠闲浪漫的画面，似乎已经闻到淡淡的花香与茶香，高耸的肩膀、紧皱的眉头似乎都松了下来。

花茶与咖啡很容易与下午茶、悠闲、放松、享受等字眼连结。上班的午后、放假时，来杯花茶，花香茶香，就是要那份感觉。不管是因为对这种氛围上瘾，还是追求一种时尚，以花代茶饮，这些古代宫廷美女用来养颜美容养生的方法，已成为一种风尚与潮流。花卉不仅可以入药，以其独特的清香与功效，与其他中药共同组成方剂，也非常适合作为茶饮。“代茶饮”是中医常用的治疗方法，与我们现在所喝的花茶，有异曲同工之妙。

代茶饮，即所谓的“药茶”，也就是“以药代茶”。通常是选用一些可以直接饮用的药材（或是药材加茶叶），研磨成粗末后，直接煎汤或以沸水冲泡，并代替茶饮。据考证，药茶发源于唐代，孙思邈的《千金要方》、孟诜的《食疗本草》，以及王焘的《外台秘要》中都有许多代茶饮方的记载。唐代之后，药茶的发展越来越兴盛，到了明代，李时珍的《本草纲目》中已载有多首药茶方，并论述了茶叶的药性、功用等；《普济方》更专立一篇“药茶”篇，载有药茶方 8 首。

清代应该是代茶饮最盛行的时候，在清宫原始医药档案中，太医院御医很喜欢用药茶来为皇帝、后宫嫔妃及皇室成员做养生保健。就像电视剧《甄嬛传》中演的那样，嫔妃们老是喜欢让太医到后宫来把“平安脉”。这些嫔妃大多是无病呻吟，并没有明显的病证，但太医们又不能空手交白卷，只好开些药茶来应付一下，美其名曰调养身体，也是由于药茶通常“药轻效缓”，日常饮用对身体不会产生伤害。

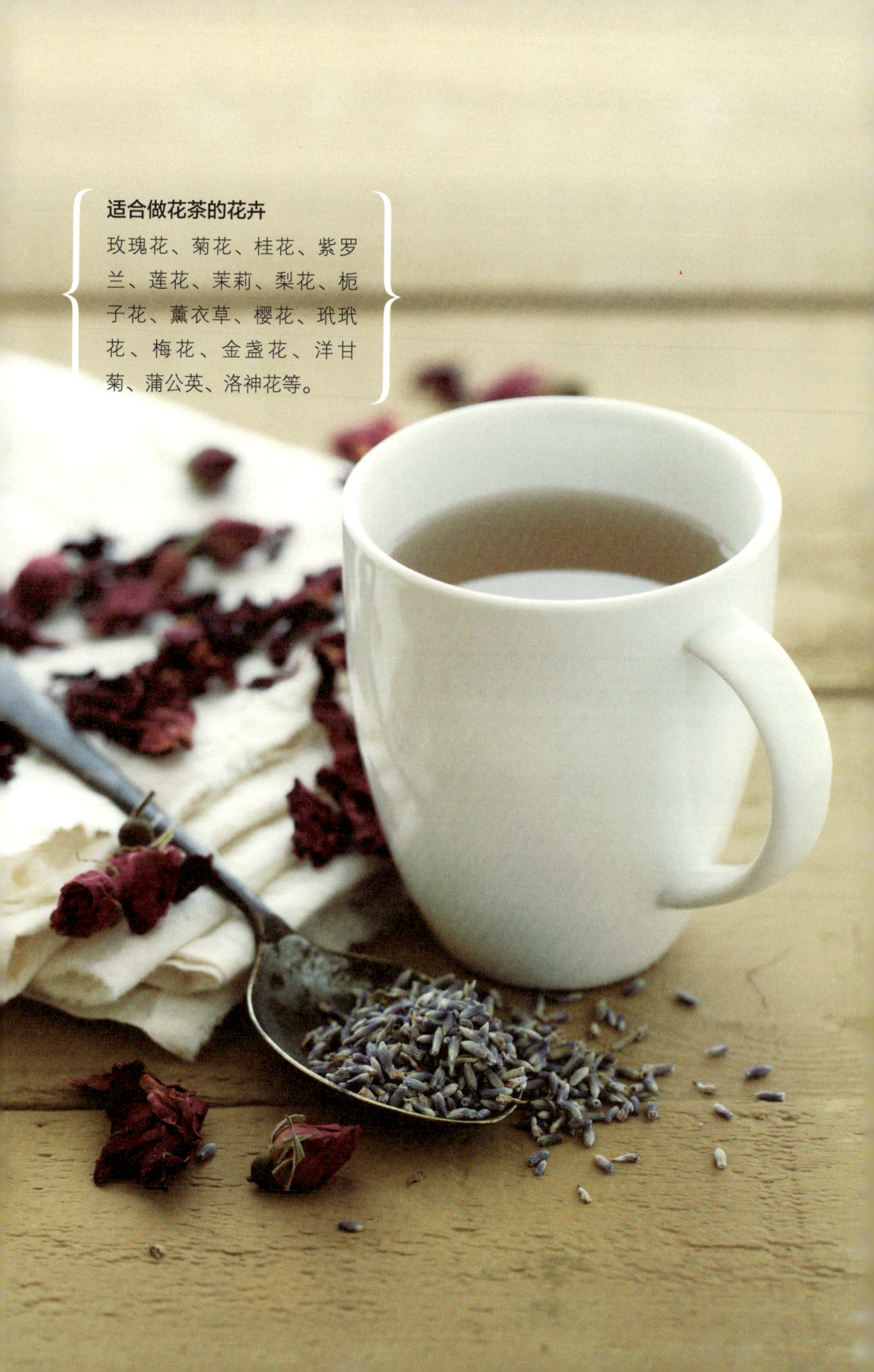

适合做花茶的花卉

玫瑰花、菊花、桂花、紫罗兰、莲花、茉莉、梨花、栀子花、薰衣草、樱花、玳玳花、梅花、金盏花、洋甘菊、蒲公英、洛神花等。

如何制作“花茶”

花茶并不是喝下去才有作用，从开始准备花茶起就已经启动了体内的舒压开关，身心就会处在放松的浪漫氛围中。可依据自己当下的身心状况，或是自己喜欢的花香，选择单种或数种花卉植物制作一杯花茶。一般花茶的制作方法如下。

●冲泡法

花卉、香草类植物质地较轻薄，适合使用冲泡法，味道能很快释出。每次冲泡干燥花材份量 3~5 克，如果是使用新鲜植物需要两倍量。以 300~500 毫升热水（80~90℃）冲泡，加盖浸焖 15~20 分钟即可饮用。可续冲 1~2 次。

如果是作为日常保养饮用，每天 1~3 杯（300~1000 毫升），一周饮用 3~4 天，可以选择数种花茶经常轮替。

注意事项

1. 如果没有量秤可以称量花草茶材料，可用量匙。质地较轻的花类、叶类每次大约1大匙，质地较硬、密度较大的根部或树皮则只要1小匙。
2. 花朵如果较细小，例如洋甘菊、薰衣草、茉莉花、红花等，可以用无纺布茶袋或是冲茶滤网等冲泡器具，将花朵装好再行冲泡，以免影响茶汤的口感。
3. 冲制富含精油的花草，如洋甘菊、薰衣草、薄荷、香蜂草等，冲泡时必须加盖，以防精油挥发，15~20分钟之后，打开杯盖做个深呼吸，让花草精油的香气充满鼻腔。
4. 冲泡时，第一泡的水要倒掉，一方面冲去花草表面的灰尘脏污，同时也减少农药、重金属残留。
5. 冲制花草茶最好用玻璃、陶瓷、不锈钢等材质的茶具，避免用不耐热的杯具。

煎煮法

植物的根茎、果实、树皮或是一些苦味植物的质地较硬，适合使用煎煮法，让有效成分及味道充分释出。平常如果是在家冲制花草茶，我也会使用煎煮法，一次煮一壶，比较省事，煮沸后可让水稍微沸腾一会儿，让一些杂质挥发掉。

干燥的花草大约 30 克（新鲜则需要加倍）与 1500 毫升冷水一起煮，大火煮沸后转小火煮 30~45 分钟，当茶液浓缩剩 1000 毫升左右时关火稍焖，等材料沉淀后，去渣即可饮用。

注意事项

如果茶饮材料有花、叶、根茎等不同部位，可以先将质地较硬、密度较大的根茎类以煎煮方式处理，将茶汤过滤后，再将花、叶等质地较轻的材料浸泡在煮好的茶汤中15~20分钟即可饮用。

常见花茶

花茶	功效
玫瑰花茶	能疏肝理气、活血散瘀，具有解郁、调经、祛斑、除皱、养颜之功效
茉莉花茶	能疏肝和胃、理气解郁、调整内分泌，具有舒压、提神、安定情绪的作用
菊花茶	能疏散风热、养肝明目、清热解毒
莲花茶	能宁心安神、益肝健脾，具有清火、解毒、养颜之功效
薰衣草茶	能镇静、安神，具有舒缓压力、松弛神经、帮助入眠之功效
金银花茶	能清热解毒，可缓解咽喉肿痛
洋甘菊茶	能缓解感冒引起的肌肉酸痛，以及偏头痛，肠胃炎、腹泻等肠胃不适
金盏花茶	能养肝明目、养颜美容、解毒消炎，有助于缓解痛经
紫罗兰茶	有助于缓解呼吸系统疾病，如感冒、咳嗽等，具有降低血脂、滋补肾脏的作用
洛神花茶	能活血补血、生津止咳、帮助消化、增强胃功能、排毒养颜
桂花茶	能平衡神经系统、安心宁神

注：本书中所有花茶冲煮原则均同。

花酒

“酒”的发明非常早，是人类饮用历史最长的饮料之一。根据考古学家所挖掘出来的历史文物来看，大约在原始社会时期（新石器时代），人类就已经从谷物或剩饭的自行发酵中发现了酒，在古代埃及和两河流域同时代，已经开始使用水果跟大麦酿造水果酒和啤酒。

《本草纲目》记载：“酒，天之美禄也。面曲之酒，少饮则和血行气，壮神御寒，消愁遣兴，痛饮则伤神耗血，损胃亡精。”古人在饮酒过程中发现，少量的酒可以活血通络祛寒，使人精神亢奋；饮用过量就会昏睡、神经麻痹，因此酒也被古人用来作为医疗用途，也就是最早的兴奋剂和麻醉剂，可以说酒是人类所制造的第一种人工药物。

酒在自然医学疗法中常被作为“酊剂”使用，跟我们所熟知的药酒是一样的，也就是把具有疗效的动植物用酒浸泡，借由酒精释出这些动植物的药性，同时也可延长保存期限。

用花做酒在中国也有数千年的历史，是花疗法中历史最悠久的。战国诗人屈原的《九歌》中就有“蕙肴蒸兮兰藉，奠桂酒兮椒浆”的诗句，可见当时就有以花酿酒的用法。几乎所有的花都能用来酿酒，前几年热播的电视剧《甄嬛传》中就提到了多种花酒，如梨花酒、桂花酒，等等。汉朝流行重阳喝菊花酒，对于菊花酒的酿制也有详细记录，根据《西京杂记》记载：“菊花舒时，并采茎叶，杂黍为酿之，至来年九月九日始熟，就饮焉，故谓之菊花酒。”

春天是桃花盛开的季节，《寿世保元》里提到：“三月采桃花酒饮之，能除百病益颜色。”采摘新开的桃花浸入低度酿造酒中，等液体颜色微红

适合做花酒的花卉

菊花、桃花、桂花、茉莉花、玫瑰花、兰花、梅花、茶花、樱花、月季花等。

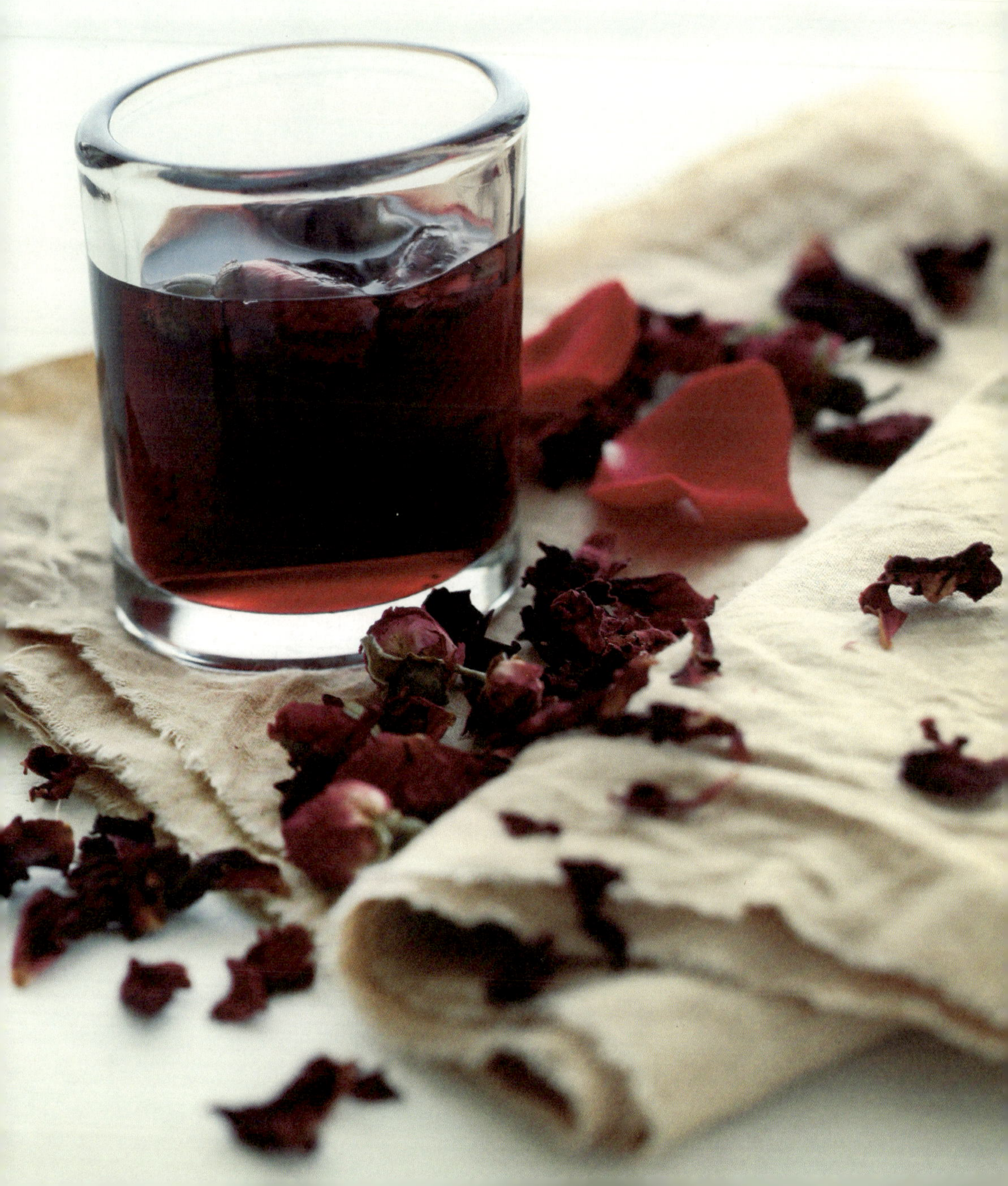

时即可使用，既可饮用也可用来洗脸，能使肌肤红嫩如桃花，还能延缓衰老。

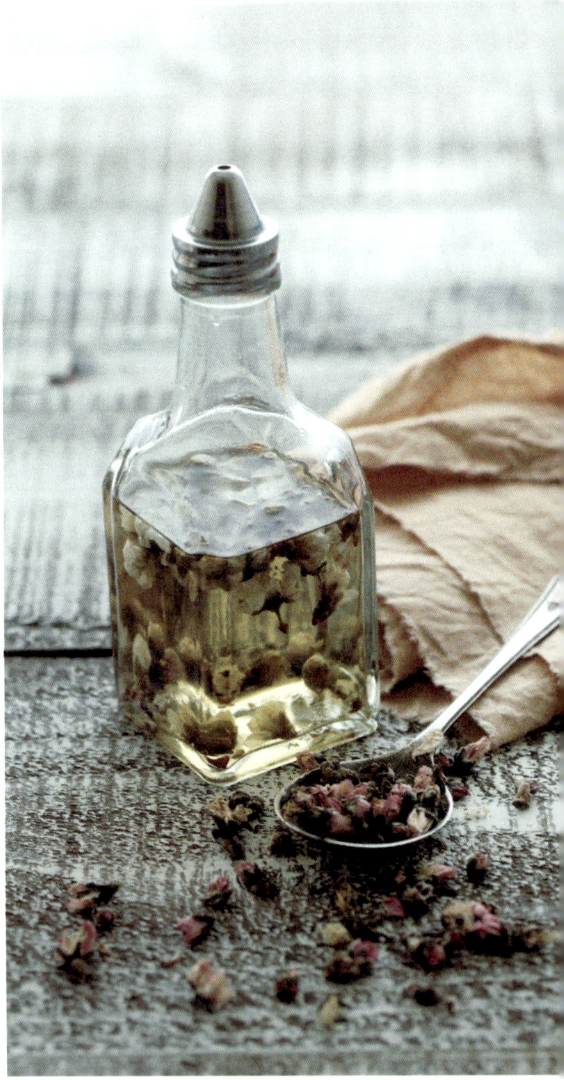

如何酿制“花酒”

冷浸法

1. 将干燥的花朵除去灰尘。
2. 准备酿酒的密封玻璃瓶，以沸水煮过后沥干，再以70% 酒精消毒后风干。
3. 将花放入玻璃瓶，再加入酒精度数为 40~50 度的白酒（高粱酒或伏特加、龙舌兰）。
4. 密封后置于阴凉处（避免日照或高温）。
5. 每天稍微摇晃一下玻璃瓶，以便花与酒充分混合，1 个月后用无菌纱布过滤掉花朵，将过滤后的酒液倒入消毒后的酒瓶内保存。

煮酒法

将花与酒置于陶瓷锅中，隔水加热，此种方式适合少量制酒。

制曲法

将花与米同煮，加入酒曲，经发酵后制成醪糟（酒酿）。

花枕

中医名著《肘后备急方》记载有“药枕”疗法：将药物装入枕中做成药枕，利用睡觉时的药效发挥来治疗疾病。药枕大多是用来治疗头颈部疾病，如头痛、目赤、耳鸣、颈肩痛、颈椎病，以及睡眠障碍等。

根据不同需求将相应的药物塞在枕头里，或是直接用药材做成枕头，睡觉时，头直接枕在药枕上，药效就会藉由香味挥发，经鼻或皮肤进入人体而产生作用。

如何制作“花枕”

制作花枕并不困难，不妨自己 DIY。利用旧衣服（纯棉质较佳）缝制一个大约 30 厘米 ×5 厘米的袋子，将喜欢的干燥花朵放入袋中，缝紧袋口，塞入平常睡觉的枕头套内，放在颈部区域即可。这种可抽换式的花枕，可随个人的喜好与需求，经常变换花卉配方，晾晒也很方便。

花枕不仅可以枕，还有其他用处。用于缓解月经不适，只要将花枕配方换一下，在月经周期时放在腹部，就能达到缓解痛经、小腹胀闷等不适的效果。颈肩痛、腰痛、膝盖肿痛者，可以将花药包用蒸锅蒸 10 分钟后热敷，热可以帮助药效渗透，可以使肌肉放松，缓解肌肉、关节不适。

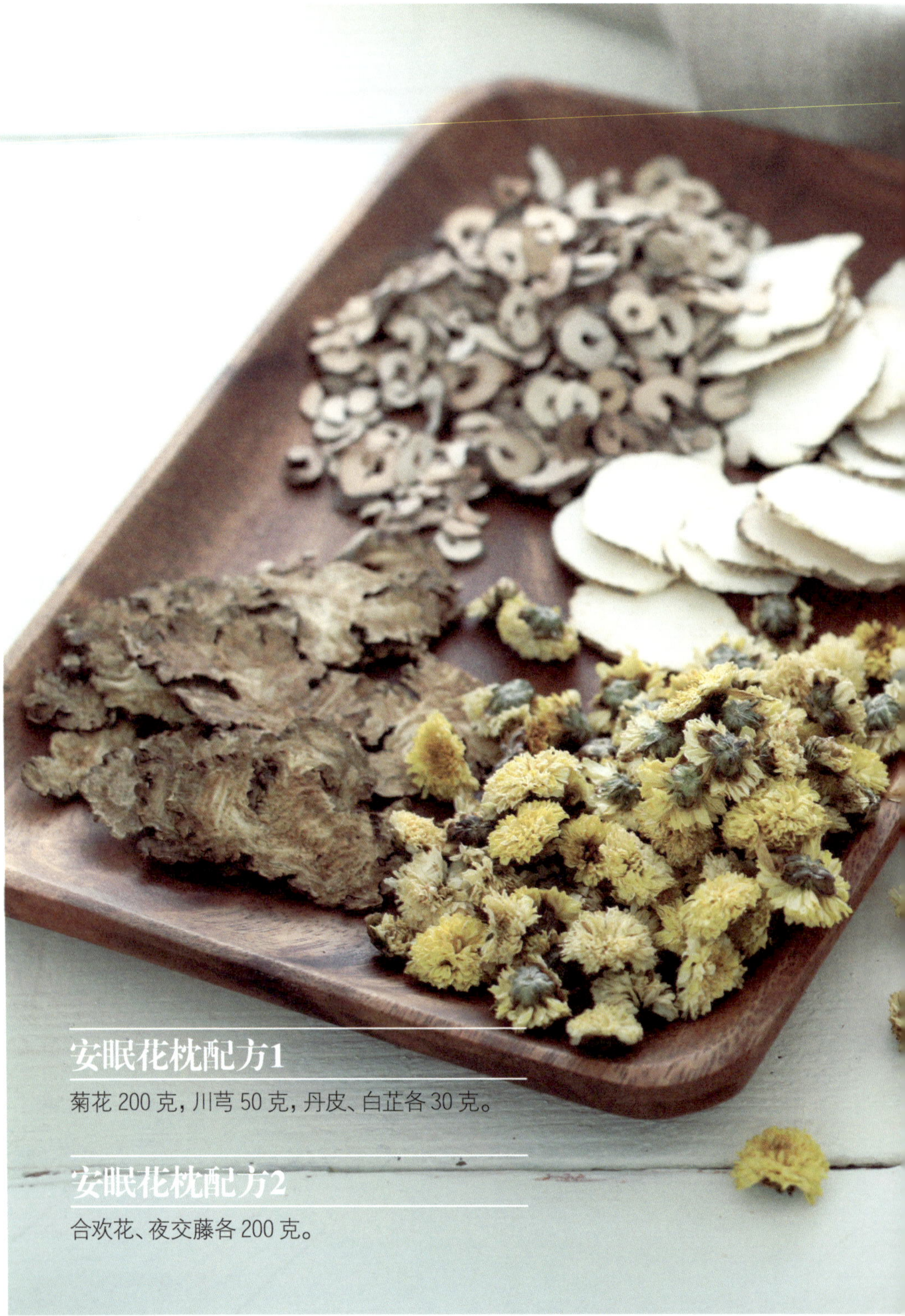

安眠花枕配方1

菊花 200 克，川芎 50 克，丹皮、白芷各 30 克。

安眠花枕配方2

合欢花、夜交藤各 200 克。

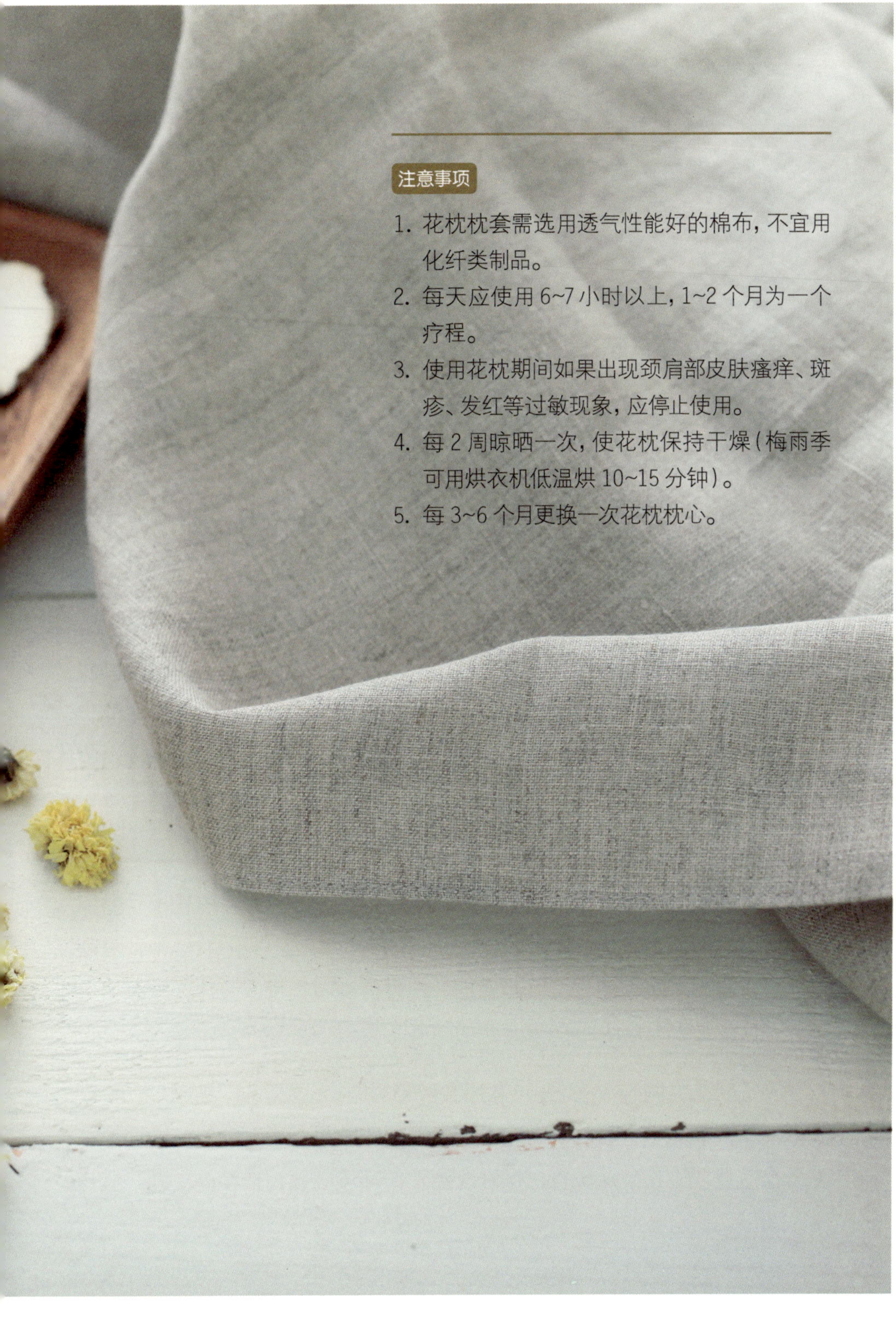

注意事项

1. 花枕枕套需选用透气性能好的棉布，不宜用化纤类制品。
2. 每天应使用 6~7 小时以上，1~2 个月为一个疗程。
3. 使用花枕期间如果出现颈肩部皮肤瘙痒、斑疹、发红等过敏现象，应停止使用。
4. 每 2 周晾晒一次，使花枕保持干燥（梅雨季可用烘衣机低温烘 10~15 分钟）。
5. 每 3~6 个月更换一次花枕枕心。

花
养心

宇宙是一个巨大的能量场，充满了各种能量波，生物与生物之间会互相产生共振。花卉植物也有其独特的能量，这些能量可以区分出许许多多的情绪波动，不同的花也具有不同的治疗能力。

人与花卉植物都是天地间的生物体，彼此之间也会受到能量场的影响，所以，花的生长环境、外观形态、颜色、气味及其蕴含的能量，也可以对应处理我们身心所出现的各种问题。尤其是现代人最常出现的心灵空洞，透过花可以找出各种情绪的源头，进而帮助心灵的疗愈，甚至提升内在灵性，使得生命获得更高层次的转化。

花除了外观给人视觉的美感，独特的香气也具有疗愈作用。许多花都带有独特的香气，尤其是香草类植物，这些香气大多是来自植物本身的挥发精油。中医认为，用这些花药做薰香、沐浴、药枕，或随身携带，可以让人获得身心舒缓，使心灵沉静安定。花香借由嗅觉进入身体，进而产生疗效，这就是芳香疗法的原理。

除了鲜花提供的香气，还可利用各种花的制品，如精油、纯露（花露）、浸泡油等，来提供香氛。不同的香味有不同的效果，像尤加利、甜橙等香味就很适合在工作时做薰香，可以改善工作环境气氛，使精神提振。沮丧时、紧张时、生气时，滴几滴薰衣草、茉莉花精油在掌心或手帕上作嗅吸，花香也会让人情绪纾缓。

将适合的花露喷洒在枕头上，或是将干燥的花瓣做成花枕，尤其是薰衣草、洋甘菊可以安定情绪，是最佳助眠香氛。情绪低落时来杯玫瑰茉莉花茶、泡个玫瑰花瓣澡，也都能让人的压力得到释放，精神振作。泡个花瓣澡或足浴，是女人宠爱自己的小确幸，每天为自己制造一些小小的幸福感，可以让生活充满动力与能量。将鲜花花瓣放在浴盆中，或是浴室里插瓶花，都能够吸收到花的能量与香气。沐浴也是身心疗愈的绝好方式，不妨沉静下来，静静地呼吸空气中的花香，感受花的疗愈能量。

近年来，植物疗愈（园艺治疗）逐渐受到重视，已经有许多专业培训与认证，主要是以植物为媒介，借由进行园艺的方式使参与者恢复失衡的身心障碍。许多研究指出，看着植物从种子萌芽→生长→开花→结果→凋萎的过程就像人生历程，这种照顾植物的过程对于身心具有疗愈作用，因此许多长期照护机构会引进园艺治疗，作为老人复健与对抗情绪抑郁的治疗方法。

高度社会化的我们，很容易隐匿心灵所受的伤害，经常会选择性遗忘、忽略。这往往是健康恶化的主因，免疫系统、内分泌系统失衡，大多是因为心灵的缺口、空洞或伤害所造成的。一般人大多会将焦点放在看得到的表象，也就是身体所出现的不舒服上，想方设法解决的也只是身体对于心灵层面损伤的抗争。其实每个人都会有身心的高低潮，尤其是生活在现代高压社会，往往人的情绪波动较大，抗压性不足，或是过度压抑。很多时候，这些负面情绪已转化成生理不适症状而我们却不自知，这时候就需要一些正能量帮助我们在身心还没完全失衡时赶快回复平稳。

精油

数千年来，人类总是知道如何妥善运用大自然给我们的丰富宝藏，除了从植物中获取食物，老祖先在生活中也发现植物的天然香气可以产生某些疗效，像是燃烧树叶、树枝，可用来驱蚊、杀菌，也有人用于焚香、宗教、驱魔、冥想，而芳香花卉植物的香气则可用来使人心情愉悦放松。

芳香疗法属于植物疗法，是自然医学疗法之一，主要是以具有特殊香气的植物萃取物——“精油”，作为身心照护与疗愈的媒介。植物中的精油是最珍贵的宝物，植物中含有各种醇、醛、酮、酯类化合物，不同颜色、不同品种的花卉，其化学成分不同，提取的精油功用也不相同。

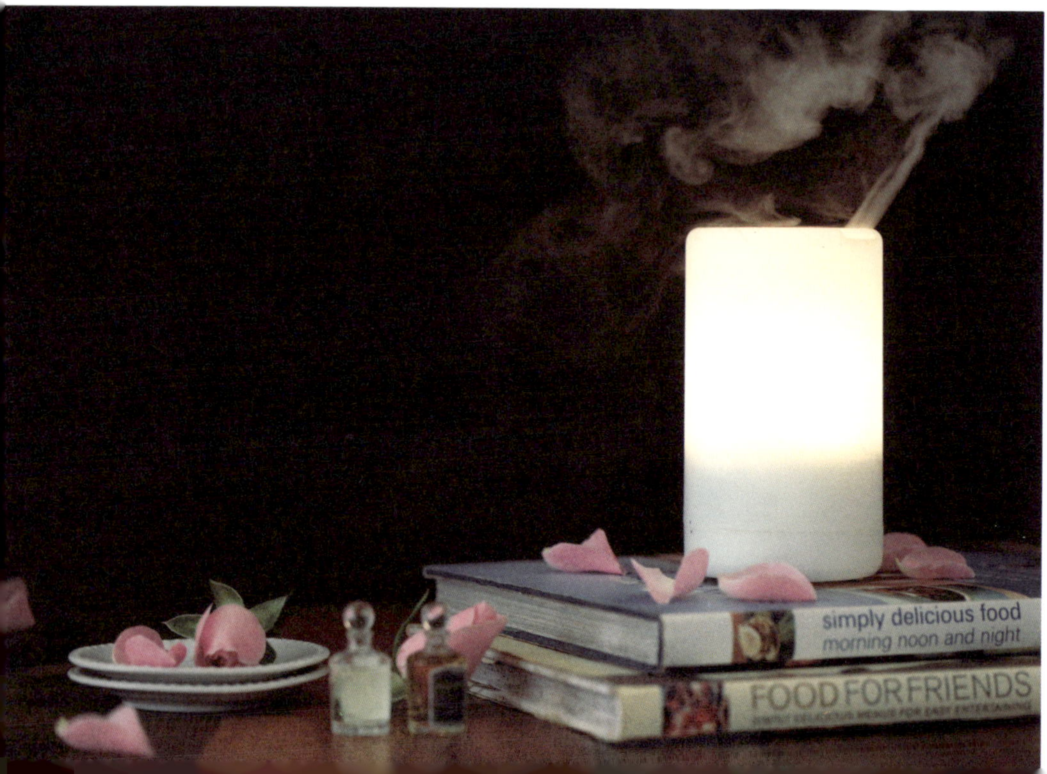

精油成分与功效

精油成分	生理功效	心理功效	代表精油
单萜烯类	滋补、抗菌、抗癌、清除阻塞与黏液	激励、消除焦虑、增强活力	柑橘类（橘、柠檬、苦橙、葡萄柚等）、针叶树类（冷杉、赤松、落叶松、杜松、丝柏等）、欧白芷根、乳香、岩玫瑰等
酯类	镇静、抗痉挛、抗炎、止痛、平衡交感及副交感神经、促进新陈代谢	镇静、放松	快乐鼠尾草、苦橙叶、柠檬、薄荷、薰衣草、佛手柑、罗马洋甘菊等
单萜醇类	抗菌、抗病毒、抗痉挛、止痛、提升免疫力、调节内分泌	温暖、亲切、欢愉	花梨木、芳樟、天竺葵、玫瑰草、大马士革玫瑰、橙花、醒目薰衣草、胡椒、薄荷等
香豆素	抗痉挛、镇静神经系统、助眠	放松、使人平静愉悦	佛手柑、艾、香蜂草等
内酯类	祛痰、抗炎、止痛	使人泰然自若	土木香、圆叶当归、山金车等
氧化物	祛痰、止咳、助消化、抗炎、抗菌	增进逻辑思考、提振精神	尤加利、白千层、香桃木、穗状薰衣草、桉油醇迷迭香等
酚类	抗菌、抗病毒、提升免疫力、降低胆固醇	激励、使人感觉温暖	肉桂叶、月桂、百里香、丁香等

注：目前常用的精油大约95%具有抗感染、抗菌作用，70%用于平衡神经、内分泌系统，50%对于免疫系统有效，约有25%可帮助新陈代谢和延缓老化。

精油经过嗅吸、涂抹或内服，进入微血管，芳香分子会穿过血脑屏障壁（Blood-brain barrier，BBB），从而影响大脑的活动，改变意识、情绪、行为。身体的淋巴系统接收到精油活性成分，也会在体内发生一连串的作用，进而使神经松弛，可改善身体的不适症状（如头痛、感冒、腹胀、肌肉痛、关节痛、疲劳、失眠），以及心理问题、情绪障碍（如压力综合征、神经症、忧郁症、抑郁、焦虑等），适合慢性疲劳综合征、自主神经失调、压力综合征等亚健康人群。

芳香疗法的特殊疗效，近年来被大量运用在安宁疗护上，尤其是癌症末期疼痛的缓解。除了植物芳香的舒缓、放松效果，部分植物精油还具有止痛作用（如柑橘类的精油），这对于癌症末期患者的身心均有很好的疗愈作用。

如何使用精油

● 按摩法

将适合的精油处方涂抹在肌肤上，利用各种按摩手法帮助精油进入身体，发挥作用。按摩时所产生的热量，会让精油芳香充分挥发并顺利进入皮下，向下渗透至深层器官组织，再经由血液循环到达全身，产生身心的疗愈作用。

正确的按摩手法能够让身体经络、血液循环、反射点都受到影响，进而产生平衡和调节身心的作用。精油藉由按摩的方式，透过皮肤接触，影响神经、内分泌系统，进入人体的量比吸入方式多 1000 倍。

进行精油按摩时，必须根据个人身心状态选择适合的精油，调配按摩精油要有媒介——“基底油”，常见的有甜杏仁油、荷荷芭油、玫瑰果油、月见草油、金盏花油等，基底油也要根据处方内容而做选择。

精油调配比例

浓度	精油滴数	适用
1%	2滴	面部按摩
2%	4滴	全身放松，适合孕妇、幼儿及体弱者
5%	10滴	全身按摩，适合疲劳、肌肉紧张者
10%	20滴	局部按摩，适合肌肉、关节酸痛者

* 浓度是以精油加入基底油 10ml 计算

注意事项

1. 部分精油不适合用于皮肤按摩，因为容易造成皮肤过敏红肿，如肉桂精油、丁香精油。
2. 用于按摩的精油不可浓度过高，务必要依照比例调配。
3. 使用具有光敏感的精油（如佛手柑、葡萄柚、柠檬、甜橙等）要注意防晒，使用后 12 小时内应避免紫外线照射。
4. 敏感性肌肤要慎用的精油：如伊兰伊兰、天竺葵、佛手柑等。

沐浴法

阿部宽主演的《罗马浴场》，让人想起古罗马这个热爱沐浴的民族，考古学家在古罗马、埃及、希腊的建筑遗迹中都有发现类似公共澡堂的设置，而古罗马人更是最早将香料加入沐浴水中的民族，当然埃及艳后的牛奶浴，也是后人所熟知的美容方。

沐浴具有极佳的疗愈作用，是因为水原本就是一种疗愈方式，我们所熟知的SPA，最早也是指水疗，自然疗法将温泉水疗视为治疗身心问题的最佳处方之一，不同的水温也会产生不同的治疗效果。

热水浴（35~40℃）可以放松紧绷肌肉，刺激体表的血液循环，帮助清除体内的代谢性废物，有助消除水肿及减重。

冷水浴（25~35℃）可以让体表的血液回到身体深层组织。

沐浴时可利用花作为芳香治疗，将喜欢的精油滴入浴缸、浴盆（足浴），或是与沐浴乳混合，或是制成精油皂、沐浴球、沐浴盐等沐浴用品，不仅有芳香疗愈作用，同时温热的水还能放松紧绷的肌肉，刺激血液循环，舒缓压力，帮助入眠。

注意事项

1. 精油使用剂量
   盆浴：6~10 滴纯精油，可将精油先滴入 150 毫升牛奶中混匀，再倒入浴缸。
   足浴：3~5 滴精油。
   手浴：2~3 滴精油。
2. 泡澡一次不要超过 10~15 分钟。
3. 沐浴后休息 5~10 分钟再进行按摩。
4. 不宜泡澡的人群：高血压患者、孕妇、静脉曲张、动脉硬化、疲劳、体弱者不宜热水泡澡。可改用泡脚（足浴），水温 35~40℃，泡 10~15 分钟。

薰香法

利用特殊工具，如薰台、薰灯、扩香机、扩香石、超声波水氧机等，将精油滴入其中做熏香。也可将具有香气的植物采用干燥法，放置于室内，特别是鞋柜、衣柜里，作为驱虫芳香。

常用精油

纾压：薰衣草、佛手柑、苦橙、橙花、快乐鼠尾草、甜马郁兰等

提振：迷迭香、罗勒、天竺葵、柠檬、辣薄荷、尤加利等

冥想：乳香、没药、檀香、桧木、肉桂、白松香等

使用剂量

手帕、面纸、口罩：1~2 滴

枕头：1 滴（左上、右上角）

被套：2 滴（左上、右上角）

手搓：2 滴在掌心搓热嗅吸

空间喷剂：30 滴精油 +100 毫升纯净水

问：孕妇可以使用精油做芳香治疗吗？

许多资讯对于孕妇使用精油有不同的看法，其实，只要使用方法正确，在安全剂量范围内，孕妇是可以使用精油做适度的薰香、按摩、泡澡的。可以根据不同孕期、不同症状使用精油缓解身心不适。如需使用可征询专业芳香疗法人士。

注意事项

1. 怀孕初期（1~3 个月）不宜使用的精油：薄荷、鼠尾草、迷迭香、百里香、甜茴香、快乐鼠尾草等。
2. 怀孕期间绝对避免使用的精油：欧芹、莳萝、西班牙鼠尾草、牛膝草等。
3. 怀孕期间可安全使用的精油：薰衣草、橙花、苦橙叶、玫瑰草、广藿香、花梨木、德国洋甘菊、罗马洋甘菊、芫荽、天竺葵、姜、玫瑰等。

浸泡油

很多人经常将浸泡油（Infused oil）与精油混淆，这二者虽然都是油类，但是制法却大不同。精油主要利用蒸馏等萃取法取得，因为需要大量植物花卉才能取得极微量的精油，所以价格较高，部分精油量少的植物，价格更是高不可攀，例如大马士革玫瑰，需要两三千个花瓣才能取得 1 滴，所以 15 毫升精油可能要价两千元。

浸泡油则是以植物油浸泡香草花卉，通过油剂作为萃取媒介，控制温度，经过一定的时间慢慢使植物精华释出。浸泡油中不但含有植物精油，还有植物中的脂溶性物质、蜡质，以及其他高活性化学成分，可用于肌肉酸痛、皮肤红疹等大面积的按摩。

适合做浸泡油的花卉

金盏花、圣约翰草、康复力（紫草）、山金车、玫瑰果等。

金盏花浸泡油

材料

有机干燥金盏花 100 克，冷压初榨葵花籽油（或橄榄油、葡萄籽油）250 毫升，500 毫升的玻璃瓶，灭菌纱布。

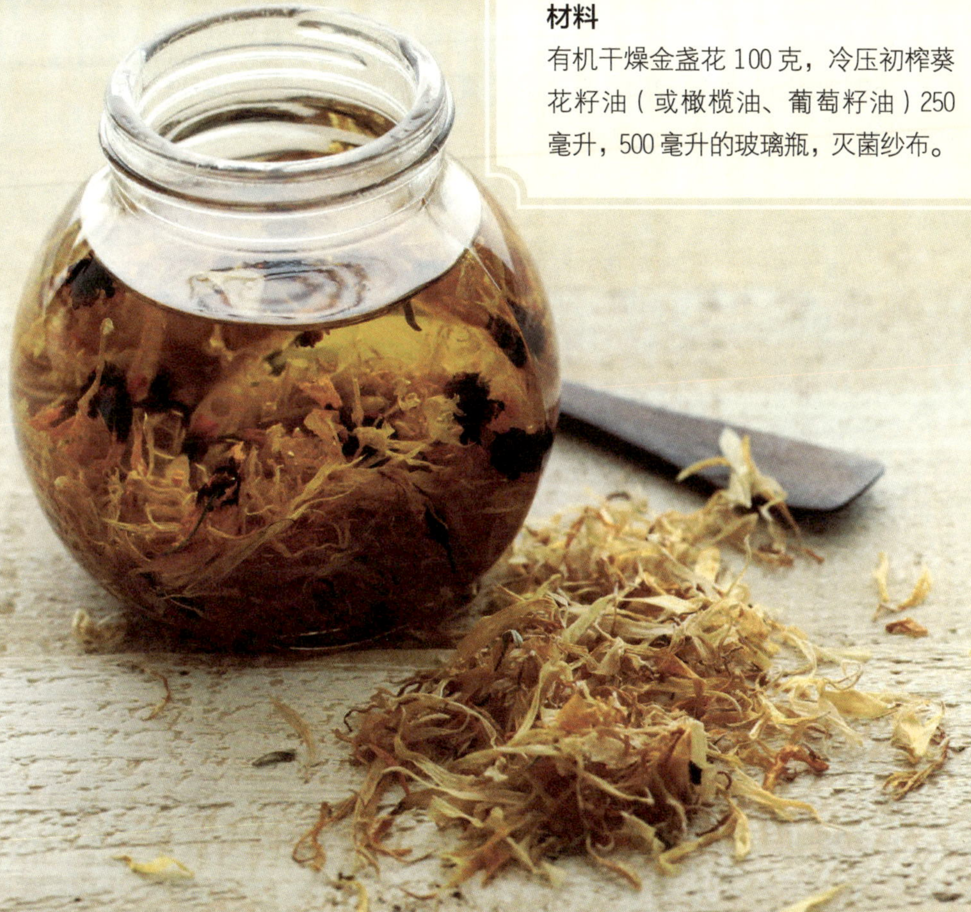

作法

1. 将玻璃瓶用沸水煮 10 分钟，沥干备用，使用前可再用 70% 的药用酒精消毒。
2. 将有机金盏花放入玻璃瓶。
3. 倒入冷压初榨葵花籽油，盖上瓶盖。
4. 瓶子贴上标签，注明名称、制作日期。
5. 以牛皮纸袋罩住，放在可接触阳光的窗边，每天摇晃一下玻璃瓶，让金盏花与油充分混合，如果花已经浮出油面，就再倒入少许葵花籽油。
6. 2~4 周后，用灭菌纱布将油过滤出来即可。

植物浸泡油大致相同，掌握几个要诀就能做出各种浸泡油

1. 植物与油的比例（体积比例）：

   干燥香草花朵：油＝1：5

   新鲜香草花朵：油＝1：3

   根据植物质地密度不同而略有不同，以油品盖过植物3厘米为原则。

2. 容器必须消毒风干。
3. 植物过大必须先剪碎，最好使用陶瓷剪刀（事先需要用酒精消毒），这样不会破坏植物的有效成分。
4. 植物务必要风干，不能含有水分，以免浸泡油发霉。

注意事项

制作浸泡油的方法也适用于制作香料料理油，大蒜、辣椒、迷迭香、罗勒或意大利香料都很适合用橄榄油浸泡，我的厨房就经常备有这些料理油，不论是用来清炒蔬菜、拌面，还是做沙拉酱、面包蘸酱，既方便又美味。

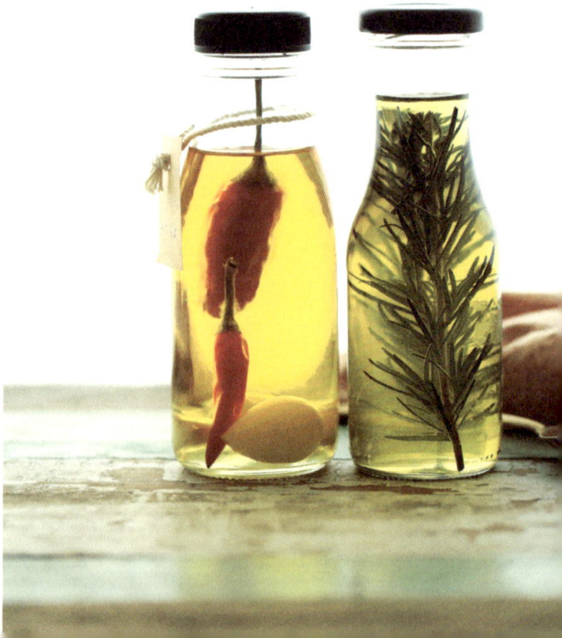

花精

花的制剂有很多，其中“花精”是一般人比较少接触的。每次提到花精，很多人都会以为就是精油，也有人会以为是花露（纯露），事实上，虽然都是源自花卉植物，但花精主要用于情绪方面的疗愈。

花精疗法属于自然医学，是一种能量疗法。花精的发现者是英国的巴哈医师（Dr. Edward Bach,1886~1936），他是一位外科医师、病理学医师，同时也是一位同类疗法医师。在多年的行医过程中，他发现身体健康与我们的心理状态有极大的关联性，如果想要治愈疾病，光是从生理着手通常效果不佳，而西医学大多将焦点放在“病”本身，许多治疗方式（药物、手术等）大多是弊多于利。他认为最佳的治疗方法应该是温和不痛苦的，他认为身心是不可分割的整体，要想彻底治愈身体疾病，不能将心理问题切割或排除，甚至许多生理问题在心理问题解决后，可能就不药而愈了。

由于巴哈医师受过同类疗法的专业训练，他尊崇大自然的规律，他的花精疗法理论与中医或其他自然医学疗法有许多论点是很相近的，都很重视“整体观念”与“个人差异”。他认为花精所要治疗的是人而非疾病本身，因为许多疾病是情绪造成的，如果情绪问题没有解决，疾病自然无法真正痊愈。花精的作用并非抑制或对抗，而是激发每个人自我疗愈的潜力，当你找到与情绪相应的花精，身体组织就会开始启动自愈机制，产生对抗疾病与情绪压力所需的能力，不仅可以改善生理不适与痛苦，还能疗愈心理的创伤。

相信许多人都有这样的经验，每到流感季节，虽然身处同一办公室，有些人总会“中招”，而有的人则“安然无恙”。之所以会生病，一般人都会认为是因为本身抵抗力太弱，可是为什么有些人不容易生病呢？巴哈

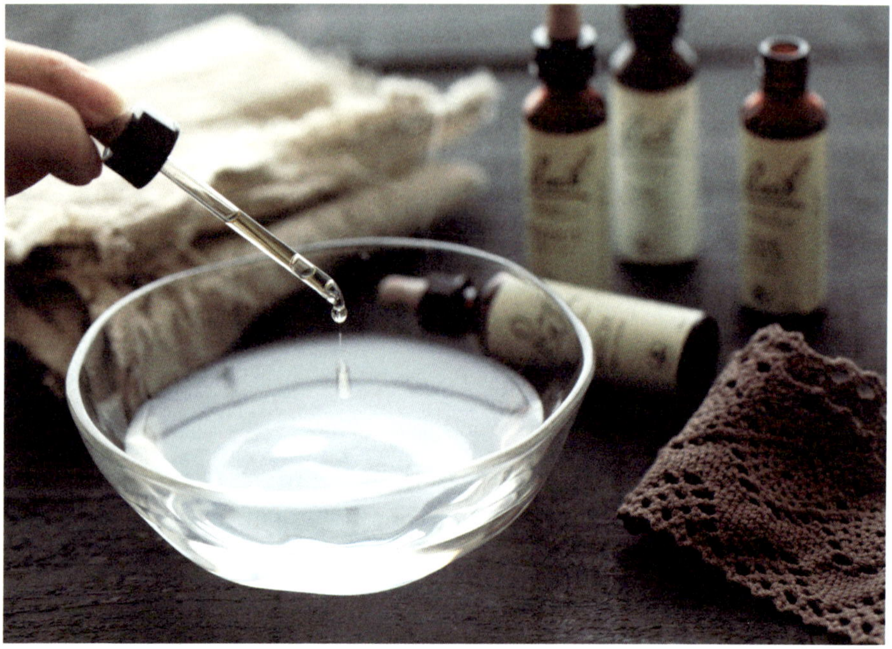

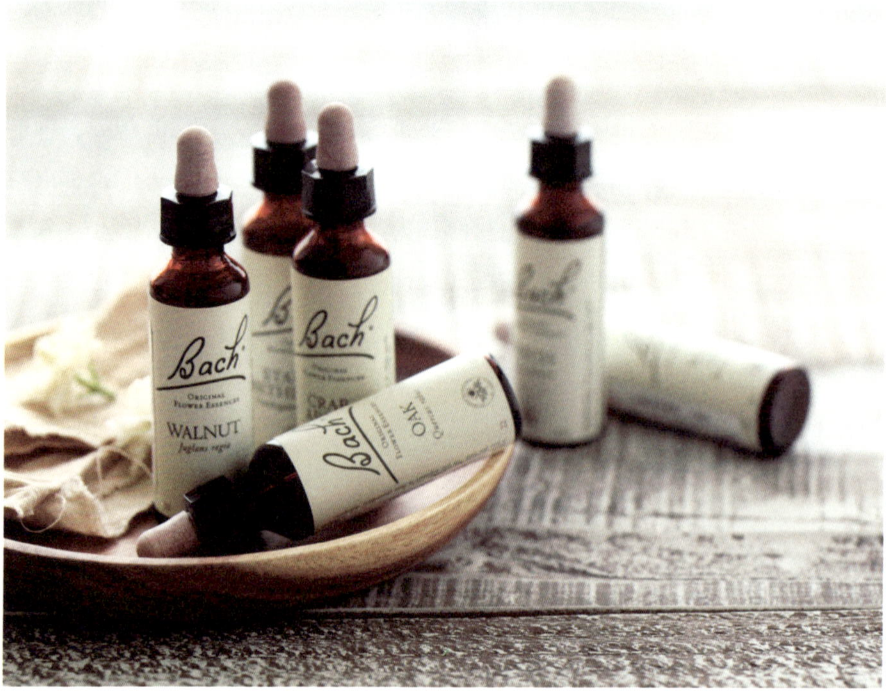
Bach
Original Flower Essences
WALNUT
Juglans regia
Bach
OAK

医师认为，当人的整体身心失衡，身体的防御机制会崩溃，生理上就容易受到病毒病菌感染，心理上也特别脆弱。所以他认为体内失衡才是生病的主因，因此从最深层的心理层面去疗愈就能治愈疾病。

通常人在情感受到创伤，比如失恋时，可能会吃不下、睡不着，这时候也特别容易生病；女性月经周期也是防御机制最松懈、人最容易被击垮的时候，这些都代表内心有未被疗愈的伤。因此当疾病来临时，通常我都会从其他面向去找原因，而不是单看疾病表象（也就是呈现出来的症状），如果找到了深层未被疗愈的“心伤”，通常身体健康问题就可以得到非常好的改善。

中医认为健康是“阴阳平衡”，常被用来形容阴阳的太极是一个圆，一个完整的人应该是身心平衡且共成一个圆，如果心灵出现缺口，那就像“失落的一角”，必须努力去寻找遗落的那块拼图。花精不只能填补心灵的缺口、空洞，它真正的作用是使心灵有能力自我成长，让缺乏的爱重新萌芽，使人能接受不完美的自己或他人，生活更放松自在。最终打开自己封闭的心，在心灵方面获得成长，并重新审视自己的人生课题，了解生命的意义。

花精是花朵的能量，通过口服、外用，让花的讯息进入循环系统、内分泌系统、神经系统，以“共振”的方式启动内在的能量机制，从而使失衡的身心恢复平衡。

巴哈医师在二十世纪初发现了38种单方花精，每种花精都对应特定的情绪与心理状态。这38种花精分成七大类：惧怕、不确定感、对现状失去兴趣、孤独、易受他人或环境影响、沮丧或绝望、过度关心他人，分别代表了会干扰健康的不和谐情绪。他同时认为疾病疗愈过程也有七个阶段：平和、希望 、愉悦、信心、确定感、智慧与爱。

花精的分类

情绪的种类	花精
恐惧	岩蔷薇 Rock Rose
	沟酸浆 Mimulus
	樱桃李 Cherry Plum
	白杨 Aspen
	红西洋栗 Red Chestnut
不确定感	水蕨 Cerato
	线球草 Scleranthus
	龙胆 Gentian
	荆豆 Gorse
	鹅耳枥 Hornbeam
	野生燕麦 Wild Oat
对现状失去兴趣	铁线莲 Clematis
	忍冬 Honeysuckle
	野玫瑰 Wild Rose
	橄榄 Olive
	白栗花 White Chestnut
	芥菜 Mustard
	栗树芽苞 Chestnut Bud
孤独	水堇 Water Violet
	凤仙花 Impatiens
	石楠 Heather
易受他人或环境影响	龙芽草 Agrimony
	矢车菊 Centaury
	胡桃 Walnut
	冬青 Holly
沮丧或绝望	落叶松 Larch
	松针 Pine Needle
	榆树 Elm
	甜西洋栗 Sweet Chestnut
	圣星百合 Star of Bethlehem
	柳树 Willow
	橡树 Oak
	野生酸苹果 Crab Apple
过度关心他人	菊苣 Chicory
	马鞭草 Vervain
	葡萄 Grape
	山毛榉 Beech
	岩泉水 Rock Water

如何取得花精

花精的主要来源为花卉植物的花朵，结合了阳光、纯净水，使花的内在独特能量保留。制取时根据不同的植物来源，需使用不同的萃取方式。

日晒法

将干净的玻璃碗盛满纯净水（或泉水），然后将摘取的花朵铺满水面，放在阳光下 3~4 小时，当花朵开始凋萎时将花移出，再将充满花能量的液体倒进瓶子，最后加入白兰地（能量水 : 白兰地 =1:1），这就是“母酊剂”。使用时，从“母酊剂”中取出几滴稀释后使用。

使用日晒法的花精

龙芽草、矢车菊、水蕨、菊苣、铁线莲、龙胆、荆豆、石楠、凤仙花、沟酸浆、橡树、橄榄、岩蔷薇、线球草、野生燕麦、马鞭草、葡萄、水堇、白栗花。

煮沸法

将摘取的植物细枝连花放进纯净水中煮沸半小时，将过滤后的液体倒进瓶子中放凉，之后加入相应比例的白兰地（1:1）即为“母酊剂”。

使用煮沸法的花精

樱桃李、榆树、白杨、山毛榉、栗树芽苞、鹅耳枥、落叶松、胡桃、圣星百合、冬青、野生酸苹果、柳树、红西洋栗、松针、芥菜、忍冬、甜西洋栗、野玫瑰。

花
养颜

古今中外，将花用于美颜保养已非罕事。早在神农时代，人们就已经知道桃花可以做化妆水，用来美白淡斑。历代后妃的各种花疗秘笈，更是她们生存的厚黑学。武则天有“神仙玉女粉”，赵飞燕有“如玉膏”，西施的白皙靠“莹肌如玉散”，杨贵妃、慈禧太后都爱用玫瑰花泡澡，玫瑰花水更是她们不可少的美肌圣品。

中医认为，花是轻扬向上之物，对于爱美的女性来说，用花来养护是最适合的。花不但可以直接用作美容保养品的材料，还可以萃取成香料、精油、纯露运用在美颜方面。

有美颜作用的花非常多，使用时务必要选对，根据肤质、气候，选择适合自己的美容保养品很重要。现在流行 DIY，有许多人自己购买精油及制作保养品的材料，做成乳液、面霜、面膜。脸部肌肤常年暴露在外，既薄又脆弱，如果保养品、化妆品、清洁用品成分不够天然，或是不适合肤质，很容易造成肌肤过敏、色素沉着等问题。因此无论是购买产品还是自制的护肤品，使用之前最好先咨询专业皮肤科医师、美容师，确认肌肤性质与健康状态。

花水

精油在蒸馏萃取过程中还会产生副产品——纯露（花水）。因为植物本身含有挥发油、水等成分，在蒸馏萃取精油的过程中，油与水因为密度不同而分离，精油会漂浮在上层，水则在下层。下层的纯露是百分之百饱和的蒸馏原液，可用于美容保养。

事实上，早在远古时代，神农氏便已使用纯露来制作化妆水了。在《普济方》中就有一方——“双花白面液”，相传这是出自神农氏之手，用的是新鲜桃花与杏花泡制成的药液来擦脸，具有美白、淡斑的效果。

纯露中含有 0.3%~0.5% 的精油水溶性成分，及全部植物内的水溶性物质，如单宁酸及类黄酮，这些成分是精油所缺乏的，且纯露的浓度低，温和不刺激，容易为人体所吸收，所以现在已被广泛运用于美颜保养上。

常见纯露

德国洋甘菊纯露	平衡自主神经系统，消除紧张、焦虑，缓解肠胃痉挛，适合敏感性皮肤，能抗敏、消炎、消肿，促进伤口愈合
玫瑰纯露	平衡内分泌，调节月经周期，缓解更年期不适，调理生殖系统。对皮肤有保湿、抗敏、抗皱、抗微血管扩张的功效
迷迭香纯露	帮助胆汁分泌，促进肝脏排毒，适合中性偏油性皮肤者使用，可平衡油脂分泌，改善头皮脂漏性皮炎，因此可用于头皮护理
橙花纯露	具有平衡情绪的作用，能镇静放松。可促进胆汁分泌，改善胃部痉挛、胀气、烧灼感，适合紧张型胃炎、胃溃疡使用。油性皮肤者使用可以收敛、净化、紧实肌肤

肌肤保养

将纯露直接喷在肌肤上是简单而有效的保养方式，纯露成分天然、呈弱酸性且有植物香氛，能增加肌肤湿度，调理肤质。

纯露可代替一般化学成分之化妆水，在早晚清洁脸部后使用。

纯露可做脸部湿敷，用于日晒后的肌肤护理，或定期敷脸。也可用于眼睛周围湿敷，以舒缓并淡化黑眼圈与眼周浮肿。

纯露可做身体保湿或过敏之护理，用于肌肤过于干燥、瘙痒、过敏等问题。纯露可使肌肤保湿，舒缓过敏，同时还能抗肌肤老化。

可将纯露加入乳液、沐浴盐，自制成独有的保养品、沐浴用品。

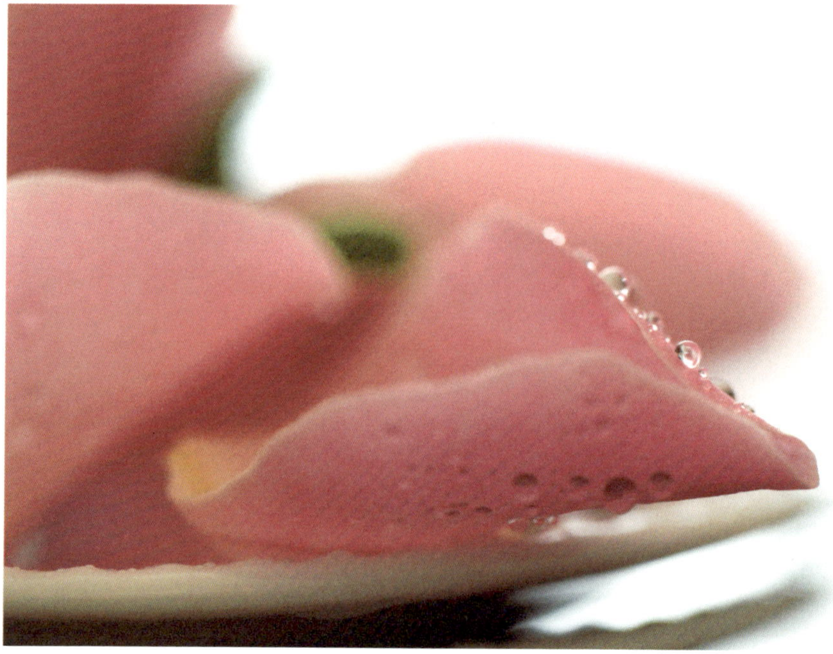

喷雾香氛

纯露可用于面部喷雾，用于久待空调环境之后的脸部干燥、脱皮，适度喷雾可以增加肌肤湿度。

纯露可用于头发喷雾，可预防头发干燥，使头发柔顺好梳理，并带有天然植物清香，同时也能预防紫外线伤害。

纯露的天然香气，可取代一般香精制成的香水。著名的匈牙利皇后伊莉莎白，便是用大马士革玫瑰纯露跟橙花纯露来调制属于她的独特香氛。

纯露还可作为空气清新剂，将纯露喷洒于室内，除了增加空气清香，还能振奋精神、舒缓压力。

内服保健

真正品质优良的纯露是可以内服的，与我们使用花药的道理一样。纯露内服时可以直接加到饮用水中饮用，或是与花药一起做茶饮，也可用于制作甜点，或料理时取代香草类食材。可服用的纯露有月桂叶、迷迭香、玫瑰花、薰衣草等。玫瑰花水即经常被用于制作软糖、马卡龙等甜点。

注意事项

1. 选购纯露时最好选择有品牌的纯露，以免买到用香精或精油加水稀释的合成纯露，或是被重复蒸馏后缺乏效果的纯露。
2. 纯露必须使用玻璃器具盛装，瓶身最好是深色不透光。
3. 纯露保存要避免光源、热源影响品质稳定性。
4. 纯露开封后最好放在冰箱或阴凉处保存，最好3个月内使用完毕。

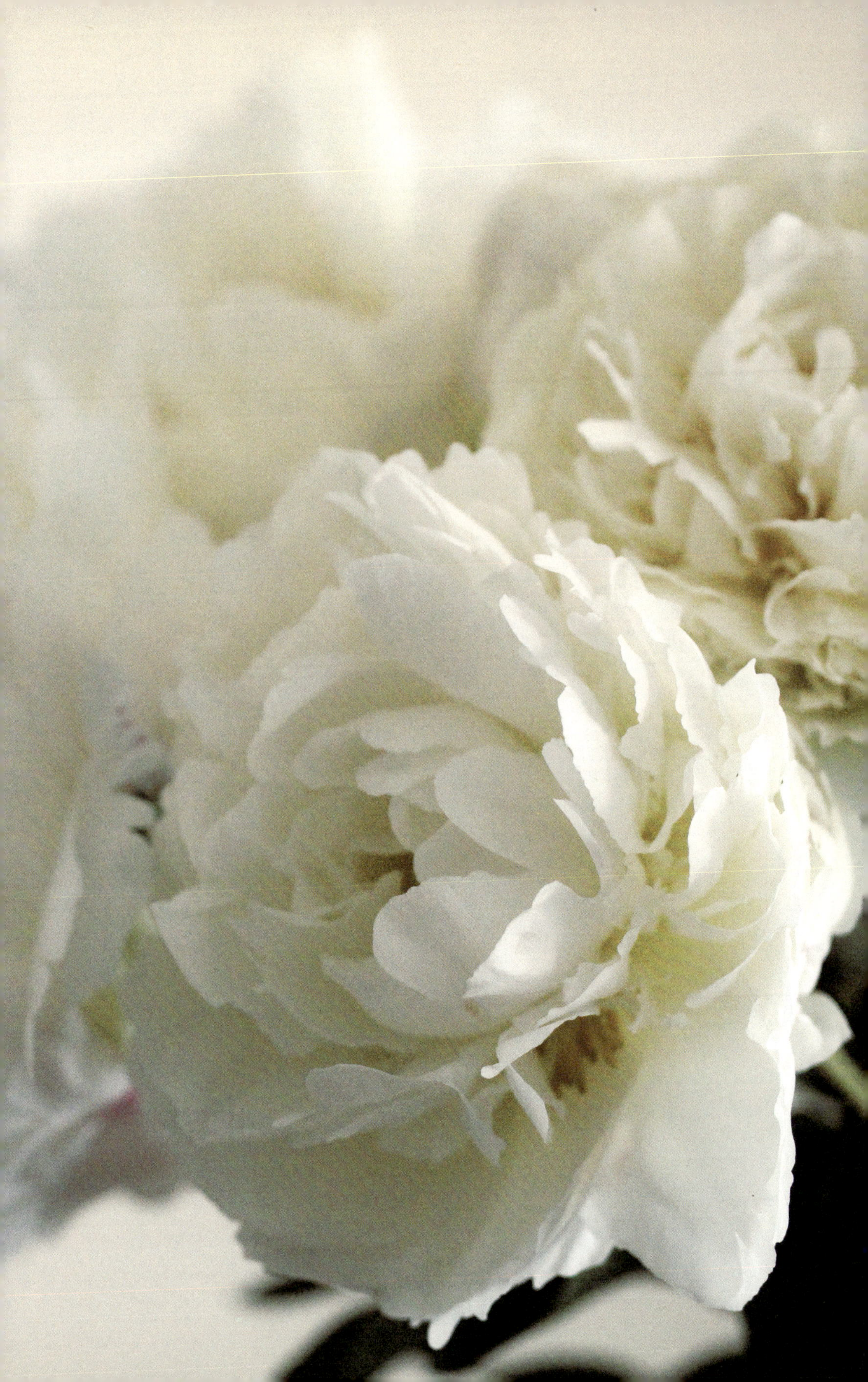

第3章

女人问题，最适合用花来调养

用对花，让你不痛经、不疲劳、变苗条

《黄帝内经》中有这样一段话：“上古之人，其知道者，法于阴阳，和于术数，食饮有节，起居有常，不妄作劳，故能形与神俱，而尽终其天年，度百岁乃去。”“道”是万物生存恒定不变的道理，古人的智慧，在现代生活中仍然可以得到印证。几千年来，所有养生理论都围绕这几件事：“食饮有节，起居有常，不妄作劳。”看似简单却又难以实行。

现在流行什么？流行“文明病”，什么是文明病？有人称它为“生活习惯病”，就是因为生活习惯所造成的大小毛病。生活习惯对我们的健康产生了什么样的影响呢？

饮食不均衡，不定时、不定量，暴饮暴食，使得六大类食物摄取不均；偏食、偏嗜某些食物，使营养素获取不均衡；很多人怕长胖或者想减肥，长期吃得过于清淡。这些都是危害健康的因素。

作息不规律，晚睡、熬夜、睡得不够，使得睡眠质量变差，随之而来的首先是隔天精神不济，工作与学习状态差，情商（EQ）差连带智商（IQ）也差。缺乏睡眠会让身体产生不良代偿行为，影响了内分泌与神经系统，长期下来就会出现体重失控、代谢障碍、月经不规律、不孕、自主神经失调等问题。

情志不节，缺乏思想，没有伦理、道德观，过于自我，忽略与他人之间的关系，现代化的沟通模式如社群网站、计算机、通讯和消费电子产品（简称 3C），使得人际关系出现裂缝，情绪感冒的人越来越多，忧郁、抑郁、焦虑、躁狂等神经症已极为普遍，情感、情绪的失衡也成为现代人失眠最主要的原因。

以上这些都是造成健康失衡的原因，称不上生病但又不算是健康，是处在灰色地带的“亚健康”状态。目前亚健康状态的女性比男性多，主要是源于内分泌所产生的固定生理周期（月经周期），以及女性社会角色带来的心理层面问题。

许多被称为“综合征”的健康问题，大多未被归类为疾病，或者是尚未找到确切的病因及治疗方式，或者是比疾病要轻微，比如慢性疲劳综合征、代谢综合征、经前期综合征、更年期综合征等，还有我们所熟知的自主神经失调、肠躁症。这些问题大多是女性“专利”，这类目前没有确切疗法的健康隐患，最适合用花疗。不论是用花冲茶、做菜、煮粥，还是利用花精治愈情绪，或是用精油做薰香、泡澡、按摩，我们都能通过嗅觉、味觉、视觉、触觉感受到花的疗愈作用。

- 本章节中，所有按摩保养，在沐浴后进行效果会更佳，并可搭配建议的精油配方增强效果。
- 针对不同症状所建议的精油种类，皆可任选喜欢的精油；调配比例为精油8滴+荷荷芭油20毫升。
- 穴位图请参照P180～181。

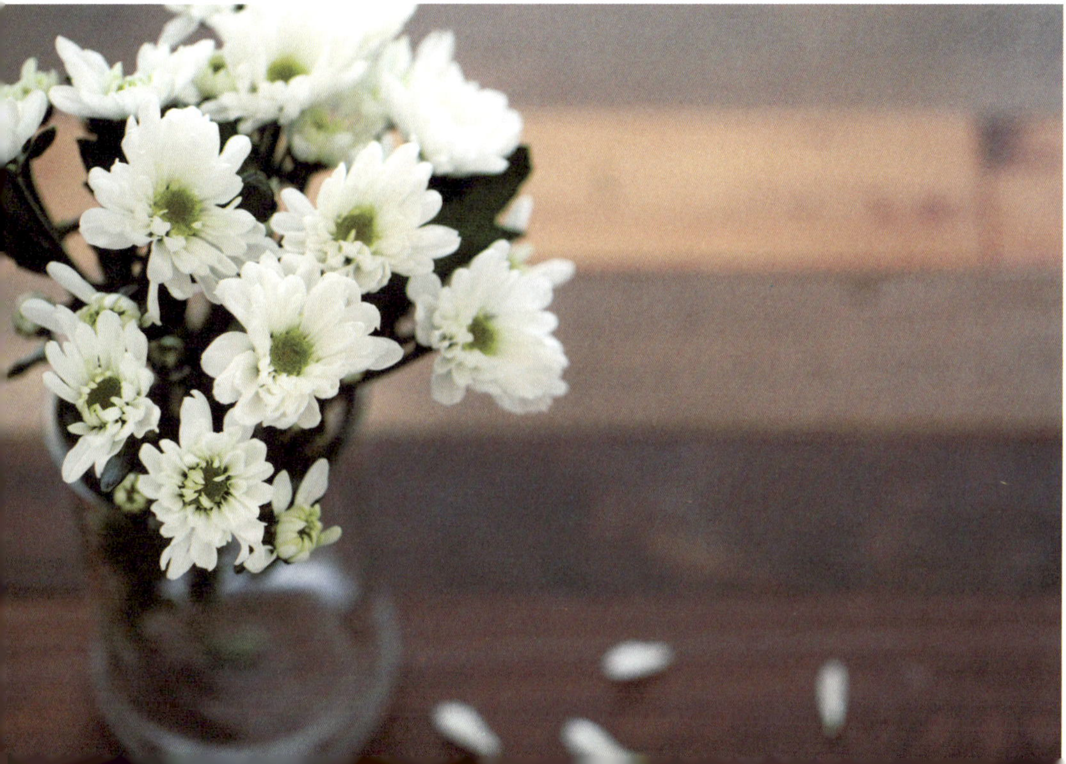

调经

与激素成为闺密

人一生的健康状态都与激素脱离不了关系，尤其是女性。

身体内部机能要正常运作，必须靠内分泌系统和神经系统来互相协调，以维持身体内在环境的恒定。内分泌系统（Endocrine System）或称激素系统（Hormone），主要与身体代谢、生长、发育有关。

处于生育年龄的女性，性激素的分泌产生周期性规律改变，影响卵巢及其他性器官发生变化，因而形成女性“性周期”（即“月经周期”）。大约每28天，脑下垂体分泌的促性腺素，会使卵巢产生滤泡，其中一个会成为成熟卵子，并在性周期的第14天排卵，排卵后，滤泡剩下的细胞会发展成黄体，分泌大量雌激素（Estrogen）、孕酮（Progesterone），排卵后2周，黄体开始退化，雌激素、孕酮开始变少，就产生月经，并展开新的卵巢周期。

《黄帝内经》的天癸理论近似内分泌理论。“天癸”，是男女到达青春发育时期所产生的一种与生殖功能直接相关的精微物质，受到先天肾气（肾精）影响，生理周期的产生又与冲、任二脉有关。因此，近几年有中医学者提出了“生殖轴”的概念，认为肾气－天癸－冲任－子宫构成了一个生殖轴线，是女性生殖功能与调节的核心，对应现代医学的女性性周期，相当于下视丘、脑下垂体、卵巢、子宫等形成的一个完整系统，彼此之间关系紧密，环环相扣。如果肾气旺盛，天癸就会充足，如果卵巢、子宫没有器质性病变，月经就能每月准时报到。

月经顺不顺，与五脏皆有关

中医认为五脏与月经周期发生有关联性。肾主藏精，精能化血，肝主藏血，脾能生血与统血，心主血脉，肺主气，气为血之帅。这些脏腑各司其职，有些与造血生血有关，有些则与血液输送、代谢排出有关，有些则负责与全部脏腑做协调调节。其中肾、肝、脾三脏与月经的产生关系最为密切。

肾气旺盛，天癸至，初潮（初经）就会按时发生；肝血充足，气机调达，月经就会每月按时到访；脾胃健运，血液生化充足，血液就不会离经（经脉）乱跑。

肾脏

肾分肾阴和肾阳，是五脏阴阳的根本，阴阳的平衡有赖肾阴、肾阳互相协调。肾主生殖，是月经之本，肾中所藏的精气又称为肾气，肾气充盛，脏腑化生精血就充足，肾气充足者耳聪目明、思维敏捷、身强体健，内分泌系统稳定，月经也会规律正常，相对比较容易受孕。一旦肾精衰竭，肾气不足，月经周期不规律，甚至闭经、绝经，也就不容易怀孕了，怀孕后胎儿健康也会受到影响。

现代社会中，高压的生活，紧绷的情绪，紊乱的作息，纵欲，烟酒不离，重口味饮食，这些不良习惯都会过度消耗肾精，也是影响女性月经周期的主要原因。

肝脏

肝主藏血，主疏泄，具有储藏与调节血流的作用，脏腑化生的血液除了运送到全身供身体活动运作之外，其余都藏在肝脏，以便每月定时产生月经，肝脏的调节功能取决于疏泄功能，肝气调达则血脉畅通、月经正常。

肝肾同源，它们互为子母脏腑，肾藏精，肝藏血，精血互生，肾主闭藏，肝主疏泄，一闭一开，同时调节子宫排出经血，如果其中一脏腑功能失调，就会互相拖累，影响月经周期的规律及经血排出状况。

肝脏的疏泄功能与女性月经是否顺畅关系密切，经前期综合征、痛经等月经问题，大多与肝脏疏泄不利造成的气滞、血瘀有关，因此中医素有“女子以肝为先天”的说法，调经必先养肝。

脾胃

脾胃为后天之本，气血生化之源，所有的水谷精微都经过脾胃研磨消化并运化（吸收）才能变成血液。血液是月经的基本成分，如果脾胃功能差，则经血量少色淡。

脾有统血功能，主中气，气主升，气能摄血，确保血液循行于脉中，所以脾有协助保持月经规律的作用。

注意事项

中医调理月经问题，通常从补肾、健脾、疏肝以及调理气血着手。

月经周期不规则

你“经”常乱来吗?

每一个人都会有自己的月经周期，只要经过月经初潮大约 2 年之后，就会有较规律的周期。通常规律的月经周期大约是 28 天 ±7 天，也就是 21~35 天都属正常范围，只要你的周期是规律的，不管是 28 天，或是 35 天，这都是正常的。如果月经次数过多（即月经周期小于 21 天）或月经次数过少（即月经周期大于 35 天且小于 90 天），就可视为月经周期不规律。

通常我们都会偶尔有月经不规律的情况，不同的年龄段影响月经周期的原因也不相同。青春期在初潮（初经）2 年内，因为内分泌系统、神经系统和生殖器官发育还不是很成熟，而且此时多半有学业等压力，所以月经周期相对不稳定，但是属于正常可接受的状况。如果经常有月经不规律，伴随不正常出血的状况，就需要考虑是否有其他问题，如内分泌系统失调、卵巢疾病等，需要就医确诊。

育龄期女性会有较多因素影响月经周期的规律性，比如工作压力、饮食不节、运动过度、肥胖或减肥过度。这些因素都会干扰内分泌系统，导致月经周期不规律，如果排除怀孕因素，发现超过 2 个周期以上的月经提前或延后，且每次超过 7 天以上，就必须就医确诊，以确认是否有器质性病变，如子宫内膜病变、卵巢病变或是内分泌系统失调等问题。

面临更年期的女性，因为激素分泌减少，月经周期也会出现不规律。此种情况可以经由抽血确认血中各项激素浓度，以排除子宫内器质性病变（如肌瘤、癌症等），来判断是否进入更年期或绝经期。

中医将月经周期不规律称为先后无定期，可能是饮食不节、情志不舒、房事过劳等因素损伤了肝、肾、脾的功能，造成气血失调、冲任功能紊乱，因此调整月经周期必须从这些问题着手。

注：初经后2年内及更年期前后，有月经延后而无其他症状者，不作疾病论。

你属于哪一种？

肾虚

常见症状

- ✓ 月经周期时先时后
- ✓ 月经量少、色淡、质稀
- ✓ 常有白带且质地清稀、量多
- ✓ 常有头晕、耳鸣
- ✓ 腰膝酸软
- ✓ 夜尿、频尿

日常保养这样做

按摩

可从双脚足底沿着小腿内侧、大腿内侧缓缓推揉至腹股沟。每天2~3次。

可加强按揉关元穴、交信穴、太溪穴、涌泉穴、足三里穴。每穴位10~15下。

建议精油

檀香、天竺葵

肝郁

常见症状

- ✓ 月经周期提前或延后
- ✓ 月经量或多或少
- ✓ 月经颜色正常或紫红
- ✓ 月经带有血块
- ✓ 情绪抑郁或烦躁易怒
- ✓ 胸口胀闷
- ✓ 嗳气、食少
- ✓ 经期前乳房或小腹胀痛，月经来则疼痛缓解

日常保养这样做

花茶

玫瑰牡丹茶饮

材料：玫瑰花、牡丹花各6克，当归、白芍各5克，甜菊叶2克。

做法：材料略冲洗，除了甜菊叶，其他材料先以800毫升水，小火煮约20分钟，最后再加入甜菊叶。

按摩

可从双腿腹股沟，沿着大腿内侧、小腿内侧缓缓推揉至足底。每天2~3次。

可加强按揉关元穴、太冲穴、三阴交穴、期门穴。每穴位10~15下。

建议精油

佛手柑、罗马洋甘菊、葡萄柚

你属于哪一种？

脾虚

常见症状

- ✓ 月经周期或先或后
- ✓ 月经量或多或少
- ✓ 月经色淡红、质稀
- ✓ 脸色萎黄
- ✓ 疲倦乏力
- ✓ 腹胀满，食欲差
- ✓ 大便稀软

日常保养这样做

·按摩·

可从双脚足底沿着小腿内侧、大腿内侧缓缓推揉至腹股沟。每天2~3次。

可加强按揉足三里穴、三阴交穴。每穴位10~15下。

建议精油

小茴香、薄荷、甜马郁兰

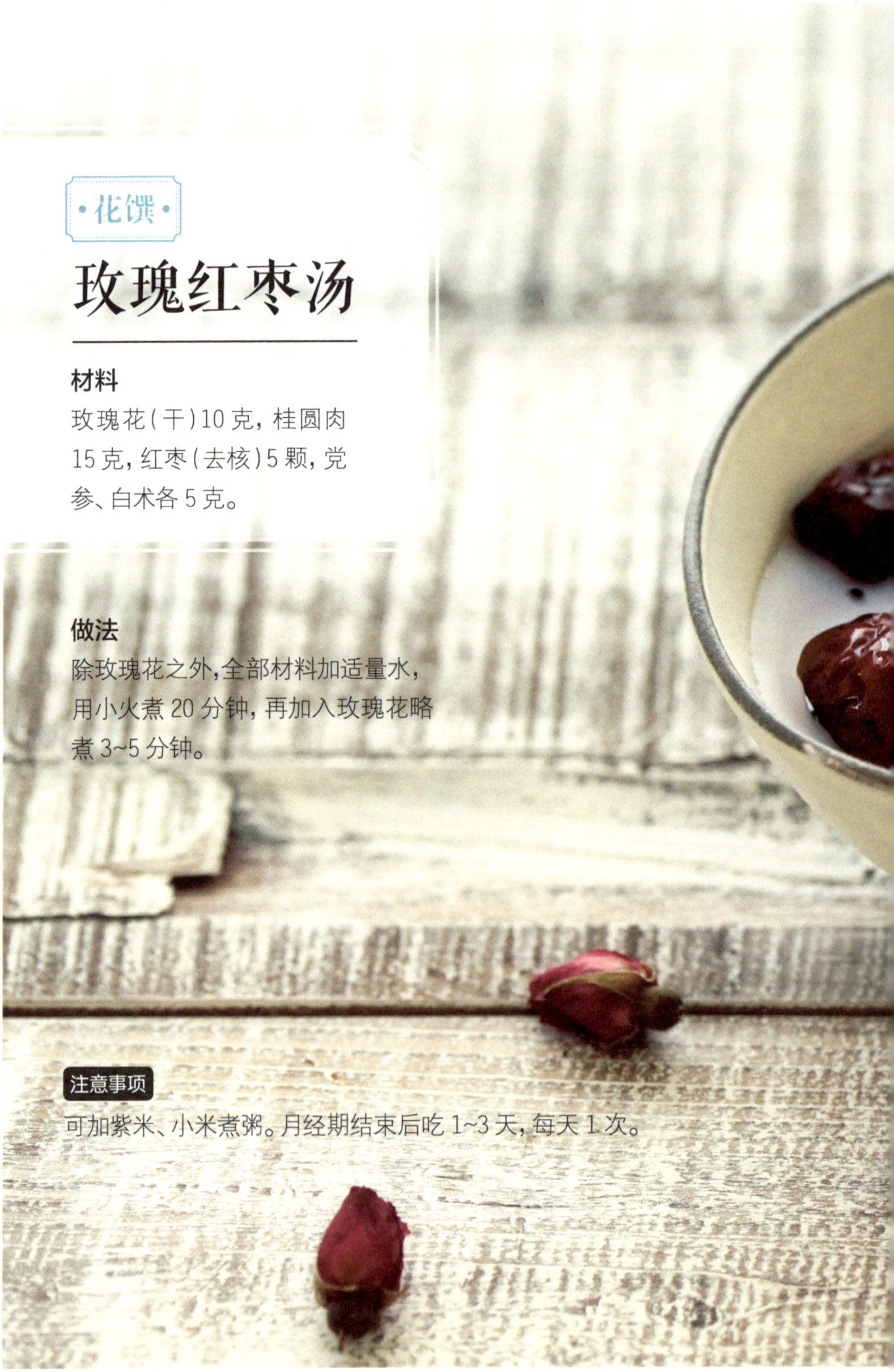

·花馔·

玫瑰红枣汤

材料

玫瑰花（干）10 克，桂圆肉 15 克，红枣（去核）5 颗，党参、白术各 5 克。

做法

除玫瑰花之外，全部材料加适量水，用小火煮 20 分钟，再加入玫瑰花略煮 3~5 分钟。

注意事项

可加紫米、小米煮粥。月经期结束后吃 1~3 天，每天 1 次。

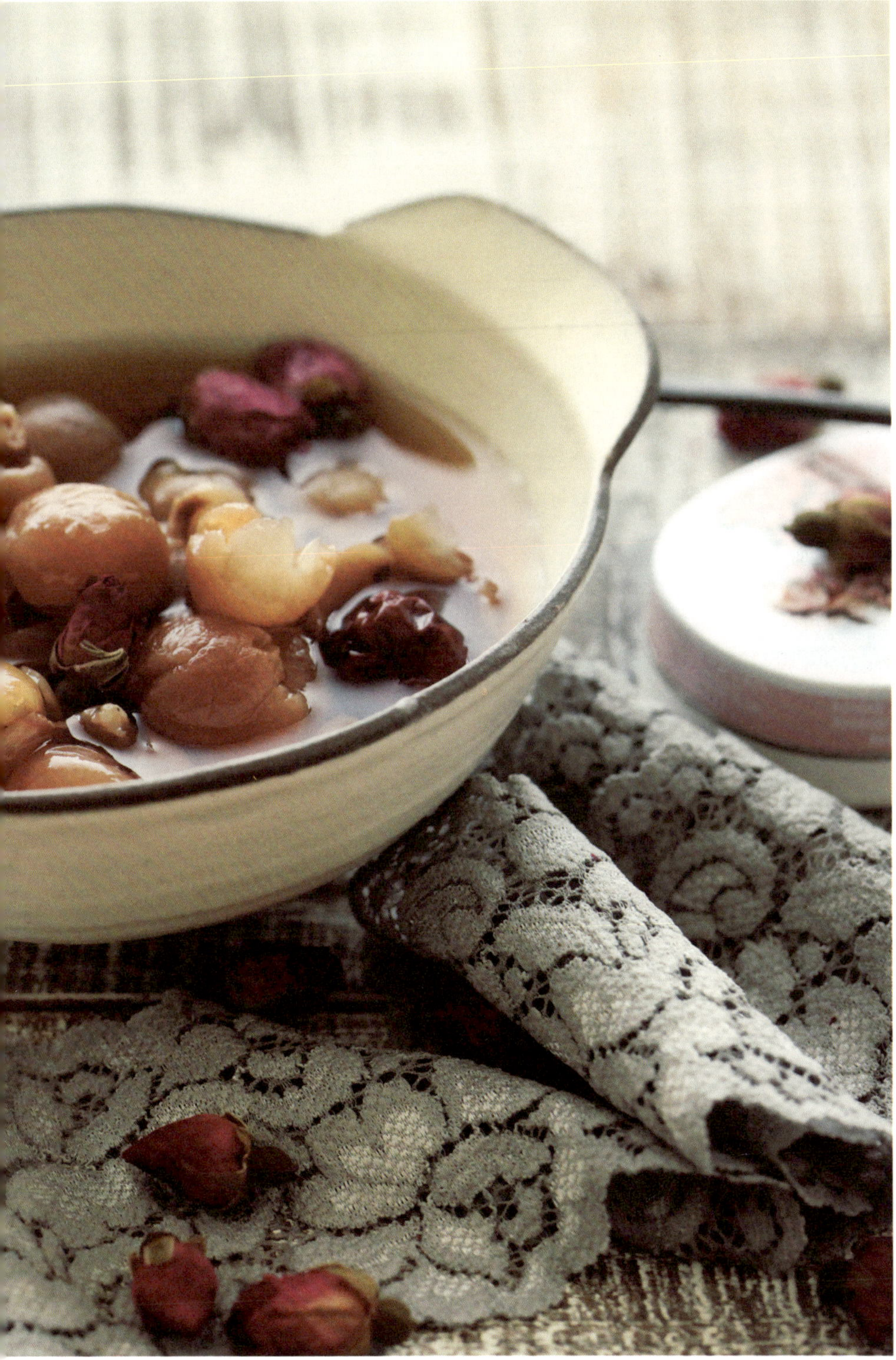

经前期综合征

月经来潮前出现的种种身心不适症状统称为“经前期综合征（premenstrual syndrome，PMS）”。大约有七八成女性或多或少都会有一些不适症状，可能是乳房胀痛、头晕头痛、食欲增加、爱吃甜食、情绪起伏较大（暴躁易怒或是抑郁）。大多数人症状都很轻微，不会影响日常生活与工作；约 10% 的人症状可能较严重，需要借助药物来缓解；极少数人（3%~5%）是属于严重的经前不悦症，需要求助于精神科的专业治疗。

每个人的经前不适症状都不一样，发生时间也不尽相同，可能会发生在经期前、经期或经期后，通常会随着月经结束而完全缓解。中医对于经前不适症状，主要是从脏腑、经络与气血来阐释与解决。

中医认为经前期综合征主要与肝、脾、肾有关，尤其是肝脏，因为女子以血为用、以血为本，肝有藏血、疏泄功能，肝经循行路径绕过会阴部、小腹、胸肋、乳头，所以每到月经期都会产生乳房胀痛、小腹胀闷等不适。如果肝血不足、肝阳过亢、肝失疏泄，加上女性本属阴柔，情绪波动较大，在月经期的激素影响之下，情绪起伏会更大，如此又会回过头影响肝气疏泄的作用，最终形成恶性循环。

从月经前 5~7 天开始做调理，用快乐鼠尾草、天竺葵、葡萄柚、佛手柑、檀香等精油做按摩，着重按摩肝经循行路径，以及腹部穴位（气海穴、关元穴），可逐渐缓解经前期综合征。用洋甘菊、茉莉花、玫瑰花等冲花茶，可平衡经期情绪失稳状态。

你属于哪一种？

肝郁气滞

常见症状

- ✓ 经期前乳房胀痛，甚至不能碰触
- ✓ 胸闷、肋胀
- ✓ 小腹胀痛
- ✓ 肢体肿胀
- ✓ 月经周期紊乱
- ✓ 月经颜色紫红或有小血块
- ✓ 情绪抑郁或暴躁易怒

日常保养这样做

·花茶·

茉莉香附茶饮

材料：茉莉花（干）、香附、川芎、柴胡各5克，甜菊叶3克。

做法：用500毫升水冲泡，或以800毫升水煮至500毫升。

·按摩·

可从双腿腹股沟，沿着大腿内侧、小腿内侧缓缓推揉至足底。每天2~3次。

可加强按揉太冲穴、三阴交穴。每穴位10~15下。

建议精油

罗马洋甘菊、甜橙、橙花、佛手柑

气滞血瘀

常见症状

- ✓ 经期前或经期头痛厉害
- ✓ 月经期腰膝、关节疼痛，热敷可以缓解
- ✓ 月经期肢体浮肿，按下去立即弹起
- ✓ 月经量少、色暗、有血块
- ✓ 月经期偶有轻微发热
- ✓ 月经期有腹痛
- ✓ 舌头色暗，舌尖有瘀点或瘀斑

日常保养这样做

·花茶·

薰衣草、洋甘菊、天麻各5克，蜂蜜适量（适合经期头痛）。

·按摩·

可从双腿腹股沟，沿着大腿内侧、小腿内侧缓缓推揉至足底。每天2~3次。

可加强按揉太冲穴、三阴交穴、膻中穴、合谷穴。每穴位10~15下。

建议精油

玫瑰、柠檬、快乐鼠尾草、丝柏

·花馔·

桃花四物鸡汤

材料

当归、熟地黄、川芎、白芍各 10 克，桃花(干)20 克，乌骨鸡腿 1 只，盐少许。

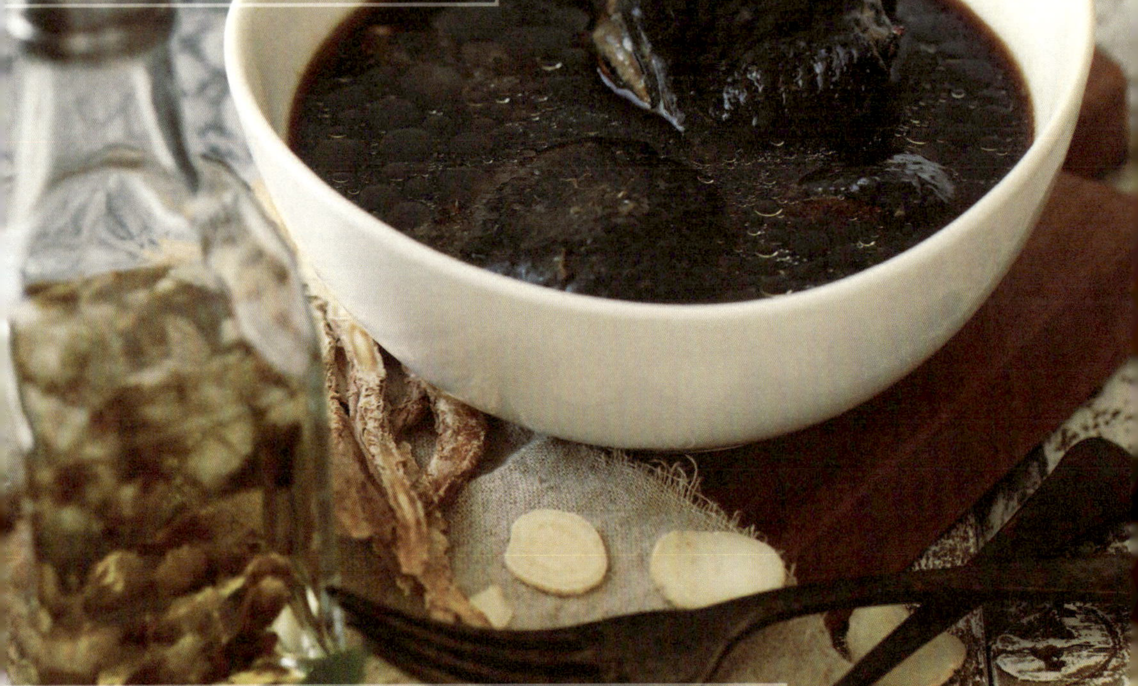

做法

1. 将乌骨鸡腿洗净剁块，以沸水氽去血水。
2. 将全部材料以水冲洗，放入炖盅内，加适量水，放入蒸锅中，用中火蒸 30 分钟即可。

注意事项

桃花四物鸡汤适合在月经周期结束后食用，也可以加牛腩、排骨烹煮，吃肉喝汤。或加入红枣、枸杞子、冰糖，做成甜汤。

肝肾阴虚

常见症状

- ✓ 经期前乳房胀痛
- ✓ 午后发热，手心、脚心、胸口发热
- ✓ 烦躁不安
- ✓ 失眠
- ✓ 口腔溃疡
- ✓ 口干舌燥，舌头红、干
- ✓ 头晕目眩
- ✓ 月经量或多或少、色红

日常保养这样做

·按摩·

可从双脚足底沿着小腿内侧、大腿内侧缓缓推揉至腹股沟。每天2~3次。

可加强按揉太溪穴。每穴位10~15下。

建议精油

天竺葵、花梨木、玫瑰花

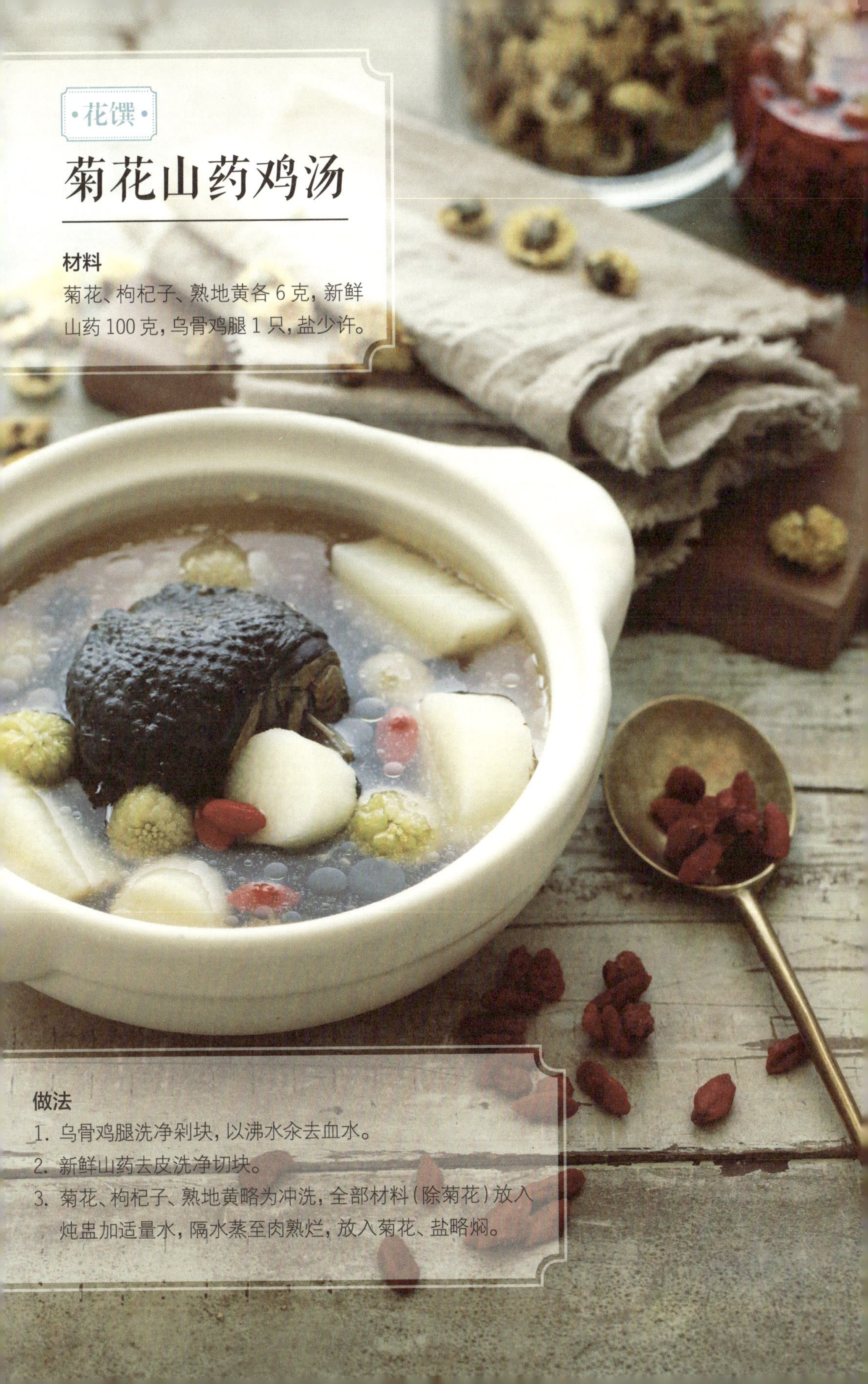

·花馔·

菊花山药鸡汤

材料

菊花、枸杞子、熟地黄各 6 克，新鲜山药 100 克，乌骨鸡腿 1 只，盐少许。

做法

1. 乌骨鸡腿洗净剁块，以沸水氽去血水。
2. 新鲜山药去皮洗净切块。
3. 菊花、枸杞子、熟地黄略为冲洗，全部材料（除菊花）放入炖盅加适量水，隔水蒸至肉熟烂，放入菊花、盐略焖。

脾肾阳虚

常见症状

- ✓ 经期前或经期容易腹泻或粪便稀软
- ✓ 经期脸部、四肢浮肿
- ✓ 经期前容易有头晕、四肢沉重感
- ✓ 胸闷、恶心，伴有腹部闷胀感
- ✓ 腰膝酸软
- ✓ 怕冷，四肢冰冷
- ✓ 月经后期，月经色淡、质清稀

日常保养这样做

·按摩·

可从双脚足底沿着小腿内侧、大腿内侧缓缓推揉至腹股沟。每天2~3次。

可加强按揉三阴交穴、足三里穴。每穴位10~15下。

建议精油

杜松果、伊兰伊兰

花馔

玫瑰小米粥

材料

玫瑰花（干）、枸杞子各10克，小米、大米各50克，红糖适量。

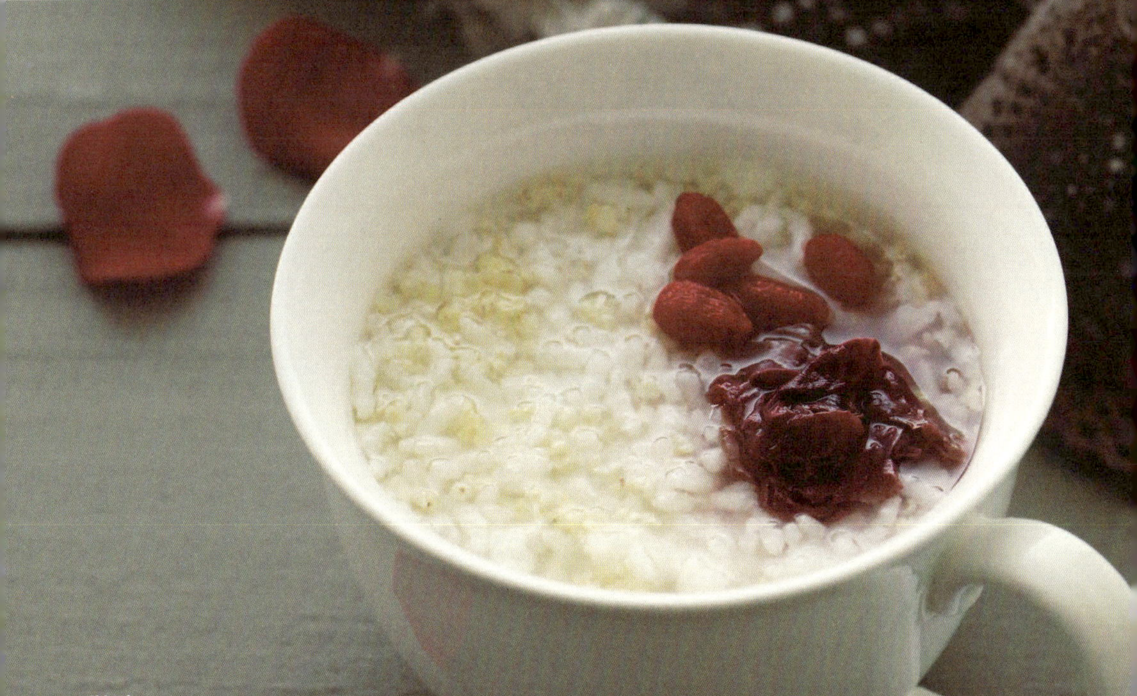

做法

1. 将小米、大米分别洗净，浸泡30分钟。
2. 玫瑰花、枸杞子分别洗净沥干。
3. 将小米、大米放入锅中，加入适量水，大火煮沸后转小火，煮至米粒破，放玫瑰花、枸杞子煮10分钟，即可加红糖调味。

注意事项

1. 大米也可改为紫米、燕麦、薏苡仁等。
2. 玫瑰花瓣也可用玫瑰花酱代替。

气血虚弱

常见症状

- ✓ 经期有头痛、头晕现象
- ✓ 经期有肢体麻木疼痛
- ✓ 经期皮肤会出现疹块、瘙痒难忍
- ✓ 经期有轻微发热现象
- ✓ 月经量少、色淡红、质清稀
- ✓ 心悸
- ✓ 失眠
- ✓ 倦怠乏力

日常保养这样做

·按摩·

可加强按揉三阴交穴、足三里穴。每穴位10~15下。

三阴交穴由肝经、脾经、肾经三条经络汇聚而成，是调理妇科疾病的重要穴位，女性经常按揉三阴交穴可以保养生殖系统、调节月经、预防妇科疾病，还能改善肠胃功能，搭配胃经的足三里穴，可以调节气血，缓解月经不适症状。

建议精油

茉莉、快乐鼠尾草、甜马郁兰、天竺葵

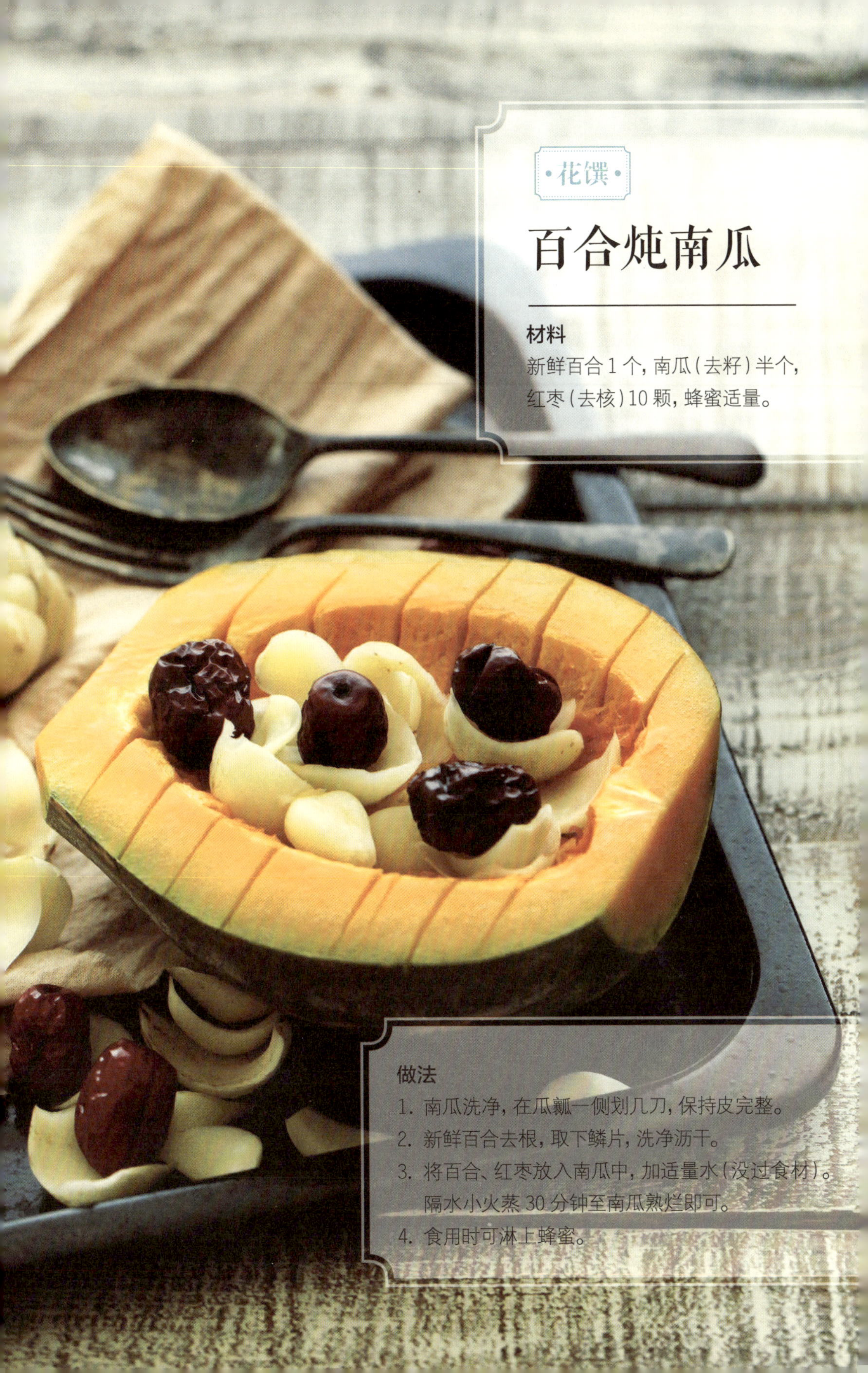

花馔

百合炖南瓜

材料

新鲜百合 1 个，南瓜（去籽）半个，红枣（去核）10 颗，蜂蜜适量。

做法

1. 南瓜洗净，在瓜瓤一侧划几刀，保持皮完整。
2. 新鲜百合去根，取下鳞片，洗净沥干。
3. 将百合、红枣放入南瓜中，加适量水（没过食材）。隔水小火蒸 30 分钟至南瓜熟烂即可。
4. 食用时可淋上蜂蜜。

痛经

痛经是指经期前后一周或经期出现小腹疼痛，有些人腰背部也会隐隐作痛，甚至伴有恶心、呕吐、头晕、头痛等症状，分为功能性（原发性）痛经、器质性（继发性）痛经。

功能性痛经是单纯子宫收缩造成的腹部疼痛，通常与前列腺素分泌有关，年轻女性多发，与不良的饮食习惯也有关，如爱吃冰品、冷饮、辛辣、燥热食物，或是爱穿低腰裤，露肚、露腰，也容易造成痛经。

器质性痛经是指生殖器官发生实质上的病变而导致月经期疼痛，如子宫腺肌病、子宫内膜异位、子宫肌瘤、子宫或卵巢肿瘤、子宫息肉、子宫先天性畸形等等，所以较高发于年纪稍大的女性。

中医将痛经分为虚与实，虚者大多是气血、肝肾虚，通常发生在月经快要结束干净时；实者大多是气郁或寒、热、湿邪引起的，通常发生在月经要来时或月经期间。

痛经是可以通过调理获得改善的，尤其是功能性痛经，只要好好调理，利用花茶、精油按摩大多就能缓解，甚至不再疼痛。

你属于哪一种？

气血虚弱

常见症状

- ✓ 经期过后小腹隐隐作痛，按摩后可缓解
- ✓ 小腹、会阴部有下坠感
- ✓ 月经量少、色淡、质地稀
- ✓ 脸色苍白没有血色
- ✓ 疲倦乏力

日常保养这样做

花茶

玫瑰花5克，益母草、泽兰、丹参各3克。

按摩

可从双脚足底沿着小腿内侧、大腿内侧缓缓推揉至腹股沟。每天2~3次。

可加强按揉三阴交穴10~15下。

建议精油

迷迭香、甜马郁兰、快乐鼠尾草、茉莉花

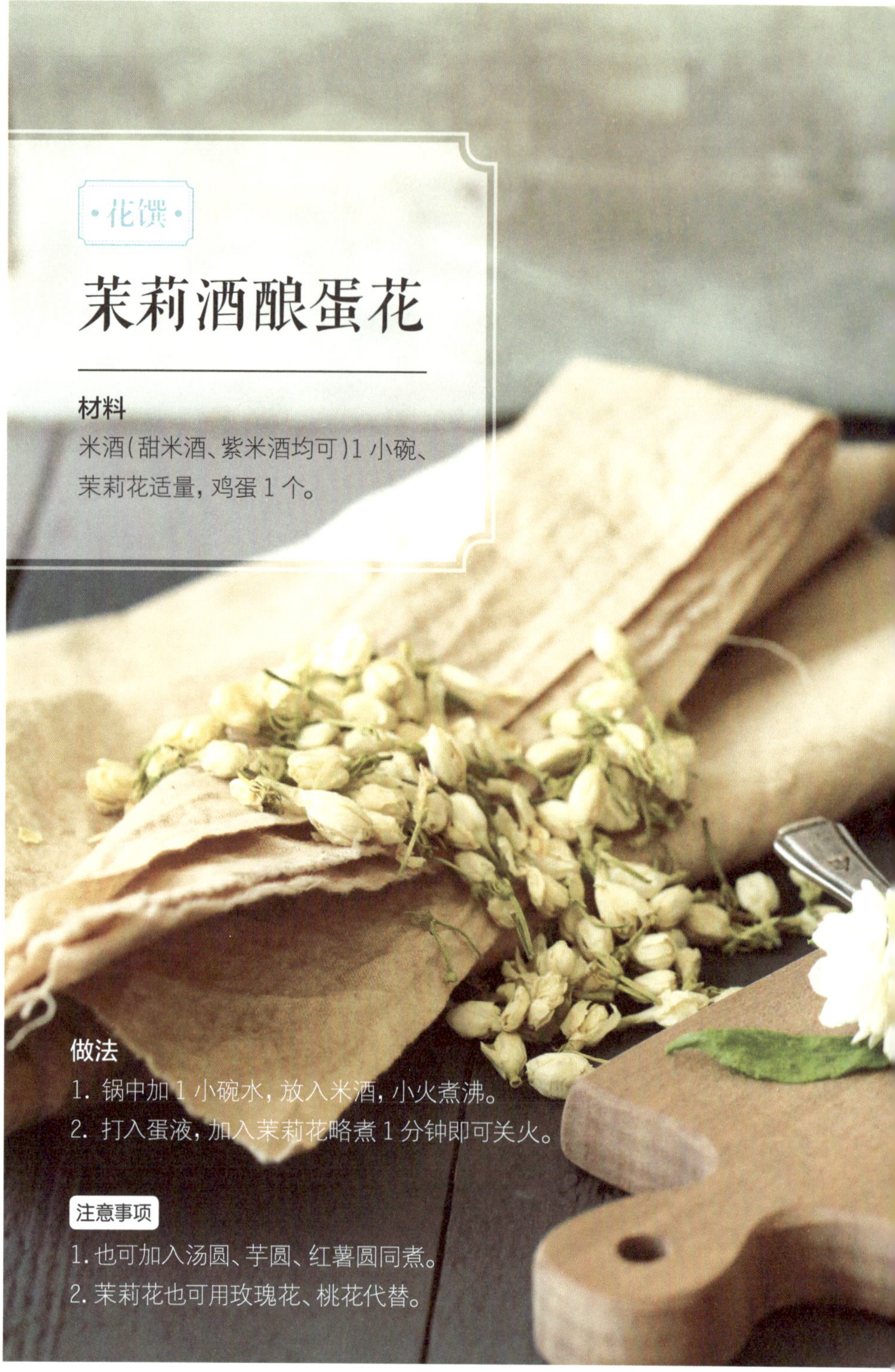

花馔

茉莉酒酿蛋花

材料

米酒（甜米酒、紫米酒均可）1 小碗、茉莉花适量，鸡蛋 1 个。

做法

1. 锅中加 1 小碗水，放入米酒，小火煮沸。
2. 打入蛋液，加入茉莉花略煮 1 分钟即可关火。

注意事项

1. 也可加入汤圆、芋圆、红薯圆同煮。
2. 茉莉花也可用玫瑰花、桃花代替。

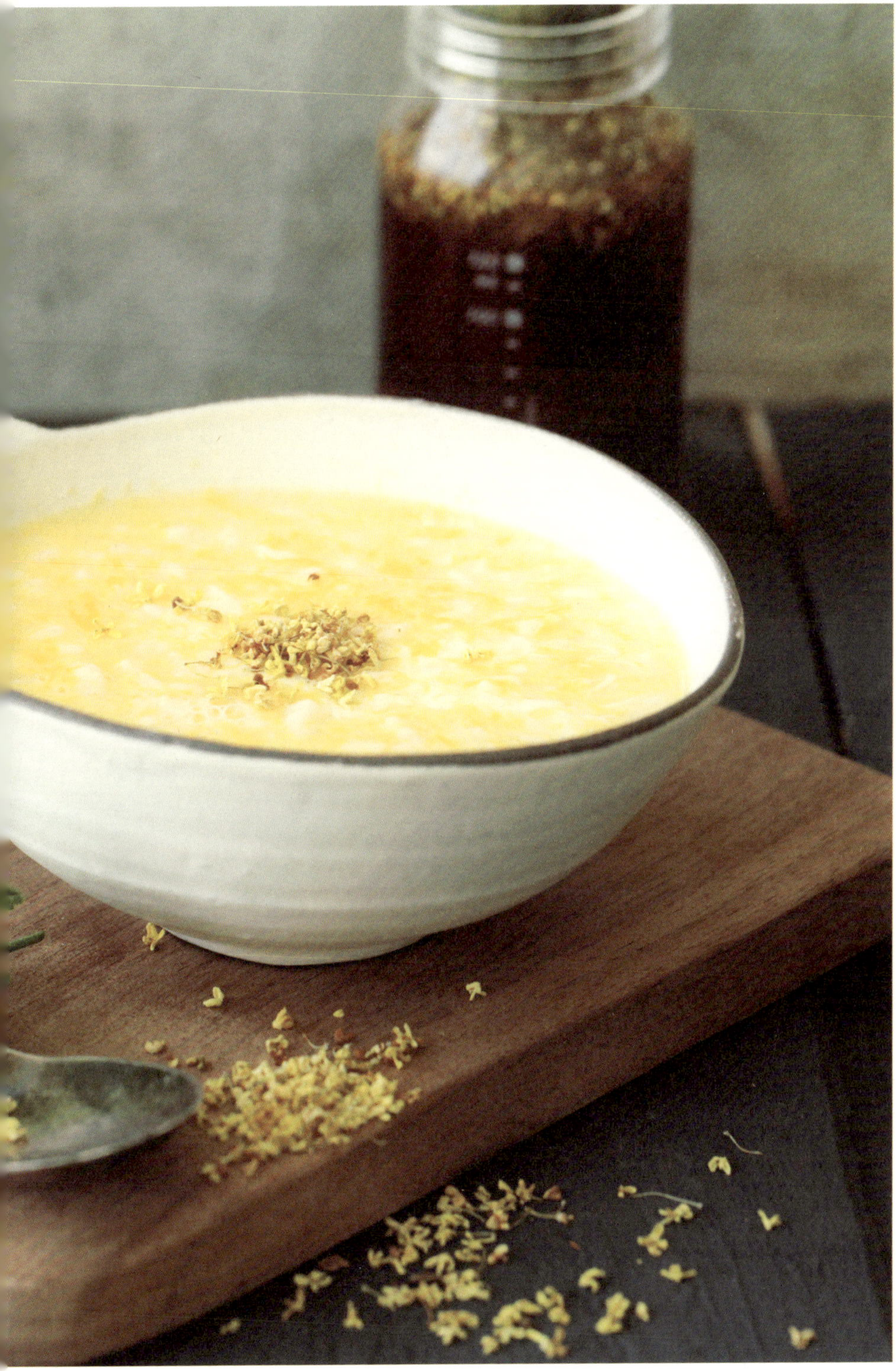

肝肾虚亏

常见症状

- ✓ 月经后1~2天小腹隐隐作痛
- ✓ 腰骶部疼痛
- ✓ 月经色黯淡、量少、质地稀薄
- ✓ 头晕、耳鸣
- ✓ 健忘
- ✓ 失眠
- ✓ 午后发热，手心、脚心、胸口发热

日常保养这样做

·按摩·

可从双脚足底沿着小腿内侧、大腿内侧缓缓推揉至腹股沟。每天2~3次。

可加强按揉三阴交穴、涌泉穴、气海穴（月经期间不宜按揉）。每穴位10~15下。

建议精油

天竺葵、罗马洋甘菊、花梨木

·花馔·

玫瑰阿胶汤

材料

玫瑰花 10 克，阿胶 1 块，当归、芍药各 6 克。

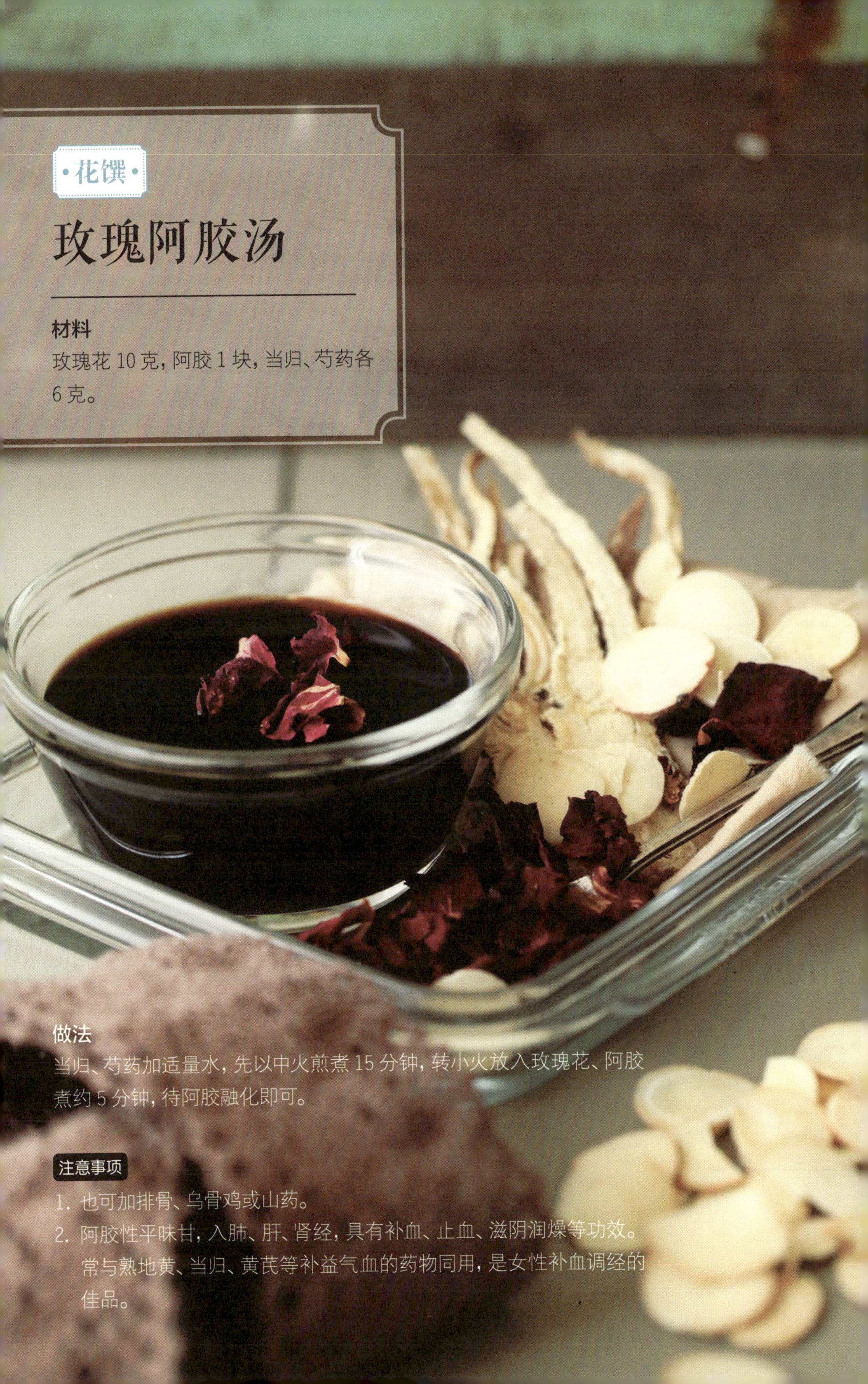

做法

当归、芍药加适量水，先以中火煎煮 15 分钟，转小火放入玫瑰花、阿胶煮约 5 分钟，待阿胶融化即可。

注意事项

1. 也可加排骨、乌骨鸡或山药。
2. 阿胶性平味甘，入肺、肝、肾经，具有补血、止血、滋阴润燥等功效。常与熟地黄、当归、黄芪等补益气血的药物同用，是女性补血调经的佳品。

肾虚血瘀

常见症状

- ✓ 月经第一天腹痛厉害
- ✓ 月经量少，色紫红，有血块
- ✓ 腰痛，尤其在月经后期
- ✓ 疲倦、头晕
- ✓ 舌头黯淡

日常保养这样做

·按摩·

可从双脚足底沿着小腿内侧、大腿内侧缓缓推揉至腹股沟。每天2~3次。

可加强按揉三阴交穴、涌泉穴、气海穴。每穴位10~15下。

建议精油

天竺葵、檀香、迷迭香

你属于哪一种？

气滞血瘀

常见症状

✓ 经前或经期小腹胀痛，按摩会加剧疼痛

✓ 月经量少，色暗紫且有血块，血块排出腹痛会缓解

✓ 经期前乳房胀痛

✓ 胸闷不适，总想深呼吸

✓ 舌头暗紫色，有瘀斑

日常保养这样做

·花茶·

玫瑰花、金盏花各5克，鼠尾草3克，蜂蜜适量。

·按摩·

可从双腿腹股沟，沿着大腿内侧、小腿内侧缓缓推揉至足底。每天2~3次。

可加强按揉中极穴、三阴交穴、太冲穴。每穴位10~15下。

建议精油

迷迭香、柠檬、广藿香、丝柏

寒湿凝滞

常见症状

- ✓ 经期前或经期小腹冷痛，热敷可以缓解
- ✓ 月经偶有延期状况
- ✓ 月经量少、色暗有瘀块
- ✓ 怕冷，手脚冰冷
- ✓ 经常有白带，量多
- ✓ 口中有黏腻感，舌苔白

日常保养这样做

·花茶·

肉桂2克，玫瑰花5克。

·按摩·

可从双腿腹股沟，沿着大腿内侧、小腿内侧缓缓推揉至足底。每天2~3次。

可加强按揉归来穴、地机穴。每穴位10~15下。

建议精油

姜

你属于哪一种？

湿热瘀阻

常见症状

- ✓ 经期前或经期小腹疼痛或胀痛，按摩会加剧疼痛
- ✓ 小腹有灼热感
- ✓ 疼痛扩及腰骶
- ✓ 月经颜色暗红，质地稠或有黏液
- ✓ 经常有白带，量多，颜色黄，质地稠
- ✓ 口中有黏腻感，舌苔黄

日常保养这样做

·花茶·

桃花、益母草各3克。

·按摩·

可从胸部膻中穴往下，轻轻推摩至小腹部曲骨穴。每天2~3次。
可加强按揉关元穴、太冲穴、三阴交穴、期门穴。每穴位10~15下。

建议精油

丝柏、杜松果、玫瑰花

更年期综合征

更年期是指女性卵巢功能从正常逐渐衰退至永久性停经的过渡时期（48~52 岁），平均年龄为 51 岁，也就是天癸中的“七七”之年，绝经则是指月经完全停止 1 年以上。

女性随着年龄增加，卵巢功能会逐渐衰退，卵巢所分泌的雌激素会慢慢减少，月经周期也会开始变得不规律。内分泌系统与神经系统关系紧密，负责调控身体所有机能运作，由于体内雌激素浓度衰减，因此连带影响自主神经系统，自主神经主要负责调控呼吸、心跳、血压、体温与排汗等功能，一旦受到内分泌系统影响，可能就会出现心悸、盗汗、潮红（低热）等现象，这就是“更年期综合征”。

从中医角度来看，进入更年之期，表示人的肾精已经逐渐衰竭，肾为五脏六腑之根本，是维持阴阳的根本，天癸尽，肾精虚衰，因此连累其他脏腑，尤其是心、肝、脾，因而出现一系列不适症状。

你属于哪一种？

肝肾阴虚

常见症状

- ✓ 潮热脸红
- ✓ 手心、脚心、胸口发热
- ✓ 经常冒汗
- ✓ 头晕、耳鸣
- ✓ 失眠
- ✓ 健忘
- ✓ 腰膝酸痛
- ✓ 口干舌燥
- ✓ 大便干燥
- ✓ 月经提前，量或多或少，色鲜红

日常保养这样做

·花茶·

枸杞子6克。

·按摩·

可从双脚足底沿着小腿内侧、大腿内侧缓缓推揉至腹股沟。每天2~3次。

可加强按揉太溪穴、涌泉穴、百会穴。每穴位10~15下。

建议精油

天竺葵、花梨木、玫瑰花

脾肾阳虚

常见症状

- ✓ 疲倦乏力，精神萎靡
- ✓ 脸部、四肢浮肿
- ✓ 脸色晦暗
- ✓ 四肢冰冷
- ✓ 食欲不振，消化不良，腹胀
- ✓ 大便稀软，易腹泻
- ✓ 频尿
- ✓ 性欲减退
- ✓ 月经失调或突然量多

日常保养这样做

·按摩·

可从双脚足底沿着小腿内侧、大腿内侧按摩至腹股沟。每天2~3次。

可加强按揉关元穴、阴陵泉穴、三阴交穴。每穴位10~15下。

建议精油

鼠尾草4滴＋天竺葵3滴＋橙花3滴 （可配合腹部热敷）

你属于哪一种？

阴虚血燥

常见症状

- ✓ 皮肤瘙痒或有虫行感
- ✓ 会阴部干燥、瘙痒
- ✓ 大便干燥
- ✓ 舌头红，缺乏湿润感

日常保养这样做

·花茶·

金银花、黄芪各5克。

·按摩·

可从双脚足底沿着小腿内外侧、大腿内外侧缓缓按揉至腹股沟。每天2~3次。

可加强按涌泉穴。每次10~15下。

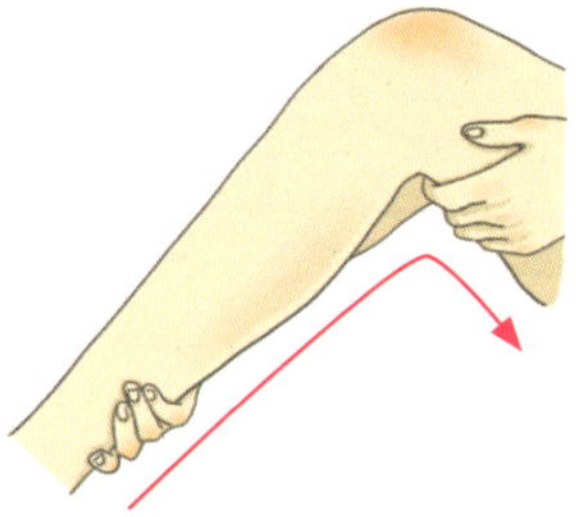

将大拇指和其余四指做成V字形，从脚踝部位轻轻向上按揉到膝窝。

·花馔·

茉莉豆浆锅

材料

茉莉花10克，银耳（干）20克，鸡蛋豆腐1盒，无糖豆浆500毫升。

做法

1. 银耳事先泡发，去蒂头，洗净撕成小块。
2. 锅中加入适量水（约300毫升）放入银耳，小火煮约15分钟至银耳变软，加入豆腐、豆浆煮约10分钟，放入茉莉花略煮3分钟即可。

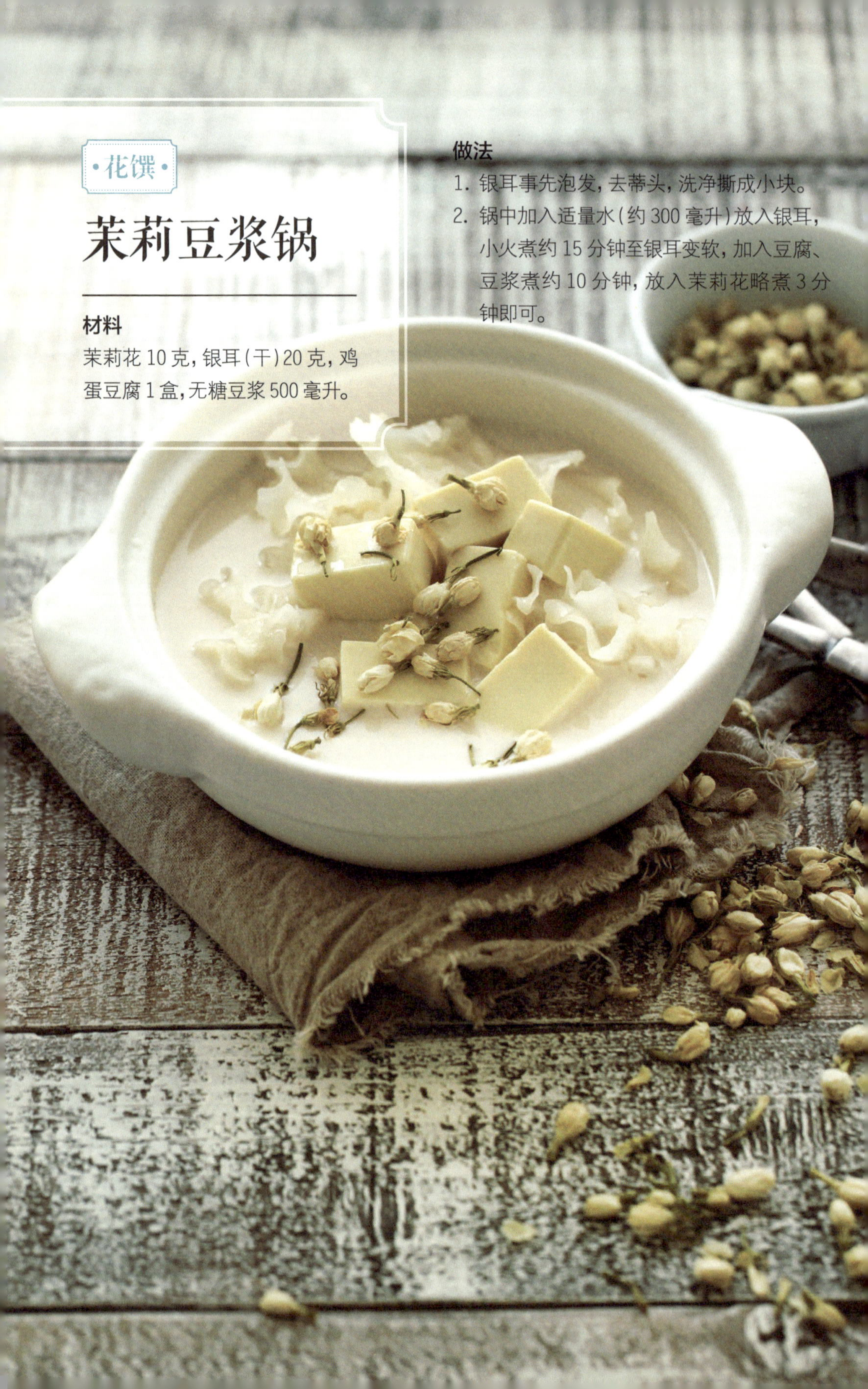

体重健康管理

减肥瘦身是每个女人一生都在做的功课，可是真的需要通过严格限制饮食、拼命运动来减肥吗？从健康角度来看，体重计上的数字并不是最需要在意的，身体质量指数（BMI）与体脂率才是你真正需要计较的数据。

体重跟许多生理指标一样，受到身体内分泌、化学传递、合成代谢等各种机制的影响，它会在某一个范围内上下波动（10%~20%），当然错误的饮食与不良生活习惯一定会是体重直线上升的帮凶，因此必须从更客观的角度来看待减肥瘦身这门功课。

肥胖主要是指身体内脂肪的含量与分布状况，其标准会因为年龄、性别、身高而有所差异，因此近年来世界卫生组织（WHO）建议改采用“身体质量指数（Body Mass Index, BMI）”来作为健康理想体重的参考指标。BMI 指数愈高，相对来说，罹患与肥胖相关疾病的概率也就愈高。根据统计，理想体重的女性中，有 60%~70% 体脂是偏高的。所以不能只从体重与 BMI 去衡量是否肥胖，合理的体重管理必须兼顾 BMI 与体脂率。（注：目前许多体重计已包含体脂率测量功能，有些也能直接测出内脏脂肪比例。）

检视你的数据：

● 身体质量指数（BMI）

BMI=体重（kg）÷ 身高（m）^{2}

体重状态	BMI范围	与肥胖相关疾病发生率危险程度
体重过轻	< 18.5	低 （但需要注意体重不足所产生的健康问题）
健康体重	18.5~23.9	较低
体重过重	24~26.9	轻度危险
轻度肥胖	27~29.9	中度危险
中度肥胖	30~34.9	高度危险
病态肥胖	≥35	严重危险

● 体脂率

体脂率 ＝ （BMI×1.2）+（年龄×0.23）−5.4−（性别*×10.8）

年龄	性别	正常	警戒区	肥胖	过瘦
30岁以上	男性	17%~23%	23%~25%	≥25%	<17%
	女性	20%~27%	27%~30%	≥30%	<20%
30岁以下	男性	14%~20%		≥20%	<14%
	女性	17%~24%		≥25%	<17%

* 男性性别取值为 1，女性性别取值为 0。

体重计上的数字让我们知道自己的身体总重量，可是在这个数据中包含了脂肪组织（约25%）与非脂肪组织。并非全部脂肪都是你的敌人，事实上，女性的特殊生理，反而需要一些脂肪来帮助生理功能运作，腹部脂肪对于孕育胎儿具有重要意义，产后哺乳以及激素调节也都需要脂肪的辅助。身体里有相当比例的脂肪属于“必须脂肪（essential fat）”（女性的必须脂肪应占体重的 12%），是身体要维持生命及生育所必需的脂肪，主要存在于骨髓、肌肉、神经组织、内脏器官及女性的乳房、盆腔等。

其余的脂肪属于“储存性脂肪（storage fat）”，主要由储存在脂肪细胞的脂肪所构成，可以保护体腔（胸腔、腹腔）内的器官，避免受到撞击、创伤。储存脂肪依照分布部位可分为皮下脂肪与内脏脂肪。皮下脂肪大多分布在臀部、大腿，这种脂肪对健康的危害较小，顶多是外观上的问题，女性多半是属于这种肥胖。内脏脂肪大多堆积在腹腔的脏器周边，对于健康危害最大，因为这类脂肪活性大，会释出游离脂肪酸流入肝脏，产生胰岛素阻抗，因此罹患糖尿病、代谢综合征、血脂异常、高血压、心血管疾病的概率比一般人高。

如果从热量平衡来看，摄取与消耗不能互相抵消，长期下来就会造成热量在体内堆积，转化成脂肪储存，最终形成肥胖。从中医观点来看，这些存在身体里的过多的脂肪，又称为代谢性废物（或病理产物），就是中医所谓的“痰饮”“湿浊”，大多是因为脏腑失调使津液代谢异常所致，而这些与脾的功能关系最为密切。

中医认为，脾脏的生理功能是负责食物的消化与营养素吸收，脾也主湿，痰饮属水属湿，所以脾胃功能与肥胖脱离不了关系。脾胃功能不好，进入身体的饮与食无法被充分消化吸收，水谷精微不能化生为身体所需要的精与血，反而变成病理产物（痰浊）堆积在皮下、组织器官周边，不但使体重增加，这些堆积的脂肪还可能引起各种慢性疾病，如心血管疾病、脂质代谢异常等。

从肥胖形成的原因来看，要从根本上解决问题，必须要有良好的脾胃功能，脾胃功能好，一方面能维持良好的消化吸收作用，另一方面也可避免身体为湿所阻。所以均衡饮食、定时定量就很重要。此外，体内的痰饮湿浊，需要足够的阳气来推动，因为阳气就像是火、能量、热度、动力，阳气充足，新陈代谢顺畅，体内废物就不易堆积，运动通常是补充阳气的最佳办法。

水肿型肥胖——脾虚湿阻

常见症状

- √ 体态丰腴，以下半身肥胖为主
- √ 肌肉松软，四肢沉重、浮肿（早晨起床脸部有压痕）
- √ 疲倦乏力，少动
- √ 胸闷气短
- √ 食欲不佳
- √ 腹部胀气
- √ 大便稀软、黏，感觉解不干净
- √ 小便少
- √ 容易有白带分泌物
- √ 经痛、有血块
- √ 常感口中黏腻、喉中有痰
- √ 皮肤黏腻，常有湿疹
- √ 舌淡胖，苔白腻

这种类型的肥胖，大多是虚胖，常见于久坐少动、运动量不足的上班族，这类肥胖的人大多喜欢喝冷饮，吃冰品、生冷的食物（生菜沙拉、瓜果类）；或是很少吃早餐，早上空腹喝蔬果汁、咖啡；平常水喝得太多，且喝水又急又快；喜欢重口味食物（过咸、过辣）、腌渍品、再制品（丸类），容易通过饮食摄取过多盐分。

不良饮食习惯，容易损伤脾气，尤其是寒凉食物会让胃肠道有如冷冻库般，寒冷会让体内阳气（温度）下降，影响水液代谢，使体内湿气过重，中医认为“湿性下注”，因此下半身容易浮肿，若又是酷爱咸辣重口味者，盐分会加重水肿现象。

久坐少动的生活状态，会加重脾气阻滞状况。中医有“五劳七伤”之说，《黄帝内经》提到“五劳所伤，久视伤血，久卧伤气，久坐伤肉，久立伤骨，久行伤筋”。久坐会伤肉，脾主肌肉，因此久坐便会损伤脾气。气血运行不畅，水湿自然无法代谢；脾运化功能受阻也会吃不下饭，吃下去也不易消化，所以这种肥胖都是虚胖，肉松松垮垮的。

这类肥胖者，要从健全脾胃功能着手，同时体内要除湿，可多吃补益脾胃的药食，如山药、薏苡仁、莲子等。除湿可多吃冬瓜、丝瓜等食物。此外还需要戒除甜食、生冷食物。养成规律运动的习惯，也有助于补充身体阳气。

日常保养这样做

·花茶·

A. 玫瑰花5克，柠檬草、马鞭草、迷迭香各3克。
B. 茉莉花、迷迭香、洋甘菊各5克，绿茶包1包。

·按摩·

足浴之后按摩可加强效果。
加强腿部按摩，重点按摩足三里穴、三阴交穴、丰隆穴，还可按摩腹部的水分穴。

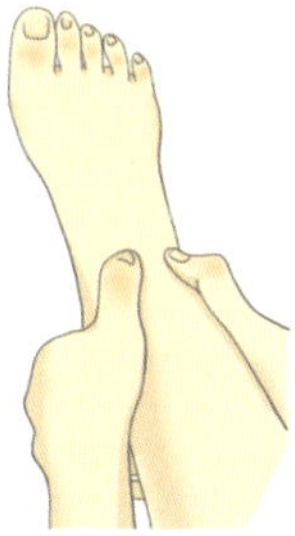

建议精油

葡萄柚、杜松果、丝柏、小茴香、广藿香、迷迭香、薰衣草

·花馔·

茉莉冬瓜汤

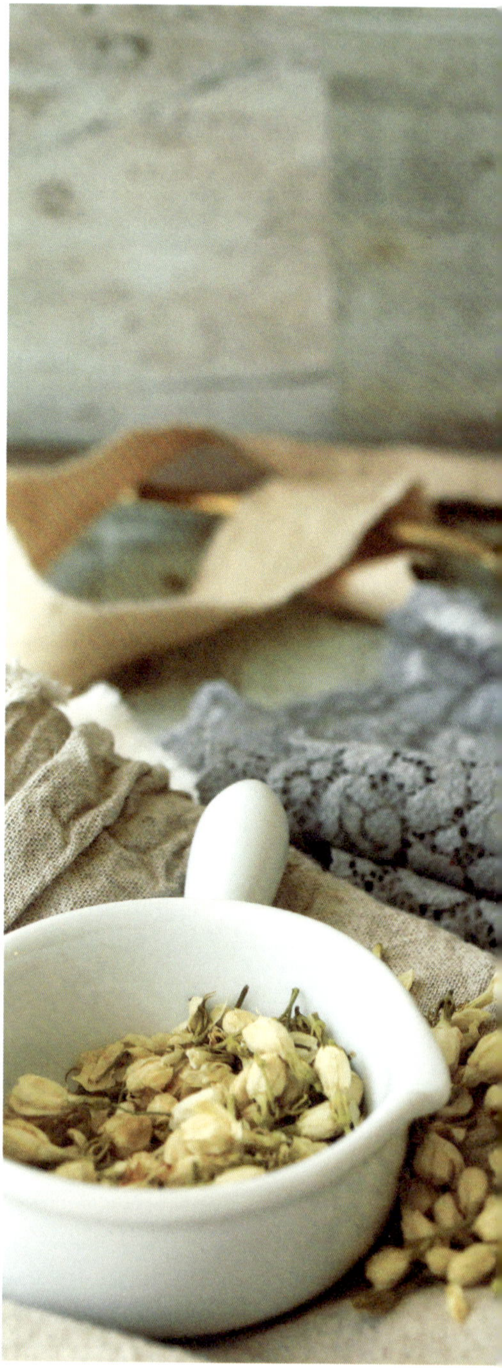

材料

新鲜茉莉花10克，薏苡仁50克，冬瓜（连皮、籽）100克，姜3片，盐1/2匙。

做法

1. 薏苡仁洗净，浸泡4~6小时。
2. 冬瓜洗净去皮、籽（皮与籽另外用药布袋装袋），瓜肉切块备用。
3. 茉莉花洗净沥干备用。
4. 锅内放适量水，放入薏苡仁、药袋、姜片，大火煮沸后转小火煮15分钟至薏苡仁肉破，放入冬瓜块续煮至食材熟烂，取出药袋和姜片。
5. 加入茉莉花煮5分钟关火，加盐调味即可。

注意事项

1. 若使用干燥茉莉花份量大约5克。
2. 也可加入新鲜莲子。
3. 茉莉花有利尿、润肠通便的功效；冬瓜味甘、微寒，可清热利尿，还能帮助加强微血管循环，使水分代谢增加，有助体内多余水分排出。下肢水肿者可经常食用此汤，冬瓜皮与籽一起烹煮能加强利水功效。

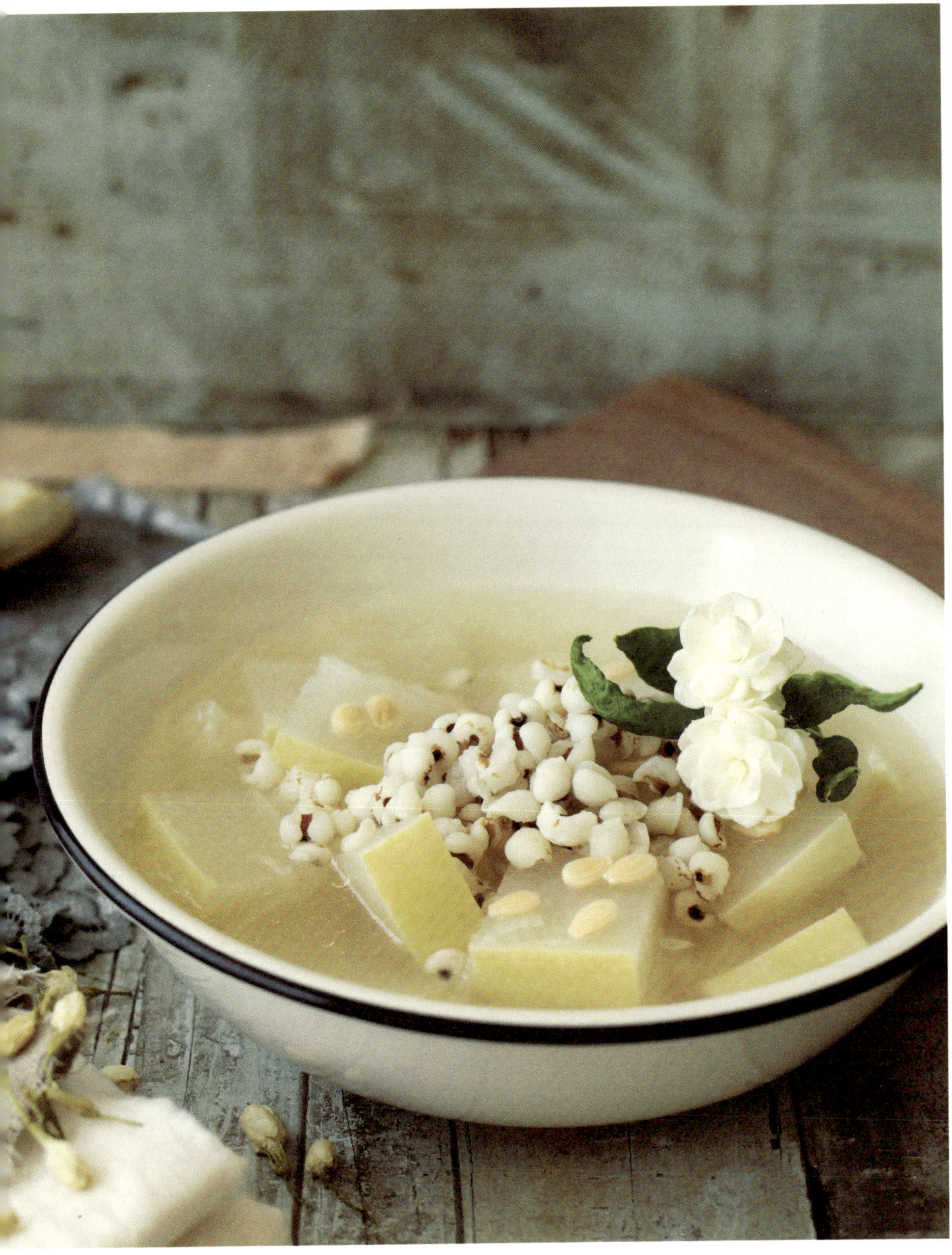

肌肉型肥胖——胃肠积热

常见症状

- ✓ 体态壮硕
- ✓ 食量大，容易饥饿，暴饮暴食
- ✓ 胃胀闷
- ✓ 口干舌燥，容易口渴
- ✓ 口臭，嘴破，牙龈浮肿
- ✓ 头重、眩晕
- ✓ 皮肤容易出油，甚至有脓疱型青春痘
- ✓ 大便干燥，易便秘
- ✓ 有时容易痔疮、便血
- ✓ 舌红苔黄，脉滑数

这类肥胖者，胃就像是无底洞，很容易饿，食量大。这类人通常爱吃烧烤、油炸、辛辣刺激性食物，并且是一手啤酒一手炸物。酒、冰饮与燥热食物的组合正好是肠胃消化的大敌，脾胃的消化吸收必须在适当温度下进行，油腻、高温再加冰，最终会使脾胃运作失常，体质变燥，出现一系列上火症状。

中医用“消谷善饥”来形容胃热的人，胃里好像有一把火，食物一下去就烧光了，所以又会继续吃更多食物，形成一种恶性循环。轮班、夜间工作等作息时间不正常的人，精神压力大的人，或是经常外出应酬、吃宵夜、用吃来慰劳自己的人，最容易出现这类肥胖。

胃热造成的肥胖，必须从清胃热、润肠通便、健脾益气着手。首先要从根本的饮食习惯开始改变，要多吃凉性、平性的蔬果，如苹果、梨、丝瓜、冬瓜、萝卜等。饮食要清淡易消化，就算吃宵夜也要选择不会造成肠胃负担的食物，粥是很好的选择。

胃热清除之后，身体的热象会缓解，所有上火的症状也会解除，脾胃功能便能逐步恢复，一旦脾胃功能正常运作，肥胖问题自然能迎刃而解。

此外，胃热型肥胖是很典型的体内热量过剩造成的肥胖。这类人通常是顽固型肥胖体质，必须要配合运动来消耗体内脂肪库存。

日常保养这样做

·花茶·

A. 荷叶（干）、芙蓉花各5克，绿茶包1包。

B. 茉莉花5克，薄荷3克。

C. 杭菊花、决明子、山楂各5克。（决明子以药布袋装袋）

D. 洛神花20克，马鞭草10克，乌龙茶包2包。将洛神花、马鞭草装入药材袋，以沸水过滤。全部材料置入锅中，加入1500毫升水，大火煮开后转小火煮5分钟即可关火。此为一天份量。

·按摩·

可从双脚足底沿着小腿外侧、大腿外侧按摩至臀部。每天2~3次。可加强按揉足三里穴。两侧各10~15下。

建议精油

薄荷、柠檬、永久花

压力型肥胖——肝郁气滞

常见症状

✓ 体型肥胖

✓ 胸部、胸肋部均有闷胀感

✓ 腹胀，偶会打嗝，觉得喉咙有异物

✓ 失眠多梦

✓ 大便干硬

✓ 月经不调或闭经

✓ 舌质暗红

这类肥胖经常发生在上班族女性中，尤其是餐餐外食的人，因为外食的食物多半无法兼顾六大类食物均衡摄取，且偏油、偏咸，加上生活步调紧凑，用餐时多半狼吞虎咽，不知不觉就进食过量。工作压力大容易干扰肝气疏泄，肝气郁滞会影响脾胃消化吸收，也会影响胆汁分泌，加重消化失常问题，久而久之就形成肥胖。

肝郁型肥胖最重要的是从心理层面解决，调整生活步调，花疗法是很好的选择。可选择疏肝理气的花卉，用餐前 1 小时喝点温的花茶，有助于缓和情绪，减缓用餐时的紧张焦虑，使食物更好地吸收。慢食能够让体内的饱食中枢及时发挥作用，可以在适当时发出信号，不会让你进食过量。

玫瑰花、牡丹花、白梅花都具有疏肝理气的作用，可以加上理气的陈皮，帮助消化、祛湿，还有助于改善便秘问题。

日常保养这样做

花茶

A. 玫瑰花、茉莉花各5克。
B. 金银花、菊花、山楂各5克。
C. 玫瑰花5克，洛神蜜饯10克。

按摩

可从双腿腹股沟，沿着大腿内侧、小腿内侧按摩至足底。每天2~3次。

可加强按揉太冲穴、太溪穴、期门穴、气海穴。每穴位10~15下。

建议精油

迷迭香、菩提花、玫瑰花、甜橙

花馔

苹果水梨炒百合

材料：苹果、梨各1个，新鲜百合1个，盐1/2小匙。

做法：1. 苹果、梨洗净，去皮、籽，切成条状。
2. 百合切去根，剥下鳞片，洗净沥干。
3. 锅烧热，加入适量橄榄油，放入全部食材，炒匀后加盐调味即可。

注意事项

1. 苹果、水梨不宜炒太久，以免失去鲜甜果味。
2. 也可加新鲜山药。
3. 同样材料，再加柿饼或橘饼及鸡腿煮成汤品，适合秋季补养。

脾肾两虚

常见症状

✓ 体型肥胖，虚胖，肉松垮

✓ 疲倦乏力，稍微动一下就喘

✓ 脸色苍白

✓ 腰背酸软

✓ 怕冷，四肢冰冷

✓ 大便稀软

✓ 下肢浮肿

身体所有机能的运作都需要能量，食物能给我们提供能量，但过多的能量则会变成身体累赘、垃圾。从中医角度来看，消耗能量必须要靠气（阳气），要把身上的路障移除，当然需要更充足的气，可是如果你长期消耗阳气，不仅没有能力将营养素转化成能量供身体运作，更没能力把多余的脂肪消耗殆尽。

脾与肾，一个是后天之本，一个是先天之本，脾生化血液必须要靠肾的阳气，而肾精又要靠脾运化的水谷精微来充养，它们之间互相帮助，互相增强，当然也会互相牵累。

脾肾阳虚会使得身体偏寒，没有足够的热度去燃烧脂肪，不过这种是属于虚胖，不能一味用利水、清热等泻的方式来减肥，否则会雪上加霜。应该补脾、固肾、温阳，以提升阳气为主，所以反而需要适度吃点温补的药食，如枸杞子、覆盆子、桑椹、党参、白术、茯苓、陈皮等。

日常保养这样做

按摩

可从双脚足底沿着小腿内侧、大腿内侧按摩至腹股沟。每天2~3次。

可加强按揉涌泉穴、足三里穴、百会穴。每穴位10~15下。

建议精油

玫瑰花、大西洋香柏、檀香、柠檬草

花馔

健脾四君子汤

材料：党参、茯苓、白术各10克，鲜山药100克，鲜百合50克，鸡腿300克，盐少许。

做法：1.鸡腿剁块洗净，沸水氽烫沥干。

2.山药去皮洗净，切块；百合去根须，洗净沥干。

3.鸡腿放入锅中，加适量水，大火煮沸后改小火，放入其他材料，继续煮至鸡腿熟烂，关火后加盐稍焖即可。

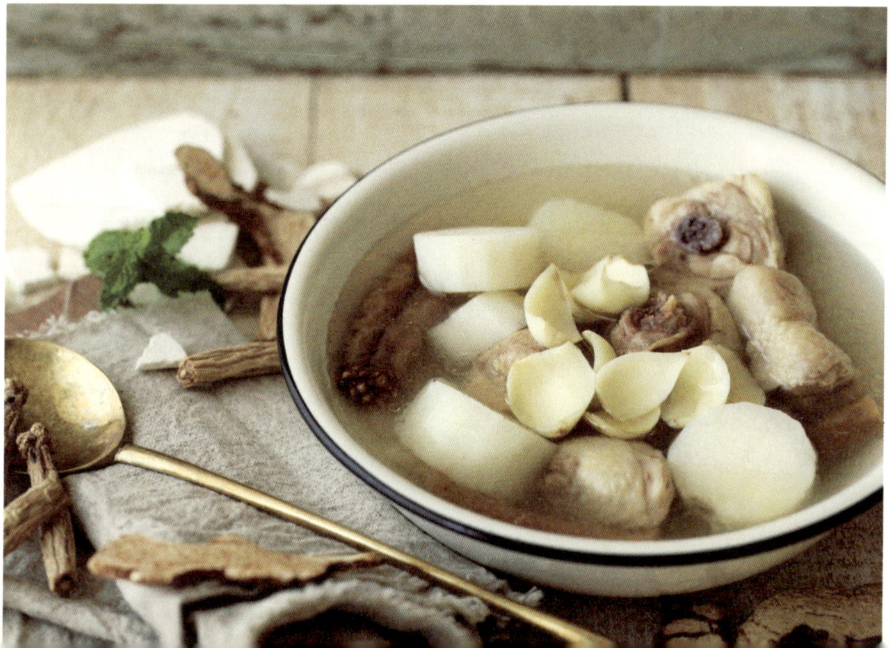

失眠

失眠的特征是睡不着、睡不好、睡不久。如果你一周内有三次入睡困难（躺下后 30 分钟内无法入睡），或是维持睡眠困难（半夜易醒且醒来不易再睡，或比预定的时间早醒），或睡眠无法有效恢复体力（隔天依然感觉睡不饱），且这些现象持续一个月以上，甚至已经影响到工作、学习、社交、生活，就可以称为“失眠（insomnia）”。

台湾大约每 5 个人中就有一人有失眠问题，平均每一千人每天要吃掉将近 10 颗安眠药，其中女性又比男性更容易失眠，女性失眠人数大约是男性的 2 倍。

据统计有 60~80 种不同程度的睡眠障碍症状，如打鼾、睡眠呼吸暂停、磨牙、梦游、下肢不宁综合征等，而失眠是最常见的睡眠障碍之一，和许多慢性疾病一样，失眠不是一种单一疾病，而是一般性症状，这个小毛病可能会是其他慢性疾病的前兆或是症状之一。

每个人偶尔都会有一两天晚上睡得不够香、不够好，可能是因为工作、考试、旅行、出差、搬家等各种原因。偶尔睡不好不一定就是失眠，但是如果偶发性（持续几天）的失眠变成经常性（持续好几周），甚至是慢性失眠（持续 4 周以上），那就要留意是否患有其他疾病。通常必须符合以下几种状况，才能确定你属于“欠睡”一族。

- 睡眠品质欠佳，包括入睡困难（躺下后超过30分钟以上仍睡不着）、无法熟睡（处于浅眠状态，睡睡醒醒）、睡眠容易中断且醒来后不易入睡、清晨早醒而且多梦。
- 尽管有良好的睡眠环境与充足的睡眠时间，仍然难以入睡或睡眠品质欠佳。
- 因为睡眠不足，出现疲倦、精神不济、缺乏精力与动力、注意力不集中、全身酸痛、情绪不稳（焦虑、易怒、烦躁）等状况，因而影响白天的日常生活与工作，久而久之也影响到生活品质。

失眠除了会早上起来没精神，还会导致人注意力不集中，记忆力下降，缺乏创造力，情绪也变得很糟，暴躁易怒，警觉性及思考力变差，且容易发生意外。

长期睡眠不足对身心都会产生很多不良影响，肥胖、心血管疾病、代谢性疾病（糖尿病、高血脂、高胆固醇），这些与内分泌系统有关的疾病，大多与睡眠不足有关。

造成失眠的因素有很多，常见的有不良的睡眠习惯，疾病因素（如心脏病、肾脏病、气喘、慢性阻塞性肺病、睡眠呼吸暂停综合征、关节炎等），心理因素（如忧郁症、焦虑症），药物副作用等。

从中医阴阳学说来看，昼夜是一种阴阳消长所产生的节律，清晨阳气渐升，人体的阳气也开始升发，这时候自然会起床活动，中午阳气最盛，人体也是新陈代谢最旺盛的时候，傍晚阳气渐消阴气渐升，人也应该开始准备休息，半夜阴气最盛， 此时人体的阴也需要潜藏休息，如果晚上阳气不收敛，不能进入阴分，阴就不能制约阳，也就无法入睡，所以会“不得眠”“不寐”。

心脾两虚

常见症状

- ✓ 不易入睡
- ✓ 多梦易醒
- ✓ 疲倦乏力
- ✓ 心悸健忘
- ✓ 食欲不振，饮食无味
- ✓ 头晕目眩
- ✓ 脸色苍白
- ✓ 腹胀便溏

在中医看来，失眠的原因非常多，可能是体力、脑力或房事的过劳，也可能是情绪干扰、久病体虚、饮食不节，这些原因都可能导致脏腑功能失调，进而影响阴阳的协调，使阳不能入阴，最终影响睡眠。

心与脾关系密切，心主血，脾统血，脾为气血生化之源，我们所吃的食物通过脾胃的消化吸收，转化成身体所需的营养物质充养血液，心血充足，心有所主，神自然安。脾主忧思，如果思虑过度、烦恼过多，会损伤脾脏之气，脾气损伤就会影响血液生成，最终使心血心气不足，心所主的神志就不能安定，心神不安则无法有良好的睡眠品质。

日常保养这样做

按摩

可从双手手臂内侧，从腋下缓缓推揉至手指尖，并配合手部按摩。每天2~3次。

可加强按揉手部神门穴、大陵穴。每穴位10~15下。

手部按摩护理（可在沐浴、泡澡、手浴之后进行）

1. 将乳液或按摩精油倒在掌心搓热，按压在手臂内外侧。
2. 以拇指按揉腋下5~10次。
3. 手掌紧贴手臂内侧，由腋下往手指方向推（适度施力），再由手指尖从手臂外侧向肩膀推（依照经络走向推），重复5~10次。

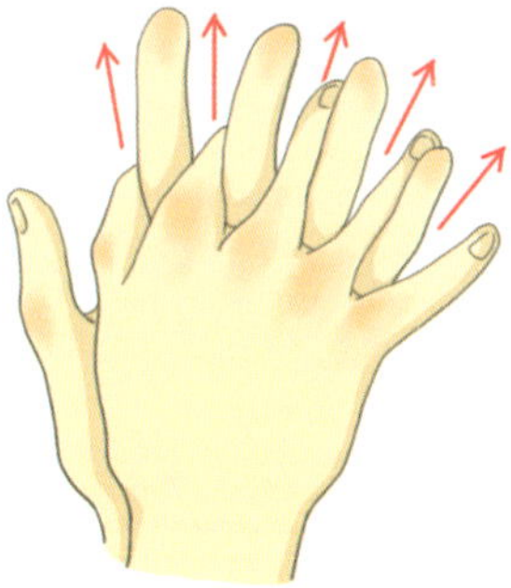

4. 两手做完后，双手手指交握（十指交握），双手相互由下往上摩擦指缝。（手指要适度施力）

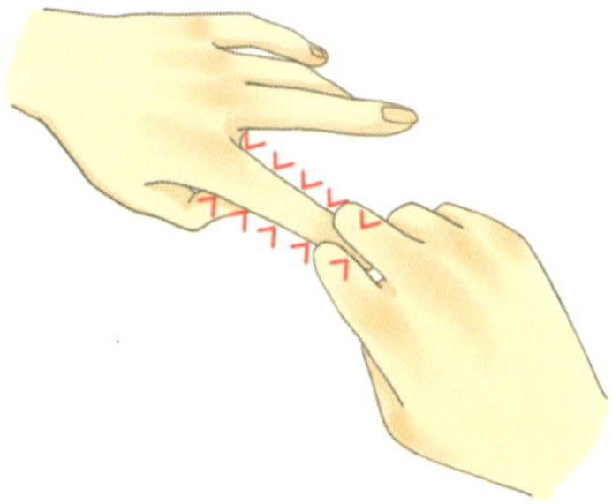

5.用一手拇指与食指按压另一手手指，从根部定点按压到指尖。（每一根手指轮流按压）

建议精油

A. 薰衣草3滴＋檀香1滴＋广藿香2滴＋马郁兰2滴

B. 薰衣草4滴＋花梨木2滴＋佛手柑2滴

心肾不交

常见症状

- ✓ 不易入睡
- ✓ 心情烦躁
- ✓ 心悸不安
- ✓ 头晕耳鸣
- ✓ 口干舌燥
- ✓ 手心脚心发热
- ✓ 健忘
- ✓ 盗汗
- ✓ 腰痛

心脏在五行中属火，肾脏属水，一个在上，一个在下，在下部者应该是以上升为顺，在上部者应该要以降为和，也就是说应该要心火下降于肾，肾水要上济于心，这样心肾之间才会处于一个协调状态。

可是如果因为思虑过度，劳心伤神，可能导致心火越烧越旺，进而耗伤心肾之阴；此外过度劳累、久病或年老，甚至纵欲过度，都会耗伤肾精。当肾阴虚亏，肾水不能上济滋养心阴，心火就会过于亢盛，影响晚上入睡，也就是中医常说的“心肾不交”。

日常保养这样做

·按摩· 足底：加强按揉涌泉穴（可配合温水足浴）

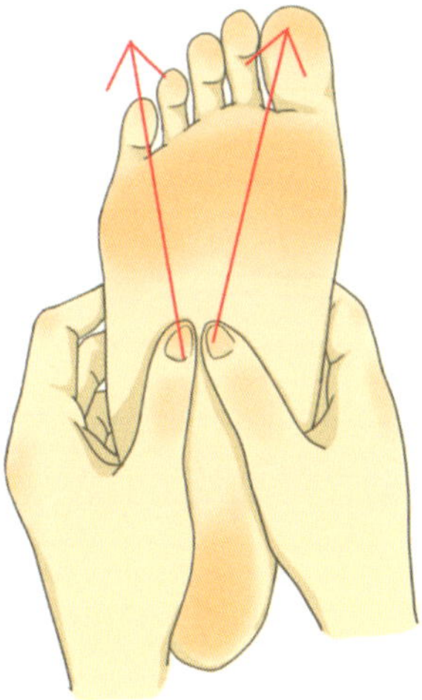

1. 用双手拇指从脚后跟开始向脚趾根部方向做按压推拿。

2. 用手按压并转动每一根脚趾周围的关节，之后向脚趾根部的方向拉伸脚趾。

建议精油

大马士革玫瑰2滴＋花梨木4滴＋雪松2滴

心胆气虚

常见症状

✓ 多梦，浅眠

✓ 易惊醒，醒来难以再入睡

✓ 胆怯心悸

✓ 遇事易惊

✓ 气短自汗

✓ 倦怠乏力

✓ 舌淡、脉弦细

日常保养这样做

·花茶·

合欢花、洋甘菊各3克。
（晚餐后用300毫升水冲泡，分2次饮用，睡前2小时喝完。）

·按摩·

可从双臀外侧，沿着大腿外侧、小腿外侧缓缓推揉至足底。每天2~3次。
可加强按揉手部神门穴，每侧10~15下。

头部有个“失眠穴”（位于对耳轮后沟和耳轮脚后沟外缘的交点处），多梦易醒者揉之可助眠。

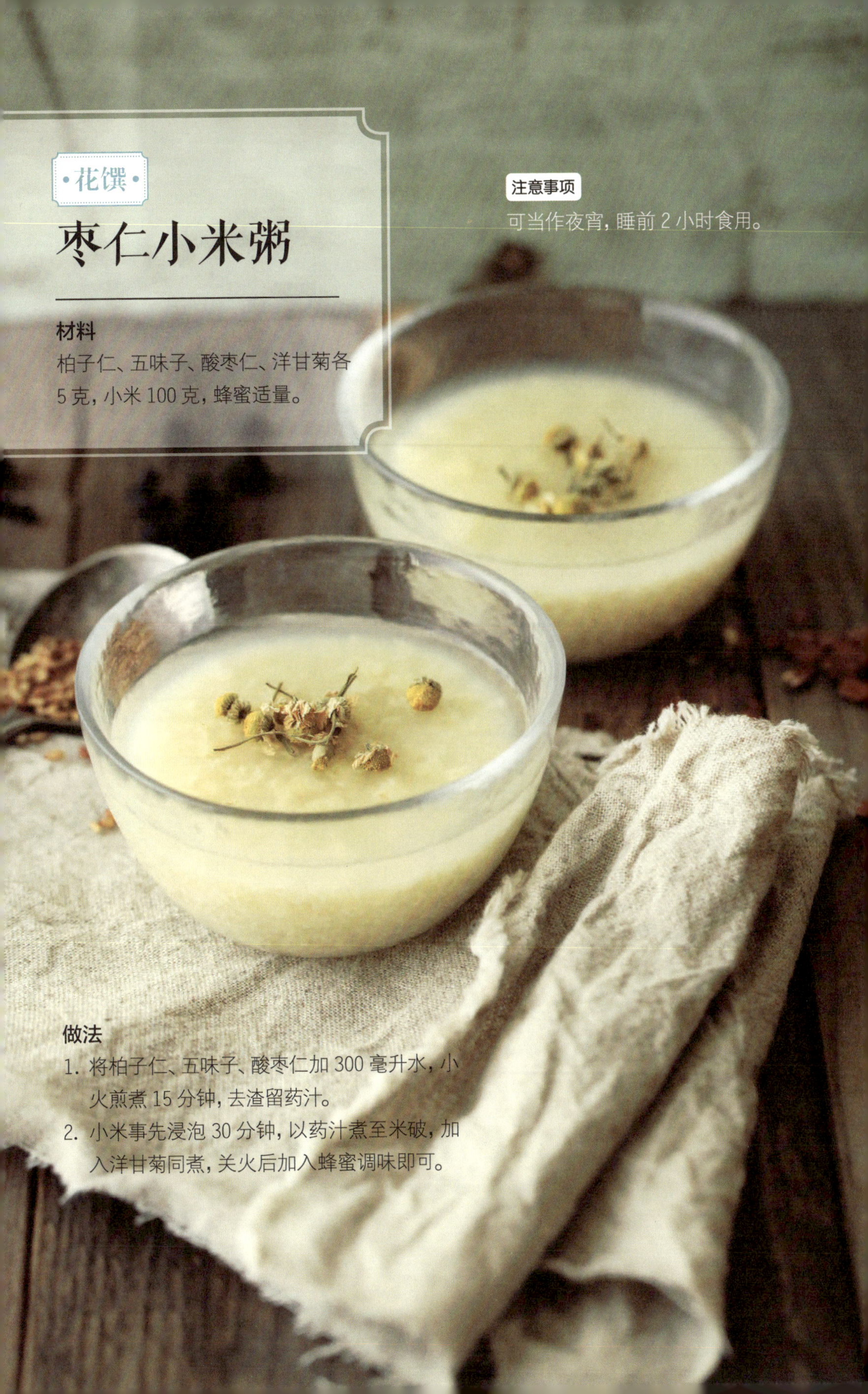

·花馔·

枣仁小米粥

材料

柏子仁、五味子、酸枣仁、洋甘菊各5克，小米100克，蜂蜜适量。

注意事项

可当作夜宵，睡前2小时食用。

做法

1. 将柏子仁、五味子、酸枣仁加300毫升水，小火煎煮15分钟，去渣留药汁。
2. 小米事先浸泡30分钟，以药汁煮至米破，加入洋甘菊同煮，关火后加入蜂蜜调味即可。

肝郁化火

常见症状

- ✓ 不易入睡，甚至彻夜不眠
- ✓ 多梦
- ✓ 烦躁不安
- ✓ 头晕头胀
- ✓ 胸部胀闷
- ✓ 眼睛充血，耳鸣
- ✓ 性情急躁易怒
- ✓ 口渴喜饮、不思饮食
- ✓ 口干而苦、舌苔黄
- ✓ 便秘，小便黄

日常保养这样做

·按摩·

可从双脚足底沿着小腿内外侧、大腿内外侧缓缓按揉至腹股沟。每天2~3次。

可加强按揉太冲穴、三阴交穴、膻中穴。每次10~15下。

建议精油

A. 洋甘菊3滴＋薰衣草2滴＋佛手柑2滴＋甜橙1滴

B. 薰衣草4滴＋洋甘菊2滴＋甜橙2滴

·花馔·

洋甘菊奶酪

材料

洋甘菊 20 克，鲜奶 400 毫升，细砂糖 30~40 克，明胶粉 6 克，冷开水 30 毫升。

做法

1. 将明胶粉倒入冷开水中浸泡 5 分钟，使其膨胀软化。
2. 将明胶隔水加热至熔化。
3. 将鲜奶倒入锅中，加入糖，小火煮至溶化，加入洋甘菊，略煮 5 分钟。
4. 倒入融化的明胶液搅拌均匀。
5. 倒入容器中，待凉后放冰箱中冷藏，至完全凝固即可。

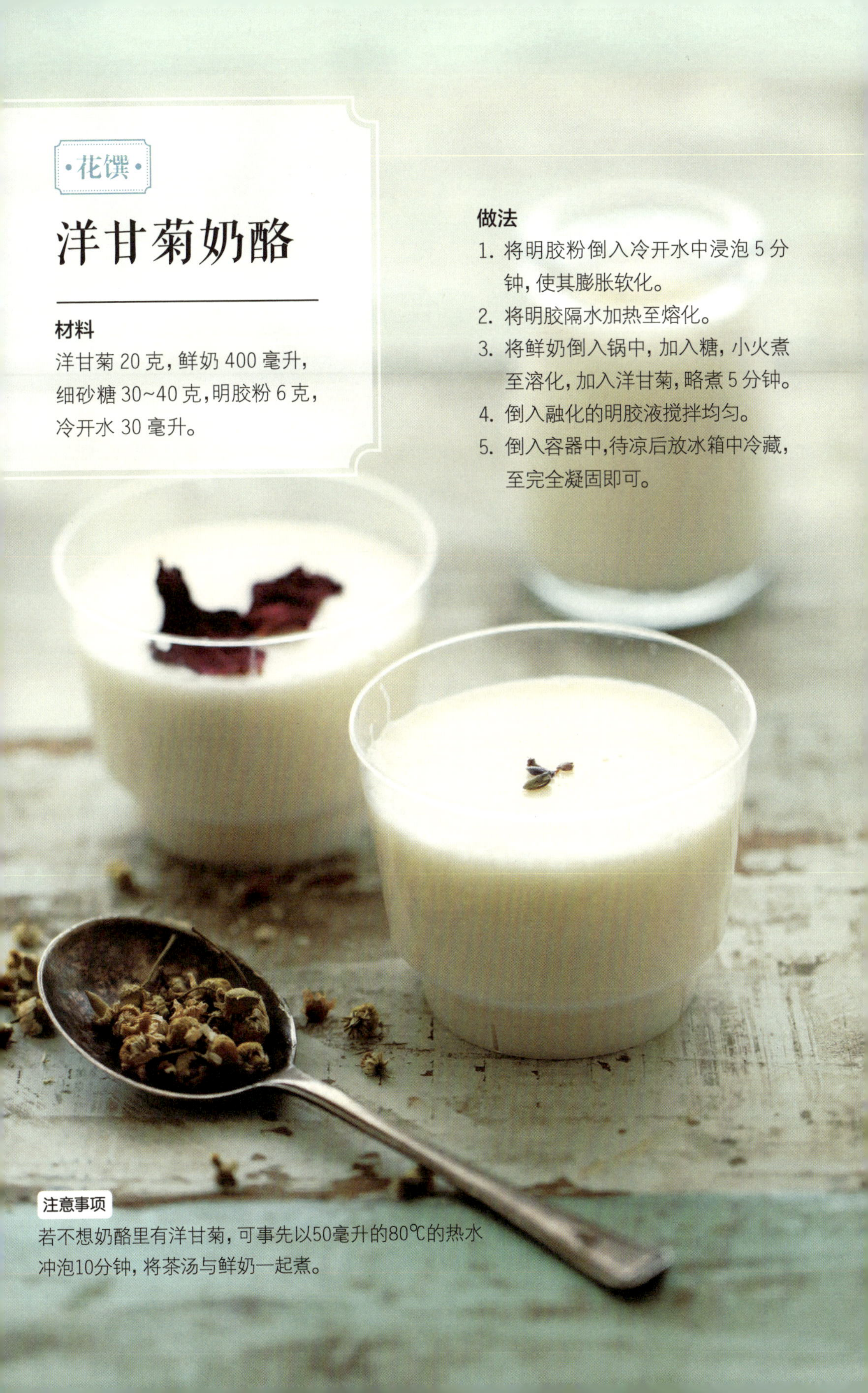

注意事项

若不想奶酪里有洋甘菊，可事先以50毫升的80℃的热水冲泡10分钟，将茶汤与鲜奶一起煮。

便秘

“我通常 2~3 天才排便一次，这是便秘吗？”

“我每天早上都要去蹲厕所，但不是每次都有排便，可是不上厕所，就觉得肚子不舒服……”

其实，每个人的排便习惯不同，有些人每天都“按时”排便，有人 2 天 1 次，也有人每周 1 次。“便秘”的定义不能光从排便频率来看，还要看排便时顺不顺畅。

食物从口中进入人体直到成为粪便排出体外，大约需要 24~72 小时，所以最多 2~3 天就应该要排便一次。“便秘”是指每周解便少于 2~3 次，同时有解便困难、粪便干硬等现象。如果经过饮食及生活作息调整，3 周后仍未改善就属于慢性便秘。

粪便在肠内的滞留时间越长，水分被吸收得越多，粪便就会又干又硬，使得排便困难，甚至会引起肛门疼痛不适。也可能在肠内菌丛的作用下，糟粕被过度分解、发酵、腐败，引起腹痛、恶心、头晕等现象。中医理论中，肺与大肠相表里，而肺又主皮毛，所以长期便秘的人很容易在皮肤上表现出来，如肤色暗沉、粗糙、无光泽，容易有斑点、粉刺或脱屑。肠道粪便堆积，引起肠道膨胀，压迫其他腹腔器官，也容易引发盆腔器官的发炎反应。

便秘既是一种独立的病证，也可能是急慢性疾病过程中经常出现的症状，这类因为其他疾病所引起的便秘称为“器质性便秘”。与个人生活习惯以及环境因素有关的是“单纯性便秘”，又称“习惯性便秘”。习惯性便秘通常是由不良的饮食习惯导致的，如嗜食油腻、油炸、辛辣、刺激性食物，食物的膳食纤维摄取不足，水分摄取不足，暴饮暴食，三餐不定时等；或是经常熬夜，过度劳累，缺乏运动，久坐或久站等不良生活习惯所致；再或是由于长期情绪紧张、压力过大或思虑忧愁过度，以及不良的排便习惯等造成的。

有些药物会促使肠蠕动减缓，或粪便变干，从而导致便秘产生，如镇静剂、肌肉松弛剂、抗忧郁剂、利尿剂、副交感神经抑制剂、降血压药物、部分止咳剂，或添加了铝成分的制酸剂、抗组织胺、止痛剂及减肥药物等。此外，过食钙片、铁剂，也容易诱发便秘。

预防习惯性便秘

1. 养成正常排便习惯，不忽略便意，有便意立即如厕。
2. 每日摄取足够的水分，每日饮水量＝30毫升×体重（千克）。
3. 均衡摄取六大类饮食，低油、高纤维（每日膳食纤维摄取需25~35克）。
4. 粪便干硬者，应多吃富含胶质、黏液的食物，如黑木耳、银耳、海带、海藻、昆布、黑芝麻、杏仁、核桃仁等。
5. 粪便量不足者，应增加膳食纤维量，增加粪便容积，可多吃全谷类、蔬菜、豆类、水果等。

肠胃积热型

常见症状

- ✓ 粪便干硬且臭
- ✓ 可能有痔疮、便血
- ✓ 腹部胀满，按压会痛
- ✓ 口干，口臭，经常口腔溃疡
- ✓ 身体及脸发红
- ✓ 易长青春痘
- ✓ 心烦不安，暴躁易怒
- ✓ 小便少且色深黄
- ✓ 舌头红，舌苔黄燥

胃肠积热造成的便秘，中医称为“热秘”。有些人是先天体质容易上火，有些人则是因为长期偏食造成体质偏颇，使得体内蓄积过多热气，将胃肠道的水分蒸发，粪便的水分被吸收而变得又干又硬，同时肠道又没有津液润滑，因而造成便秘。

长期嗜吃辛辣、燥热的食物（如烧烤、油炸）或饮酒，经常大鱼大肉，较少吃蔬果等高纤维食物，水分摄取不足的人较容易发生这类便秘。除了要戒除燥热食物，还可多吃富含水分且能清热的蔬果，如西瓜、水梨、甘蔗、凤梨、竹笋、冬瓜、黄瓜、丝瓜、苦瓜等。同时每天必须要摄取足够水分，每千克体重约需 25~30 毫升，且要喝温开水，不宜喝冷饮。

缓解便秘的腹部按摩

按摩时机：晨起、如厕时

步骤1 将双手互搓至手掌发热，将手掌贴着皮肤，从下腹沿着大肠（1 升结肠→2 横结肠→3 降结肠→4 直肠），以顺时针方向按摩5次。力度适中。

步骤2 掌根部贴着皮肤，由左下腹（4 直肠）开始以螺旋状，依以下顺序轻轻按摩：4→3，4→3→2，4→3→2→1。

步骤3 以食指按揉天枢穴（肚脐向左右各3横指宽处）30次。力度适中。

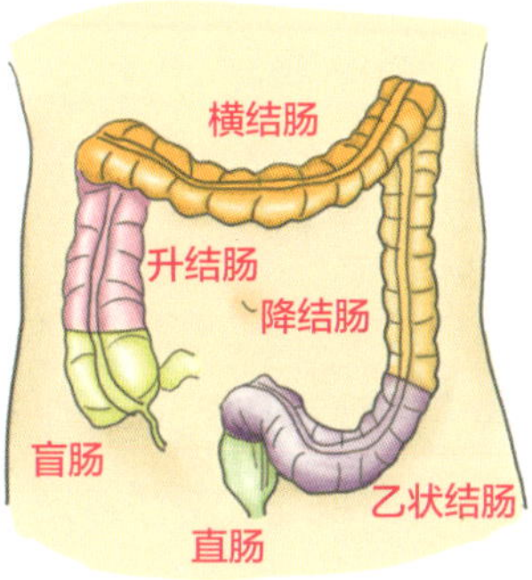

日常保养这样做

·花茶·

A. 杭菊花（干）、麦冬（去心）各6克，山楂3克。
B. 桂花、马鞭草各5克，蜂蜜适量。

·按摩·

除每日晨起可做腹部按摩（如上图），可加强中脘穴、天枢穴、尺泽穴的按揉，每次15~20下。

建议精油

柠檬4滴＋薄荷2滴＋荷荷芭油20毫升

气机郁滞型

常见症状

- ✓ 粪便秘结
- ✓ 肛门有急迫重坠感
- ✓ 有便意也不易解出，必须很用力
- ✓ 经常打嗝、胀气或放屁
- ✓ 胸肋及腹部胀满，甚至影响食欲
- ✓ 精神不济，情绪焦虑或抑郁

气机阻滞造成的便秘称为“气秘”。中医脏腑理论中，气机调节主要由肝脏负责，一旦肝脏功能出现问题，导致气机不畅，肝木克脾土，脾胃运化功能马上会受到影响。许多原因都可能造成体内气机输布不顺畅，其中情绪影响最大，长期情绪紧张、焦虑或过度忧虑、抑郁，情志不舒，久坐少动，运动不足，有便意却因无法上厕所而憋着，都可能导致肠道气聚气滞，使肠蠕动失调，最终造成便秘。部分女性月经前会有便秘的现象，就属这种气滞便秘。

有气秘者平常要少吃不容易消化的食物，如烧烤、油炸、辛辣食物及糯米制品，要多吃能够理气、行气、解郁的食物，如金桔、柚子、陈皮、胡萝卜等。许多花卉都能疏肝理气，可用玫瑰花、牡丹花、白梅花等冲茶饮用。

日常保养这样做

·花茶·

A. 玫瑰花6克，决明子、陈皮各3克。

B. 桂花、玫瑰各3克，绿茶茶包1包。

·按摩·

每日晨起可做腹部按摩，同时加强行间穴、天枢穴、期门穴的按揉，每次15~20下。

建议精油

佛手柑3滴＋葡萄柚3滴＋广藿香2滴＋荷荷芭油20毫升

·花馔·

桃花松子核桃粥

材料：桃花10克，大米100克，松子、核桃各适量，蜂蜜适量。

做法：1. 将大米洗净，浸泡30分钟。

2. 将大米放入锅中加适量水，大火煮沸后转小火煮成粥，加入桃花煮5分钟即可关火。

3. 将松子、核桃研成碎末，撒1大匙在粥上，淋上蜂蜜即可食用。

注意事项

1. 最好选择无添加任何调味（盐、糖）的天然坚果。

2. 坚果列入每日油脂摄取份量，每日只能摄取1份，因此不宜使用过多。

虚秘

血虚型便秘

常见症状

- ✓ 粪便干燥，排出困难
- ✓ 脸色苍白或萎黄，口唇、指甲淡白
- ✓ 倦怠乏力，经常伴有头晕、目眩、心悸、气短、盗汗等症状

气虚型便秘

常见症状

- ✓ 没有力气解便，解便后感觉疲惫不堪
- ✓ 脸色苍白
- ✓ 经常伴有自汗、呼吸短促、食欲减退、疲倦、懒言等症状

阴虚型便秘

常见症状

- ✓ 粪便干如羊屎状
- ✓ 身体消瘦
- ✓ 经常伴有头晕耳鸣、心烦失眠、潮热盗汗、腰膝酸软等症状

身体各种虚弱如血虚、气虚、阴虚等状况导致无力排便，中医称为“虚秘”。虚秘主要是因为气血津液耗弱亏损，使肠道干涸而便秘。过度疲劳、活动量不足、久病长期卧床以及年老、体弱、产后、过胖等原因，均可能使气血亏虚；过度使用发汗、泻下、燥热等药剂，也可能会损伤阴津。

气血津液亏虚使肠胃蠕动功能不足而便秘，需针对原因养血、益气、滋阴，同时还要兼顾润肠。

要彻底改善虚秘问题，必须从根本上改善体质，不宜过劳，适度运动，平时要少吃生冷食物，如瓜果、冷饮、冰品，多吃补气补血又能润肠的食物，如黑芝麻、核桃仁、当归、何首乌、山药、蜂蜜等。

日常保养这样做

·按摩·

如果属于血虚型、阴虚型便秘，除了腹部按摩，可以增加足三里穴、三阴交穴、照海穴及支沟穴，每穴按揉1分钟。

如果属于气虚型便秘，除了腹部按摩，可以增加天枢穴、尺泽穴，每穴按揉1分钟。

建议精油

血虚、阴虚：德国洋甘菊3滴＋薰衣草3滴＋檀香2滴＋荷荷芭油20毫升

气虚：甜马郁兰3滴＋乳香3滴＋快乐鼠尾草2滴＋荷荷芭油20毫升

·花馔·

木耳红枣汤

材料

黑木耳、银耳、玫瑰花各 5 克，红枣（去核）5 颗，枸杞子 20 克。

做法

1. 分别将黑木耳、银耳泡发，去蒂头，洗净，撕成小块。
2. 红枣、枸杞子、玫瑰花冲洗干净。
3. 将全部材料（玫瑰花除外），放入锅中加适量水，大火煮沸后转小火煮至木耳熟软，放入玫瑰花略煮即可。

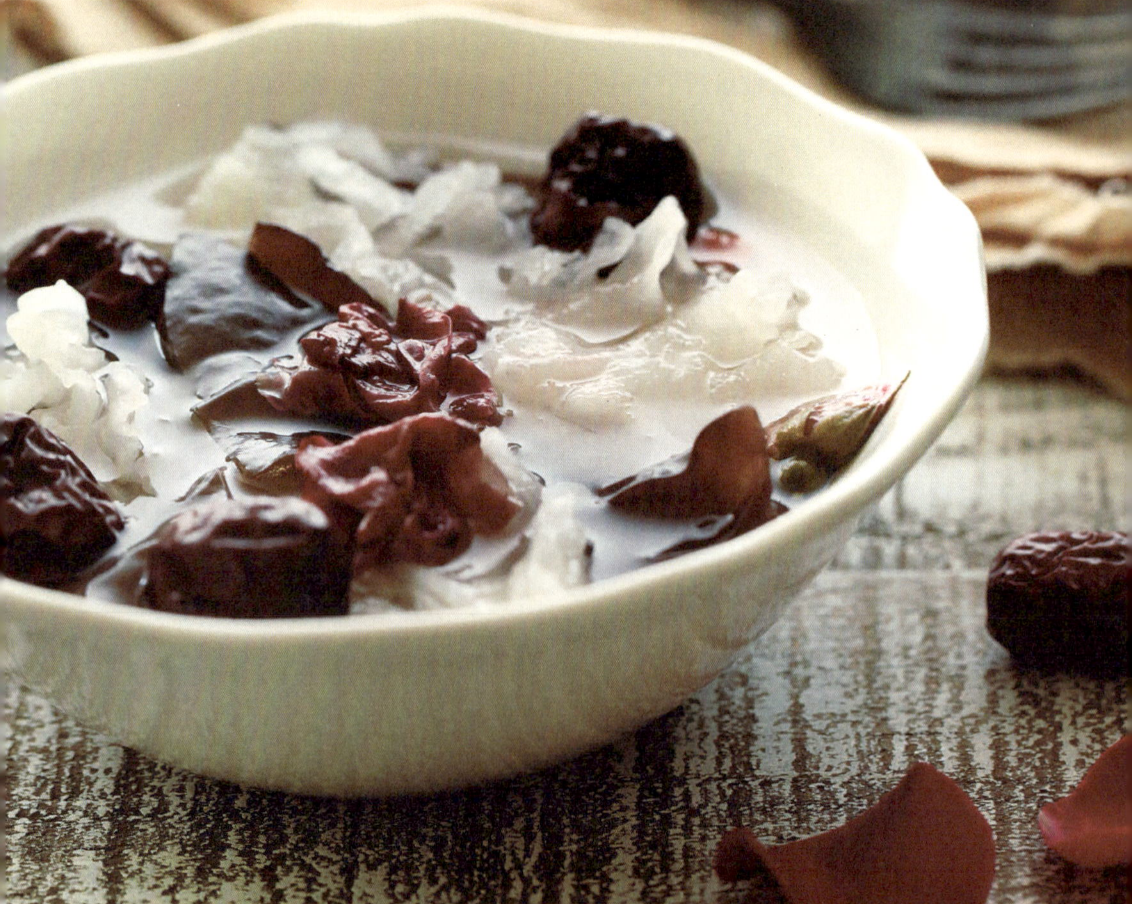

注意事项

黑木耳、银耳都含有丰富的水溶性膳食纤维，质地黏滑，富含胶质，适合虚秘者经常食用。

慢性疲劳

- ✓ 喉咙疼痛反复发作
- ✓ 颈部或是腋下淋巴结压痛
- ✓ 全身肌肉酸痛乏力
- ✓ 游走性关节疼痛（无红肿等发炎反应）
- ✓ 头痛（疼痛型态、强度、频率与过去不同）
- ✓ 再怎么睡都睡不足，睡眠无法改善疲劳状态
- ✓ 劳动后极度疲惫且超过 24 小时仍无法恢复
- ✓ 轻微劳动后，休息 2 小时仍无法恢复体力
- ✓ 短暂的记忆力丧失或是注意力不集中，造成活动能力受损
- ✓ 经常性低热（体温 37.5~38.0℃）

你是否经常有以上症状？如果上面的症状达到 6 项，且维持 6 个月以上，并且总有一种无法因休息而纾解的疲劳感，这种疲劳感已经使你的活动力降至正常状态的一半，而你又没有慢性疾病，如癌症、自体免疫疾病、

各种感染、精神疾病、内分泌疾病等，你就应该是患上了“慢性疲劳综合征（chronic fatigue syndrome, CFS）”。

慢性疲劳综合征好发于25~45岁的女性上班族，每个人的症状表现都不同，发生原因也不一样。通常在还没有成为慢性疲劳综合征之前，大多数人都已经有明显的睡眠障碍与疲劳问题。疲劳不是疾病，是一种症状表现，疾病可能导致疲劳，长期疲劳也可能产生疾病。

疲劳，健康的警示

人在经过白天的脑力、体力活动之后，“疲劳”是正常的生理反应，是身体、大脑发出“我累了，需要休息”的讯号，而一般人在适当休息或睡眠之后都能恢复原有的体力与脑力。但是受到身体的疾病或心理、情绪压力等影响，许多人的疲劳慢慢累积，最终演变成一种疾病状态——“慢性疲劳综合征”，严重者甚至会导致猝死（过劳死）。

每个人都会有筋疲力竭的时候，尤其是现代生活、工作的竞争与压力，往往会让人有无法喘息的窒息感（压迫感）。忙碌一天回到家，就像泄气的皮球，经过一晚的休息充电，隔天总感觉这颗球气不太足，但还是得上场。周而复始，疲惫感越来越强烈，就像一块濒临淘汰的手机电池，再怎么充电，电力就是无法维持很久。可惜，我们的身心无法像电池寿命耗尽，再买一块新电池即可，该怎么办呢？

一感觉到疲劳，就必须立即找出原因并加以改善，否则进展至慢性疲劳综合征时，通常代表身体已经有多处器官组织可能发生器质性病变，须及早预防疲劳演变成不可逆的疾病。

疲倦，气虚的开始

从中医观点来看，气虚、血虚等各种虚证几乎都会出现倦怠乏力的问题，尤其是气虚。气虚代表能量不够应付日常活动，更不用说体力劳动了（如运动）。气虚会让人感到胸闷，想大口喘气、大口吸气，气虚者常会感觉头晕，因为血液含氧量不足，所以感觉头重头晕，昏昏沉沉没精神，记忆力减退，无法思考，更别说创造力了。初期发生气虚会感觉很累很想睡，严重的气虚反而会让人睡不着，变成恶性循环。气虚很少单独存在，也不会是单一脏腑有问题，通常五脏都会有问题，因为其中一脏腑功能出现问题产生漏气气泄的虚证，脏腑之间的协调作用就会产生混乱，这时候就会出现骨牌效应，兵败如山倒。

通常长期气虚才会让身心难以复原，所以一旦发现自己已经有慢性疲劳综合征，表示你至少已历经6个月以上的疲劳倦怠。

气虚与脾、肾关系较大，不过肝主气机调节，在还没有发生气虚问题之前，通常“肝”就已经有反应了。情绪失调、作息紊乱都会先干扰肝的疏泄作用，肝气不顺人就会暴躁易怒或是抑郁；肝气一郁结又会影响月经周期，心血管健康也会受到影响；肝主筋，肝功能不好，筋骨就不灵活，这就是为什么会全身肌肉关节酸痛。肝木克脾土，肝功能长期失调会影响脾胃运化功能，慢慢地气血就生化不足，全身就会缺血缺营养，人就更为倦怠乏力；脾气开始虚衰，肾气也开始亏虚，如果到了肾气虚衰的阶段，问题就比较严重了，因为肾是先天之本，是生命的根本，如果肾的防线不能守住，最后就是难以复原的身心俱疲。

在疲倦还能经由休息或调养恢复时，就应立即做“防漏”措施，以免身体元气泄光。疲劳的防治主要从调养肝、脾、肾着手。花疗法的多重运用方式，是预防慢性疲劳的最佳方案，可以通过花茶、精油泡澡、按摩等来改善。

放松纾压

·花茶·

A. 洋甘菊6克（适合晚餐餐前饮用）。
B. 洋甘菊、薰衣草各3克（适合晚餐后饮用）。
C. 迷迭香3克，桂圆肉10克（适合慢性疲劳、气血亏虚引起的疲劳）。
D. 菩提花、洋甘菊各5克。

·按摩·

泡澡、手浴、足浴之后按摩效果更佳。
手部：神门穴、劳宫穴；足部：涌泉穴、太溪穴、太冲穴、足三里穴。

建议精油

薰衣草、洋甘菊

·花精·

橄榄（Olive）

大量承受来自身体、心理的压力，感觉极度疲惫、倦怠，仿若失去所有力气，无法做其他事，日常生活琐事也变成一种沉重负担，彻底失去人生欢乐。这时不妨试试用橄榄花精来调理。

提振精神

·花茶·

A. 玫瑰花、西洋参各5克。
B. 迷迭香、鼠尾草各5克。
C. 桂花、玫瑰花各5克，红茶包1包。（适合午餐后提振精神，让整个下午都充满活力）

·按摩·

1. 滴1滴迷迭香精油（或茉莉花或薰衣草）在掌心，双手搓热后，捂住口鼻做深呼吸5次。
2. 以双手食指、中指、无名指按揉太阳穴10次。（此时要持续做腹式深呼吸）
3. 右手握拳，放在头顶百会穴，虎口贴住头皮，左手用力向下压，维持5秒后放松，重复3次。

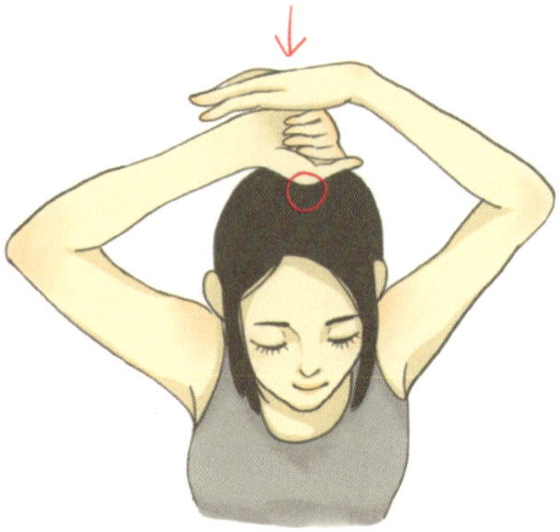

4. 以四根手指轻敲头顶四神聪穴20次。

建议精油

薄荷、广藿香、迷迭香

美颜

拥有天然裸肌，不上妆也有好气色，可能是每一个女人的追求。裸妆有几个重点，一白，而且要白里透着嫩红；二净，干净没有瑕疵、斑点；三润，要弹润有光泽。

要达到这些目标，只需要做好一件事——养气血。只要气血调理好，一切问题就可迎刃而解，不需要在脸上涂涂抹抹、又擦又敷，可以和一层层的遮瑕膏、BB 霜、CC 霜说再见了。

就像花卉植物生长需要阳光、空气、水，人体的成长发育也需要气血的充养。中医所说的“气血”与西医所谓血液循环不太一样，它的涵义更广泛，人体内周流循环不息的物质、能量统称“气血”。气和血各自有不同的作用，可是又互相依存、互相影响，就如“阴阳”理论，气、血其实也分别有不同属性，凡是无形的、不可见的，归属于气，属于阳；而有形的、可见的，则归属于血，属于阴。气血是用来营养脏腑组织、维持生命活动的重要物质。

气，人体最基本物质

中医理论认为“气”是人体最基本的物质，包含了肾中的精气、脾胃吸收运化水谷之气和肺吸入的空气。我们的五脏都有相应的五气，如果其中一脏泄了气，例如肝气虚、肾气虚等，就会造成器官的原有生理功能受损，导致一系列疾病。而“气”如果在体内的运作失常，可能会发生气滞、气郁、气逆、气陷等问题。

“气滞”，是指气的运动不顺畅造成阻滞，最典型的症状就是胀痛，例如乳房胀痛、腹胀、胃胀闷、痛经等。

“气郁”，是指气结聚在体内，不能运行到全身，最常见的问题是手脚冰冷，情绪抑郁、易怒。

“气逆”，是指气在体内上升太过或是下降不及。上升作用过强就会出现头晕、头胀、头痛、面红目赤等，下降作用过弱则会出现泛胃酸、恶心、呕吐、咳嗽等。

“气陷”，与气逆相反，是指气在体内上升得不够或下降太过。上升不足则会导致头部缺血缺氧，容易出现头晕、目眩、健忘、精神不振等；下降太过可能会出现腹泻、频尿等。

血，滋养身体的物质

中医认为脾胃为气血生化之源，因为食物进入肠胃经过分解消化会变成可以作为支援生命运作的重要原料，这些营养物质即中医所称之“津液”。津液需要脾的运化作用让身体可以充分地吸收与利用。津液渗入血脉之中，会成为化生血液的基本成分之一，血液必须要周流于全身，才能濡养肌肤、脏腑，如果血流不顺畅，可能会有血虚、血瘀、血热等问题。

“血虚”，是指体内血液不够用，全身经络脏腑不能得到滋养，容易出现皮肤干燥、肤色苍白或萎黄且没有光泽，口唇和指甲也没有血色，月经量少、颜色淡，经常便秘，视力减弱、模糊、眼睛干涩。

“血瘀”，指血液运行受阻，停滞在某一部位，造成瘀滞而发生功能障碍。最常见的症状就是某些部位会有针刺般的疼痛，且晚上疼痛会加剧；脸色黯沉没有光泽，容易有黑眼圈，额头、下颚及两颊下方长痤疮；下肢静脉曲张明显；月经经常延迟，经血色深或带有瘀块，经期下腹部疼痛。血瘀经常与气滞、气郁同时发生。

“血热”，是指体内阳气过盛，使得血行加速，可能会伤害脉络、耗损阴气。通常可见到皮肤潮红泛油，容易长痤疮，经常流鼻血，爱发脾气，手心、脚心都感觉很热，月经周期常会提前或经期比较长，经血量多、颜色深红或紫，睡觉时多梦。

养身，要顺势而为

调理生理功能与养身，我一向主张要“顺势而为”，顺应个人体质，顺应节令气候变化，掌握当下的健康状况，这样才能找到最好的方式。

气机需要梳理，建议使用疏肝理气的花，如玫瑰花、桃花、茉莉花、牡丹花都是不错的选择。血液要活、要养，气行血自然行，所以可用上述几种花，搭配红枣、黄芪、桂圆、枸杞子、桑椹等药食来做补养。

养身要从日常生活做起，均衡饮食、规律作息、适度运动、多动少坐，这些都是老生常谈却是最基本也最重要的原则。女人是水做的，这水泛指一切“阴液”，所以每天要喝够水 [体重（千克）×30 毫升]，可以用花茶来代替含糖饮料、汽水、果汁、咖啡，同时要多吃滋阴的药食，如银耳、百合等。

美颜禁忌不可为!

1. 过食油腻、辛辣、刺激食物，嗜吃甜食、冰品、冷饮，抽烟、喝酒。
2. 熬夜晚睡，作息紊乱。
3. 排便不顺，经常便秘或腹泻。

美颜花茶

净化美白

玫瑰柠檬茶

材料

玫瑰花、薰衣草各5克，柠檬片2片，蜂蜜适量。

做法

1. 将玫瑰花、薰衣草以少量沸水冲泡后过滤。
2. 再以300毫升沸水冲泡15~20分钟，加入柠檬片、蜂蜜即可饮用。

注意事项

1. 可续冲1~2次。
2. 可用枸杞子（约5克）或甜菊叶代替蜂蜜的甜味。

养颜美容

洋甘菊芙蓉茶

材料

洋甘菊、芙蓉花各5克，绿茶包1包。

做法

1. 将洋甘菊、芙蓉花以沸水冲泡后过滤。
2. 将绿茶包与花朵再以300毫升沸水冲泡15~20分钟即可饮用。

注意事项

1. 可续冲1~2次。
2. 可酌情增加枸杞子（约5克）增加甜味。

除皱抗衰

迷迭香玫瑰茶

材料

迷迭香、鼠尾草、玫瑰花各 3 克，乌龙茶包 1 包。

做法

1. 将迷迭香、鼠尾草、玫瑰花以沸水过滤。
2. 将乌龙茶包与花朵再以 300 毫升沸水冲泡 15~20 分钟即可饮用。可续冲 1~2 次。

祛斑净白

紫罗兰桂花茶

材料

紫罗兰、桂花、金盏花各 3 克，蜂蜜适量。

做法

1. 将紫罗兰、桂花、金盏花装入茶滤器，以沸水过滤。
2. 再以 300 毫升沸水冲泡 15~20 分钟，调入适量蜂蜜即可饮用。可续冲 1~2 次。

活血美肌

洛神美颜茶

材料

洛神花、杭菊各 3 克，枸杞子 10 克。

做法

1. 将洛神花、杭菊、枸杞子以沸水过滤。
2. 再以 300 毫升沸水冲泡 15~20 分钟即可饮用。可续冲 2~3 次。

美颜花馔

花馔

酒渍玫瑰草莓

材料

新鲜草莓300克，新鲜玫瑰花瓣20克，细砂糖1大匙，蜂蜜1大匙，红酒50毫升。

做法

1. 草莓去蒂洗净、沥干水分。玫瑰花洗净沥干水分备用。
2. 将糖、蜂蜜、红酒混匀至糖充分溶解，放入草莓、玫瑰花瓣腌渍。
3. 放入冰箱冷藏，4小时后即可食用。

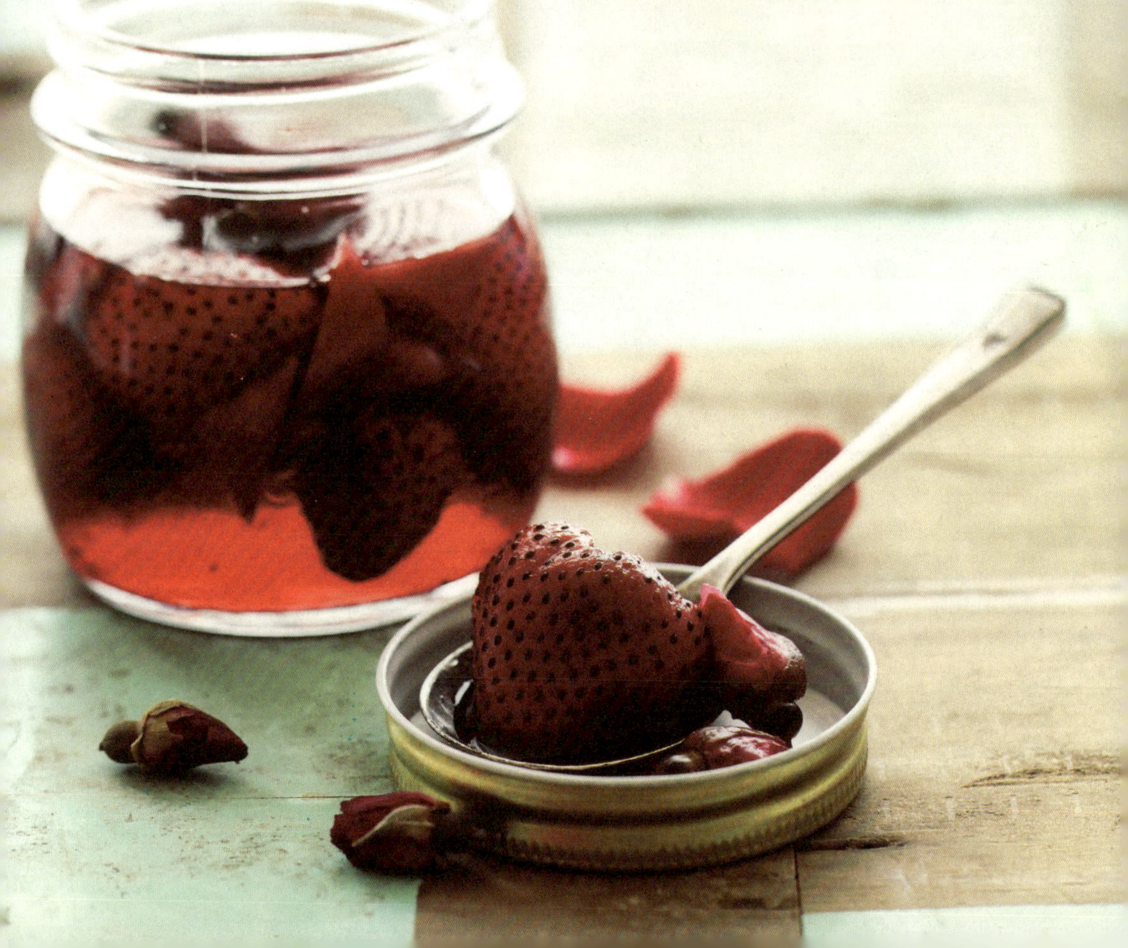

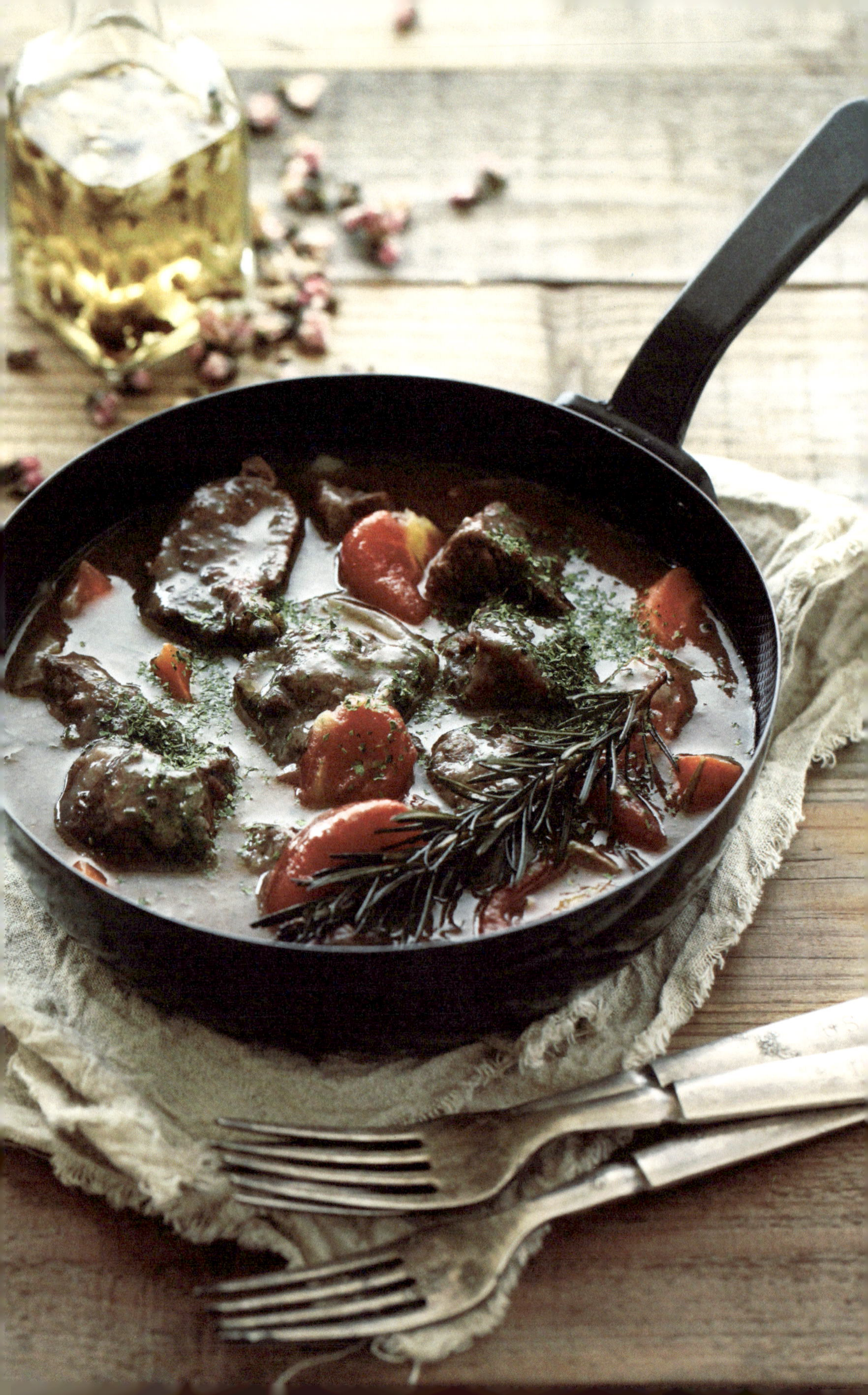

·花馔·

桃花红酒炖牛肉

材料

桃花 50 克，牛肉 500 克，洋葱 1 颗，番茄 3 颗，蒜 5 瓣，红酒 250 毫升，高汤 300 毫升，盐少许。

做法

1. 牛肉洗净切成适当大小；洋葱去皮切块；番茄洗净切块；蒜去皮切片。桃花以 20 毫升红酒浸泡备用。
2. 锅烧热加入 2~3 大匙橄榄油，将牛肉块放入稍微煎至金黄色取出。
3. 将洋葱和蒜放入锅中，以小火炒到洋葱呈现金黄色。
4. 加入番茄、剩余的红酒、高汤炖煮 5~10 分钟后加入牛肉块，加盖用小火炖煮 30~40 分钟。
5. 加入泡酒的桃花，续煮 5~10 分钟，至牛肉软烂后加盐调味，关火后加盖稍焖即可。

·花馔·

白玉凝脂豆腐

材料

鸡蛋豆腐 1 盒，新鲜茉莉花（含嫩叶）30 克，鸡高汤 500 克。

做法

1. 将豆腐切丁与高汤一起放入锅中，大火煮沸后转小火。
2. 放入茉莉花及嫩叶煮 5 分钟即可。

注意事项

豆腐适合与香味清雅的花一起烹煮，如莲花、樱花、桃花、木槿花都很适合。

美颜按摩

排毒塑脸按摩

排毒塑脸按摩可以促进脸部血液循环，加速代谢废物排出，减少脸部及眼部浮肿，改善黑眼圈，使肌肤更加紧实健康，还可舒缓脸部紧绷的肌肉，使脸部轮廓更加柔美。

每天晚上洗完脸后，不妨配合按摩手法并用按压的方式敷上保养乳液或精华液。避免涂抹，以防造成肌肤拉扯而产生细小皱纹。按摩可使保养品充分吸收，又起到了淋巴排毒与雕塑脸型的作用，一举多得。

【步骤】

1. 将乳液或精华液倒入手掌中，双手合十互搓至掌心发热，以手掌按压双颊、额头、颈部。
2. 采用坐姿，将手肘撑在大腿上，双手手掌弓成杯状，用手掌撑住头部（颈部放松），以头部重力向手掌施压，利用按压的方式进行脸部淋巴按摩排毒。
3. 依序由额头→眼部→双颊→下巴→前颈部→双耳（掌心贴住双耳，拇指放在耳后，双手轻微用力施压）→后颈部（将头向后仰）进行按压。每个部位保持 10~15 秒。

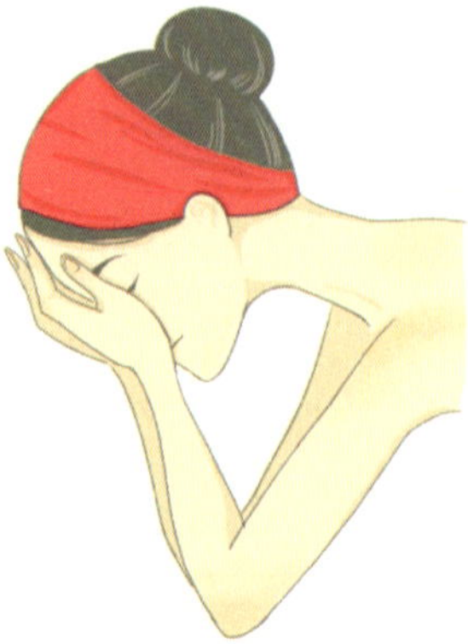

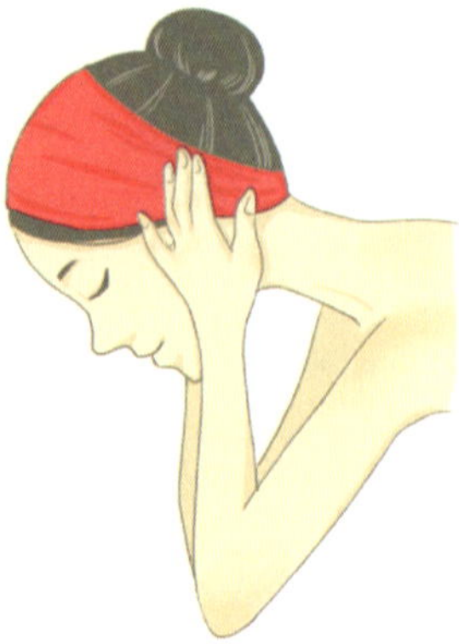

肩颈淋巴按摩

进行脸部排毒塑脸按摩时，可结合肩颈淋巴按摩，以强化效果。

1. 将乳液或精华液倒在掌心，双手互搓至掌心发热。
2. 用除拇指以外的其余四指，自耳下→锁骨→腋下轻推，最后按揉腋窝。重复5次。
3. 手掌紧贴胸前锁骨下，右手由左肩至右肩，左手由右肩至左肩轻推。重复五次。
4. 拇指按揉膻中穴3秒。

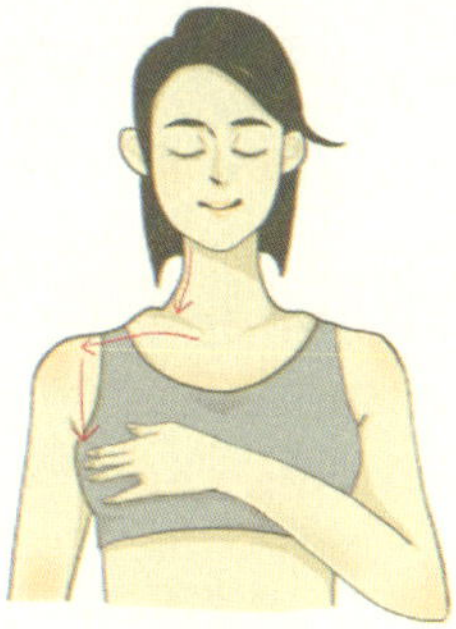

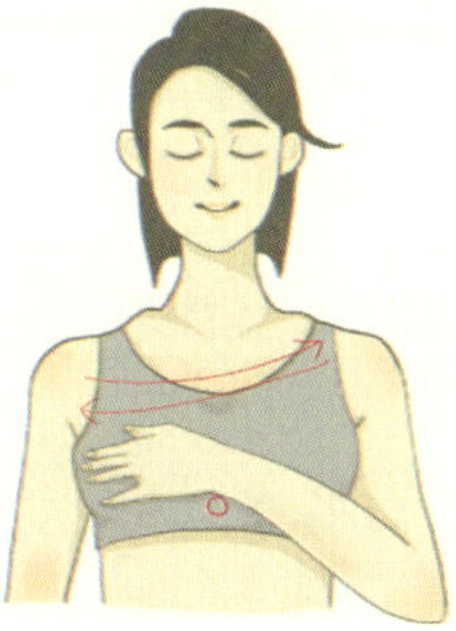

日常保养这样做

皮肤干燥

建议精油

伊兰伊兰1滴+橙花1滴+薰衣草1滴+玫瑰1滴+玫瑰果油10毫升+荷荷芭油10毫升

肤色黯沉有斑点

建议精油

薰衣草1滴+橙花1滴+玫瑰2滴+玫瑰果油10毫升+荷荷芭油10毫升

常用穴位图

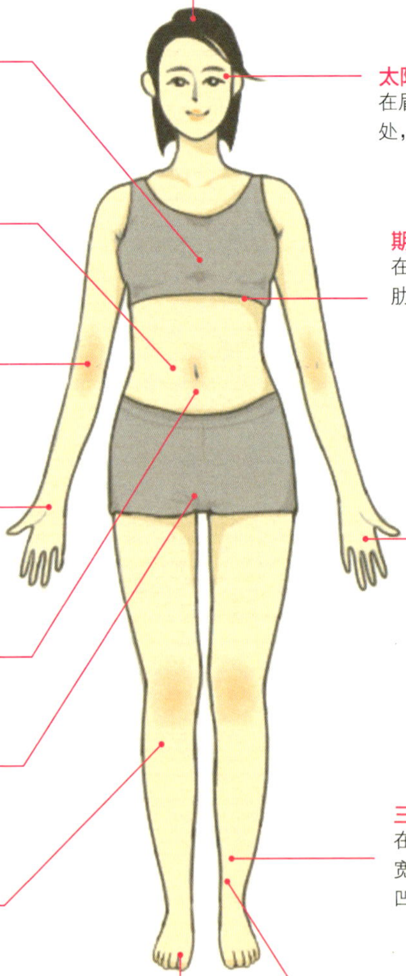

百会穴（督脉）
在头部，两耳尖连线的中点处

膻中穴（任脉）
在胸部正中线上，两乳头连线的中点

太阳穴（奇穴）
在眉梢到耳朵之间约1/3处，用手触摸最凹陷处

天枢穴（胃经）
在中腹部，肚脐向左右各2寸（3指宽）处

期门穴（肝经）
在胸部，当乳头直下，第6肋间隙，前正中线旁开4寸

尺泽穴（肺经）
在肘横纹中，肱二头肌腱桡侧凹陷处

大陵穴（心包经）
在腕掌横纹的中点处，当掌长肌腱与桡侧腕屈肌腱之间

劳宫穴（心包经）
在手掌心，第2、第3掌骨之间偏于第3掌骨，握拳屈指时中指尖处

气海穴（任脉）
在下腹部，前正中线上，当脐中下1.5寸（2指宽处）

中极穴（任脉）
在下腹部，前正中线上，脐中下4寸

三阴交穴（脾经）
在内踝尖直上3寸（4指幅宽），胫骨后缘靠近骨边凹陷处

足三里穴（胃经）
向膝盖下方量3寸（4横指），在腓骨与胫骨之间，由胫骨旁量1横指处，胫骨前肌上取穴

交信穴（肾经）
在小腿内侧，当太溪穴直上2寸（3指幅宽），胫骨内侧缘的后方

行间穴（肝经）
在足背侧，拇趾、二趾合缝后方赤白肉际凹陷中，稍微靠拇趾边缘

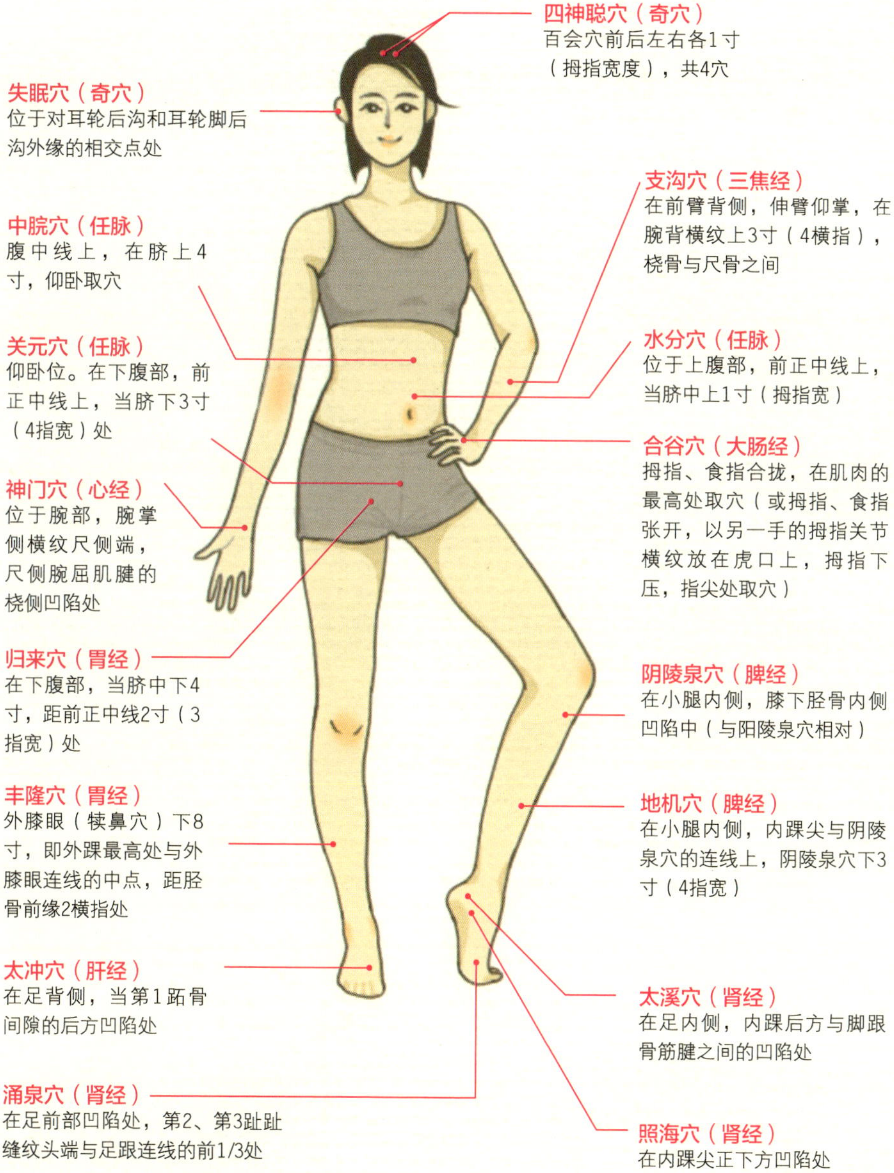
四神聪穴（奇穴）
百会穴前后左右各1寸（拇指宽度），共4穴
失眠穴（奇穴）
位于对耳轮后沟和耳轮脚后沟外缘的相交点处
中脘穴（任脉）
腹中线上，在脐上4寸，仰卧取穴
关元穴（任脉）
仰卧位。在下腹部，前正中线上，当脐下3寸（4指宽）处
神门穴（心经）
位于腕部，腕掌侧横纹尺侧端，尺侧腕屈肌腱的桡侧凹陷处
归来穴（胃经）
在下腹部，当脐中下4寸，距前正中线2寸（3指宽）处
丰隆穴（胃经）
外膝眼（犊鼻穴）下8寸，即外踝最高处与外膝眼连线的中点，距胫骨前缘2横指处
太冲穴（肝经）
在足背侧，当第1跖骨间隙的后方凹陷处
涌泉穴（肾经）
在足前部凹陷处，第2、第3趾趾缝纹头端与足跟连线的前1/3处
支沟穴（三焦经）
在前臂背侧，伸臂仰掌，在腕背横纹上3寸（4横指），桡骨与尺骨之间
水分穴（任脉）
位于上腹部，前正中线上，当脐中上1寸（拇指宽）
合谷穴（大肠经）
拇指、食指合拢，在肌肉的最高处取穴（或拇指、食指张开，以另一手的拇指关节横纹放在虎口上，拇指下压，指尖处取穴）
阴陵泉穴（脾经）
在小腿内侧，膝下胫骨内侧凹陷中（与阳陵泉穴相对）
地机穴（脾经）
在小腿内侧，内踝尖与阴陵泉穴的连线上，阴陵泉穴下3寸（4指宽）
太溪穴（肾经）
在足内侧，内踝后方与脚跟骨筋腱之间的凹陷处
照海穴（肾经）
在内踝尖正下方凹陷处

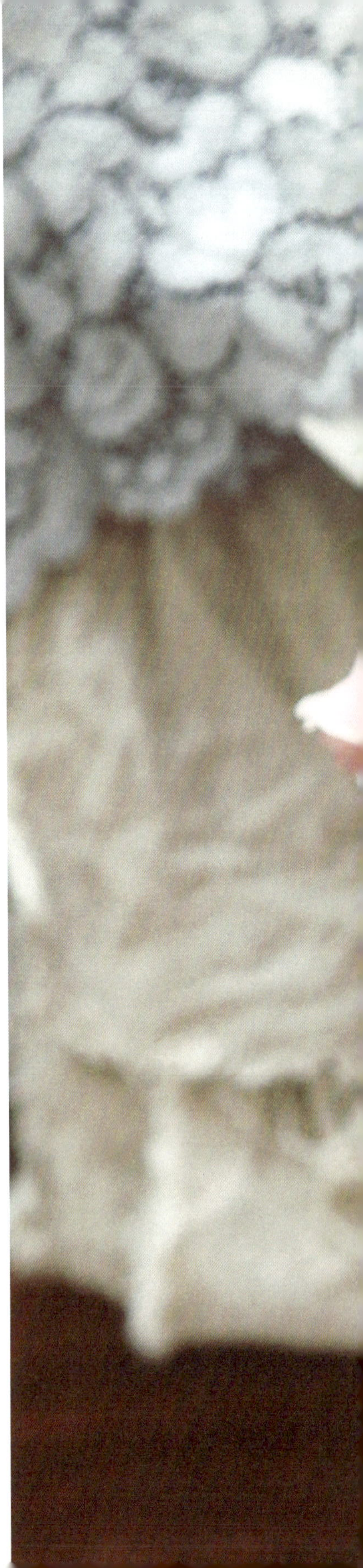

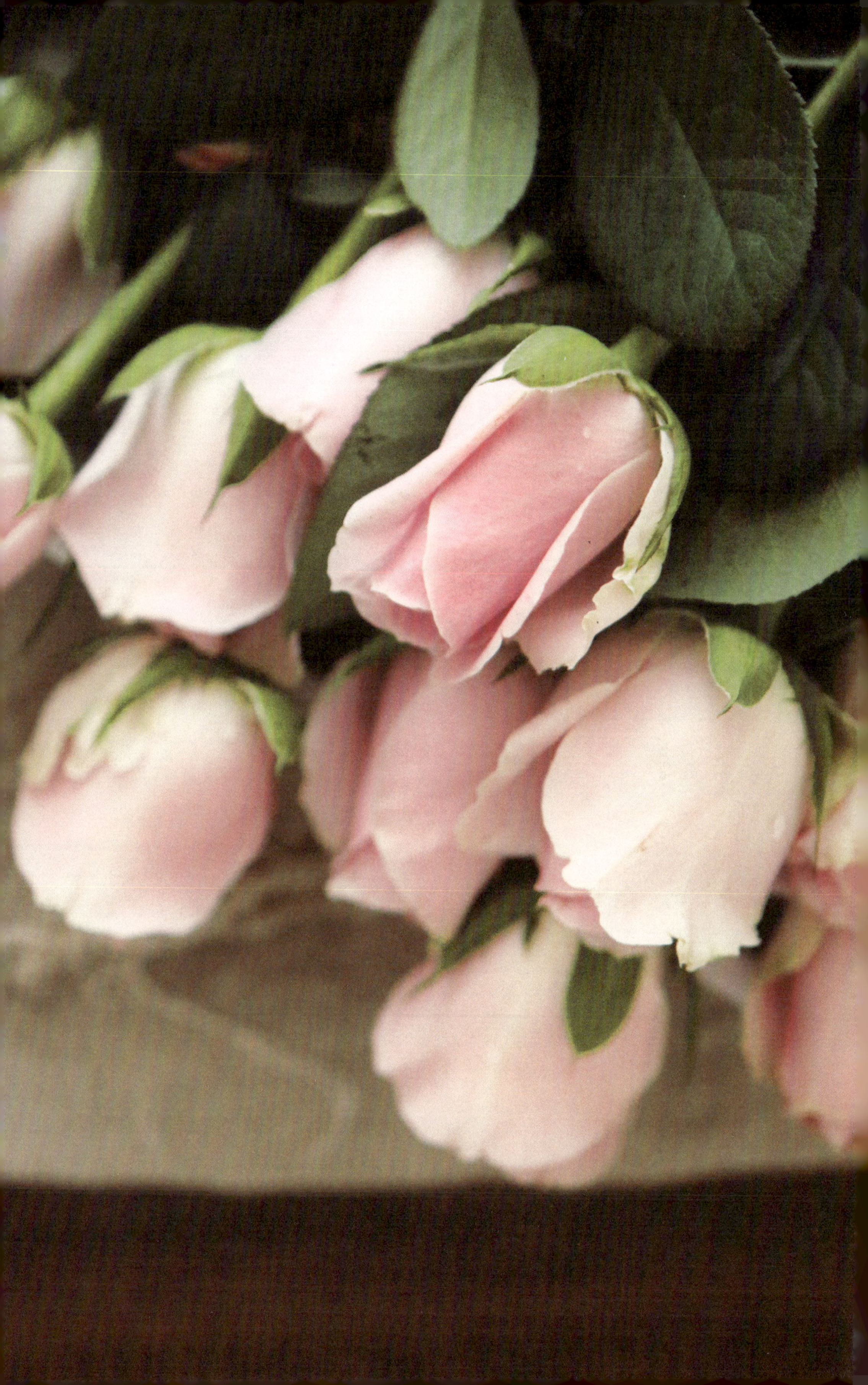

第4章

每个女人都要
有一片自己的花园

带你认识18种身心疗愈花卉

玫瑰 Rose

学名：*Rosa rugosa* Thunb.

别名：刺玫花、徘徊花、刺客

科目：蔷薇科蔷薇属

花语：爱情、高贵、爱与美、容光焕发

花季：全年

花色：红、白、黄

性味：味甘微苦、性微温

禁忌：便秘者不宜多食，孕妇不宜食，月经过多者经期不宜食用。

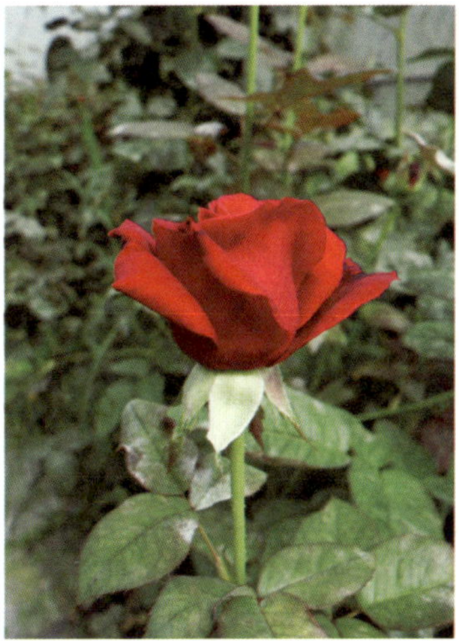

玫瑰，在我的心中它绝对是养身、养心的榜首，它是女人永远不能抛弃的花儿。玫瑰花占据榜首有两个原因，一是它的独特香气，适合用来取香，制成精油、花露都是首选；二是它的功效，玫瑰的理气、活血、调经作用，是女性一生都需要的盟友。

不管是哪一品种，哪一颜色的玫瑰，绝对都能马上吸引女性的眼球。红色玫瑰代表热情与浪漫，可帮助增进生活中对爱的感受，同时有吸引爱，并激发动力与促进疗愈的作用。插上一瓶红色玫瑰，经常看它，就能轻易打开心中那道封闭的门。粉红色玫瑰拥有柔和温暖的能量，可以增强自信心与自尊心，能帮助你接受自己的美丽内在，并瓦解莫名压力引起的焦躁、愤怒、紧张与害怕。白色玫瑰是纯洁净化的象征，适合作为环境空间气场的转换，放在居家环境、办公室中，可清除负面气场。

玫瑰作为药用，主要以花蕾入药，叶、根也可药用。玫瑰花可以行气解郁、和血散瘀，对胸膈满闷，胃脘、胸肋、乳房胀痛，女性月经不调、白带，以及疮疖初起和跌打损伤等都有独特疗效。《红楼梦》里贾宝玉被父亲暴打一顿，王夫人不就马上拿出一瓶玫瑰清露给他吗？可见曹雪芹对于中药药理是有研究的。

鲜玫瑰含多种有机化学成分，如香茅醇（可达60%）、牛儿醇、橙花醇、丁香油酚、苯乙醇等，这让它有浓郁的香味。古人就擅长用玫瑰来取香，唐代用平阴玫瑰制作香袋、香囊，明代则发展出制酱、酿酒、窨茶（熏茶），清代慈禧太后则用玫瑰花露来做美容保养。

前面提到玫瑰的优势一是香气，二是功效，不论是哪一种形态与使用方法，只要是成分纯良的玫瑰花制品，功效都围绕着“疏肝理气，活血化瘀”的原理。玫瑰主要入肝经，能理肝气，肝气一顺，气血循环就会好，气不阻滞，血流就会顺畅，这时候所有女生担心的皮肤斑点、皱纹、粗糙、黑眼圈都会随之消失，这就是玫瑰花可以养颜美容的原理。肝气顺还有一个重要影响，就是不容易生气了，月经也会跟着月月安，而且肝脏的排毒及胆汁分泌作用也会正常，消化代谢正常也就不容易便秘，几乎女性所有的不适与肌肤问题都能击退。

我喜欢玫瑰花还有一个原因，它是一种可百搭的花，与许多花一起冲茶饮，味道都很不错。玫瑰花瓣较厚，也适合做料理，不论是咸、甜、西式、中式、日式，都可以用玫瑰花来当食材。

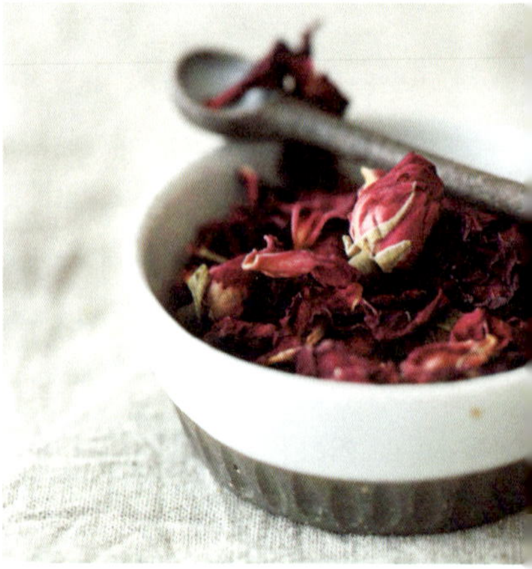

女性要调理生理周期，建议经常喝玫瑰花茶，或是用玫瑰精油（需调和按摩油）按摩下腹部及肝经循行的区域，玫瑰花浸泡红酒、做酒酿，也很适合女生食用。平常也可在煮红豆汤、桂圆汤、紫米粥时加点玫瑰花，或是用玫瑰花糖、花酱来代替一般的糖。

玫瑰花虽然很百搭，不过也不宜长时间使用，每一种花都一样，虽然药效较轻，但是长时间高剂量使用，仍会造成体质偏颇。花茶每喝3~5天就要换换味道，如果使用精油按摩或泡澡，最好每周1~2次就好，让身体有足够的时间去代谢与吸收体内的花成分。玫瑰花具有活血作用，所以孕妇不宜使用，月经量过多的女性，在经期也不宜使用。

·花茶·

玫瑰 +

金盏花
镇静肌肤，抑制发炎

洋甘菊
舒缓情绪，改善经前期综合征

益母草
调理月经不顺，疏肝理气

玫瑰花糖

《金瓶梅》里有提到以梅花、桂花、玫瑰、栀子四味做成的“梅桂泼卤”，《红楼梦》和《清稗类钞》中也有出现“玫瑰卤子”。“卤”一般我们认为是用盐、酱油去烹制，不过这里的卤应该要解释为“腌渍”。

花糖是一种非常方便的用法，即在砂糖里面加上香气较为明显且浓郁的花，如玫瑰花、薰衣草、茉莉花、桂花都很适合。这里我们介绍另一种做花糖的方法，贴近“玫瑰卤”的做法。

材料

新鲜食用玫瑰花，砂糖。

做法

1. 将玫瑰花瓣一瓣一瓣摘下来，以清水冲洗，沥干。（注意不要用力搓揉，以免破坏花瓣）
2. 将洗净后的花瓣放在厨房纸巾上，吸干花瓣上水分。
3. 将花瓣放至捣臼中，倒入白糖，用杵捣烂花瓣和糖，直到糖与花瓣融合为紫红色晶莹的团块。
4. 将捣好的玫瑰花糖装入消毒过的干燥玻璃容器中，密封，置于通风处保存即可。

注意事项

1. 制作玫瑰花糖，以未经过多次精制的二号砂糖为佳，黄白砂糖或白砂糖均可。
2. 如果存放得好可以放很长时间，而且越存花香越浓郁。
3. 如果没有杵臼，可用厚底碗（沙拉盆）、擀面杖代替。
4. 桂花、茉莉花、薄荷也很适合用这种方式制糖。
5. 花糖可用来做马卡龙，或者喝咖啡时代替一般的糖包。

玫瑰花酱

材料

有机可食用玫瑰花瓣100克，黄砂糖300克，新鲜柠檬汁40毫升。

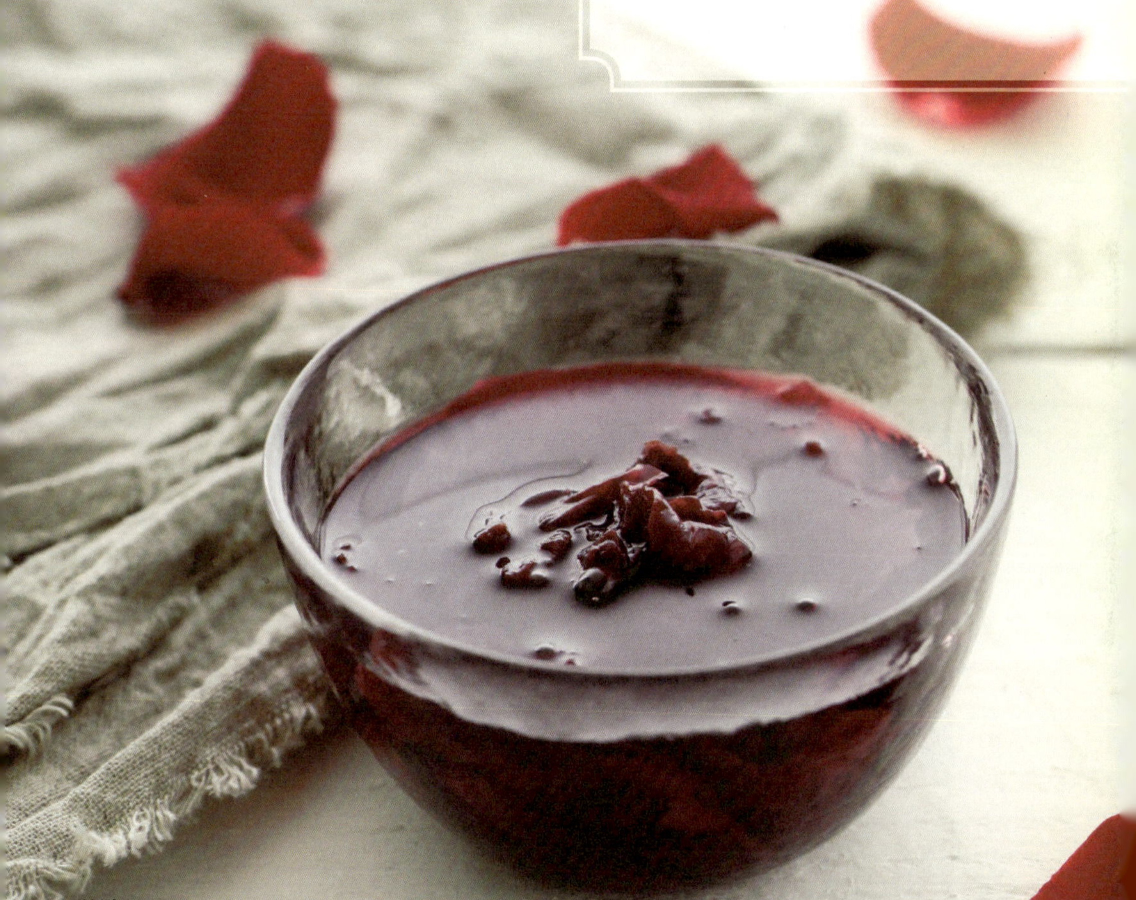

做法

1. 将玫瑰花瓣洗净沥干备用。
2. 准备一个装花酱的玻璃密封罐，以沸水煮过（消毒），取出晾干备用。
3. 将晾干的花瓣用剪刀剪碎（最好用陶瓷剪刀）。
4. 锅中放入500毫升水煮沸，加入糖，糖融化后转小火，加入碎花瓣、柠檬汁20毫升。
5. 小火煮至花瓣沉至锅底，关火，加入剩余的柠檬汁。
6. 静置10~15分钟后，再开火煮至花酱变成糊状即可关火。
7. 放凉后装罐密封，静置2~3天后放入冰箱中冷藏保存。

金银花 Honeysuckle

学名：*Lonicera japonica* Thunb.

别名：忍冬花、银花、毛金银花、金藤花、二宝花、左缠藤、鸳鸯藤

科目：忍冬科忍冬属

花语：真诚的爱、奉献、羁绊

花季：5~8月

花色：白、黄

性味：性寒，味甘

禁忌：脾胃虚寒、气虚者、体弱者、月经期间不宜使用；经常感冒、易腹泻者及孕妇要慎用。

金银花实为忍冬花，因为叶子经冬不凋，所以名为忍冬，由于忍冬花初开为白色，后转为黄色，因此一棵树上可见到白花、黄花，所以被称为金银花。忍冬是一种很美的植物，花形小巧可爱，夜间会发出淡淡香味，因此常被作为花露（药露）。《本草备要》记载：“金银花露，开胃宽中，解毒，清暑消火。治夏月疮疖，服之最宜。并解痘毒胎毒。”

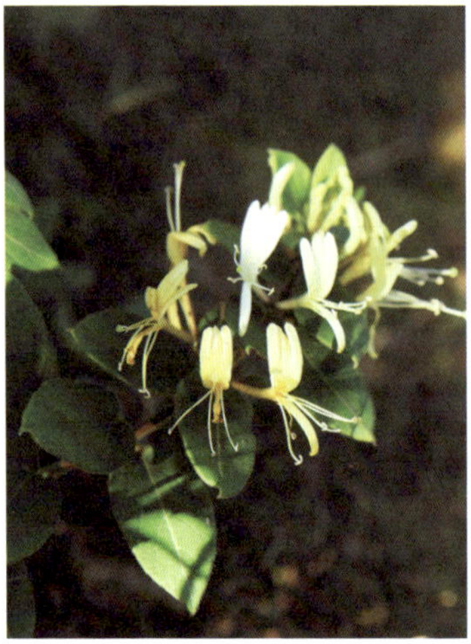

花露（药露）是历代帝后都很爱的，慈禧太后用花药露来洗脸，夏天是玫瑰花露，冬天是金银花露，洗完澡还要用花药露来拍洒全身。清朝《御香飘渺录》有这么一段生动的描述，“太后将安息前半个时辰光景，先把面上那些鸡子清用肥皂和

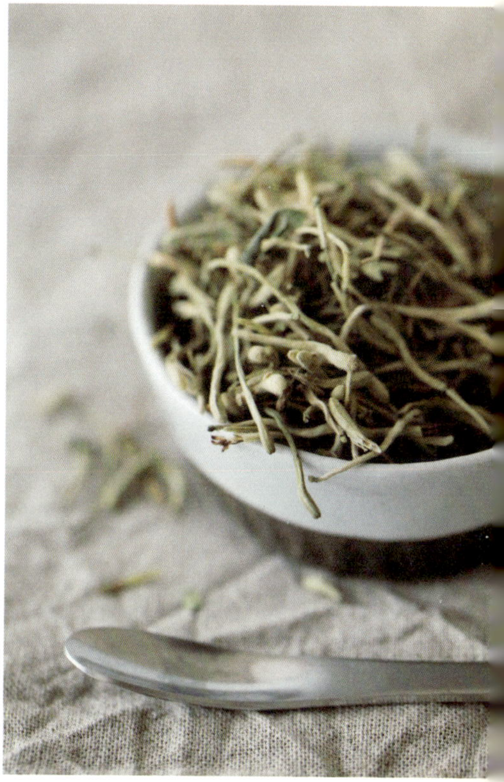

清水洗去以后，接着便得另外搽上一种液汁。这种液汁能使太后方才给鸡子清绷得很紧的一部分皮肤重新松弛起来，但又能使那些皱纹不再伸长和扩大，功效异常神奇伟大”。（注：鸡子清即为鸡蛋白。）

金银花采花苞晒干即是一味很古老的药物，素有“药铺小神仙”之称，具有清热解毒、疏散风热、消咽利膈、凉血化瘀之功效。金银花自古就是清热解毒的良药，被称为“中药抗生素”，七成以上治疗感冒或是抗发炎的方剂都有金银花这味药。2002年SARS爆发时，金银花这位“小神仙”一下从中药铺跃上了国际舞台。

金银花对于美颜瘦身也很有效，它的抗菌、消炎作用，对于脸部疔疮、脓疱、痤疮、斑疹都有效。金银花的清热凉血作用，可帮助降低胆固醇，促进血液流动，进而预防血栓，改善微循环，使肌肤光泽柔润。

夏天可冲泡金银花茶，既能消暑降火，还能降脂减肥、养颜美容。适合因为暑热而感到全身发热、头痛、心烦、失眠、头昏沉，或是口干舌燥、牙龈肿痛出血者饮用。流感季节泡一杯金银花茶，也有很好的预防作用。

新鲜金银花可以食用、冲茶，它的花期正好是酷暑，不妨用金银花做一道蔬食沙拉，不但可以消暑热，还能帮助消化，又兼顾美颜养身。新鲜金银花食用前要去除蒂头，以免产生苦味。

·花茶·

金银花 +

菊花、山楂

降血脂，促进脂肪分解。适合消化不良、过食油腻、体质燥热、肥胖者

枸杞子

明目、消水肿、美白

·花馔·

花沙拉

每日餐食中，适量食用新鲜蔬食，可获取植物酵素与营养素。除常见的时令沙拉蔬菜（如生菜、芝麻叶、芽菜、西洋芹、胡萝卜、小黄瓜等），也可搭配可食用的花卉（如金银花、金盏花、蒲公英、玫瑰花、金莲花、野姜花等）或新鲜酱果、水果。

蔬果沙拉是爱美女性的最佳点心，酱汁最好选择不会增加身体负担的油醋酱，玫瑰花酱、桂花酱也是很好的选择。

桃花 Peach Blossom

学名：*Prunus persica* (L.) Batsch.

别名：桃华、玄都花

科目：蔷薇科桃属

花语：爱情的俘虏

花季：3~4月

花色：白、粉红、红

性味：性微温，味甘、辛

禁忌：孕妇、女性月经期禁用。体虚久泻者不宜长期使用。久服会耗人阴血，损元气，不宜久服。

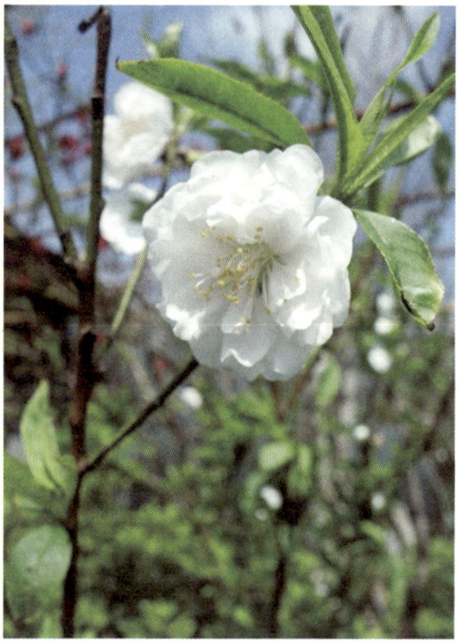

桃树是早春重要的观花树种之一，桃花花朵丰腴，色彩艳丽，经常被用来形容美女的样貌。《诗经·桃夭》云：“桃之夭夭，灼灼其华，之子于归，宜其室家。”用美丽的桃花比喻新娘的美丽。崔护的咏桃花诗，“去年今日此门中，人面桃花相映红，人面不知何处去，桃花依旧笑春风”。堪称借桃花喻美人的典范。

桃树的历史至少有七千年左右，考古学家在浙江河姆渡新石器时代遗址中，发现了六七千年前的野生桃核。《尔雅·释草》里记录：“旄，冬桃；榹，山桃。”这是历史上对于桃树品种最早的记载。

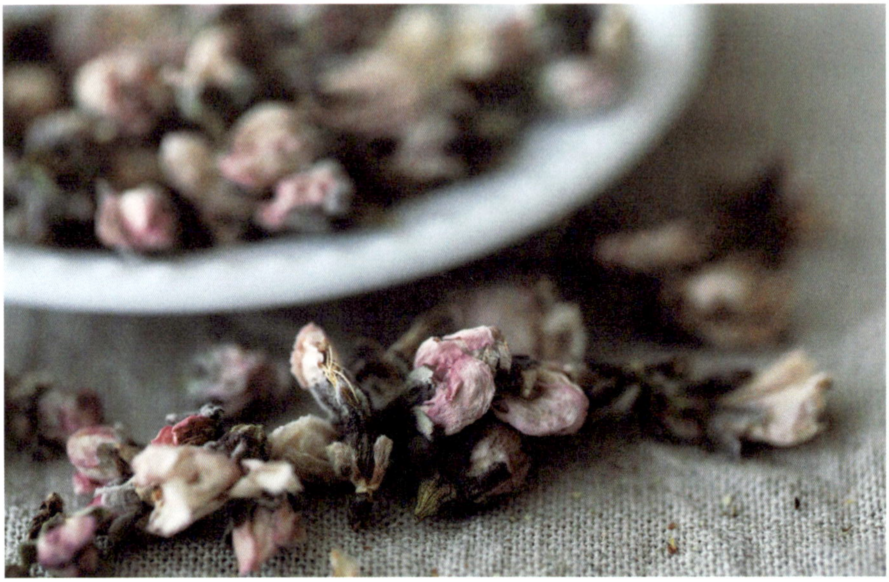

农历三月为桃花盛开的季节，因此又被称为“桃月”，清明节前后采摘新鲜桃花，制成各种美妆保养品、酿桃花酒，是历代美女的必修功课。古人很早就认识到桃花的美容价值，《神农本草经》便提到，桃花具有令人好气色之功效。据说历史上最早的化妆水是神农氏发现的，他发现有个村落的女人，个个皮肤白皙、白里透红，一问才知，原来她们都用新鲜桃花、杏花的花汁涂面，这个“双花白面液”被记录在《普济方》中流传下来。

慈禧太后堪称是历史上最爱用花养颜的后妃。从史料记载来看，她每天早上起床，漱洗完毕后，就要喝人奶，吃珍珠粉，然后躺在床上让太监帮她在脸上涂上一层在春天采摘的鲜桃花浸泡的花液，敷个十几分钟后，再用柔软的毛巾轻轻抹去，之后还要吞服以桃花、丁香、茴香、乳香、藿香、沉香等药材研末蜜调的美颜丸。武则天之女太平公主也是爱用桃花者，她用桃花、木瓜花泡酒擦脸，用来淡斑、除皱，养颜美容。

桃花含有山柰酚、香豆精、胡萝卜素，及多种维生素和微量元素，山柰酚有很好的美容护肤作用。中医认为，桃花归心、肝、大肠经，具有活血、化瘀、利尿等功效，能扩张末梢血管，改善血液循环，促进皮肤新陈代谢，预防黑色素沉积，改善黑斑、黄褐斑、雀斑，同时还能预防皮肤干燥、粗糙，并可增强皮肤的抗病能力，对于皮肤炎症有很好的预防作用，是非常好的养颜美容花药。

桃花对于想要瘦身的人也是必备之品，桃花有利水的作用，适合有水肿、脚气者使用，桃花还有预防便秘的功效。《千金要方》记载：“桃花三株，空腹饮用，细腰身。”想要轻松瘦身者，不妨经常喝桃花茶、桃花酒或吃桃花粥。

中药里有一味药——桃仁，就是蔷薇科植物桃或山桃的种子。桃仁具有活血祛瘀、润肠通便的功效，常用于女性月经不顺、痛经或是子宫有肌瘤肿块。经常用于调经的著名方剂“桃红四物汤”，就是四物汤加上桃仁与红花制成。不过这道汤因为具有活血化瘀的作用，孕妇不宜食用。

·花茶·

桃花 +

玫瑰
美白淡斑、补水保湿、调节内分泌

百合花
便秘、脸色黯沉、月经量少

禁忌：月经有血块者，经期不宜食用桃花。

花酒

桃花酒

材料

新鲜桃花，米酒。

做法

1. 新鲜桃花洗净沥干，擦干水分。
2. 将桃花放入消毒后干燥的玻璃瓶中，倒入酒（酒需盖过花）。
3. 加盖密封，每天摇动瓶身，让花、酒充分混匀。

注意事项

1. 浸泡7天之后即可饮用，每天喝10毫升。
2. 米酒可用兰姆酒、威士忌、白兰地或伏特加代替。
3. 玻璃瓶放入煮沸的热水中煮5分钟即可消毒，然后彻底晾干。

延伸运用方

桃花250克+白芷30克+酒1000毫升（浸泡30天）

桃花50克+桂圆肉200克+酒1000毫升（浸泡30天）

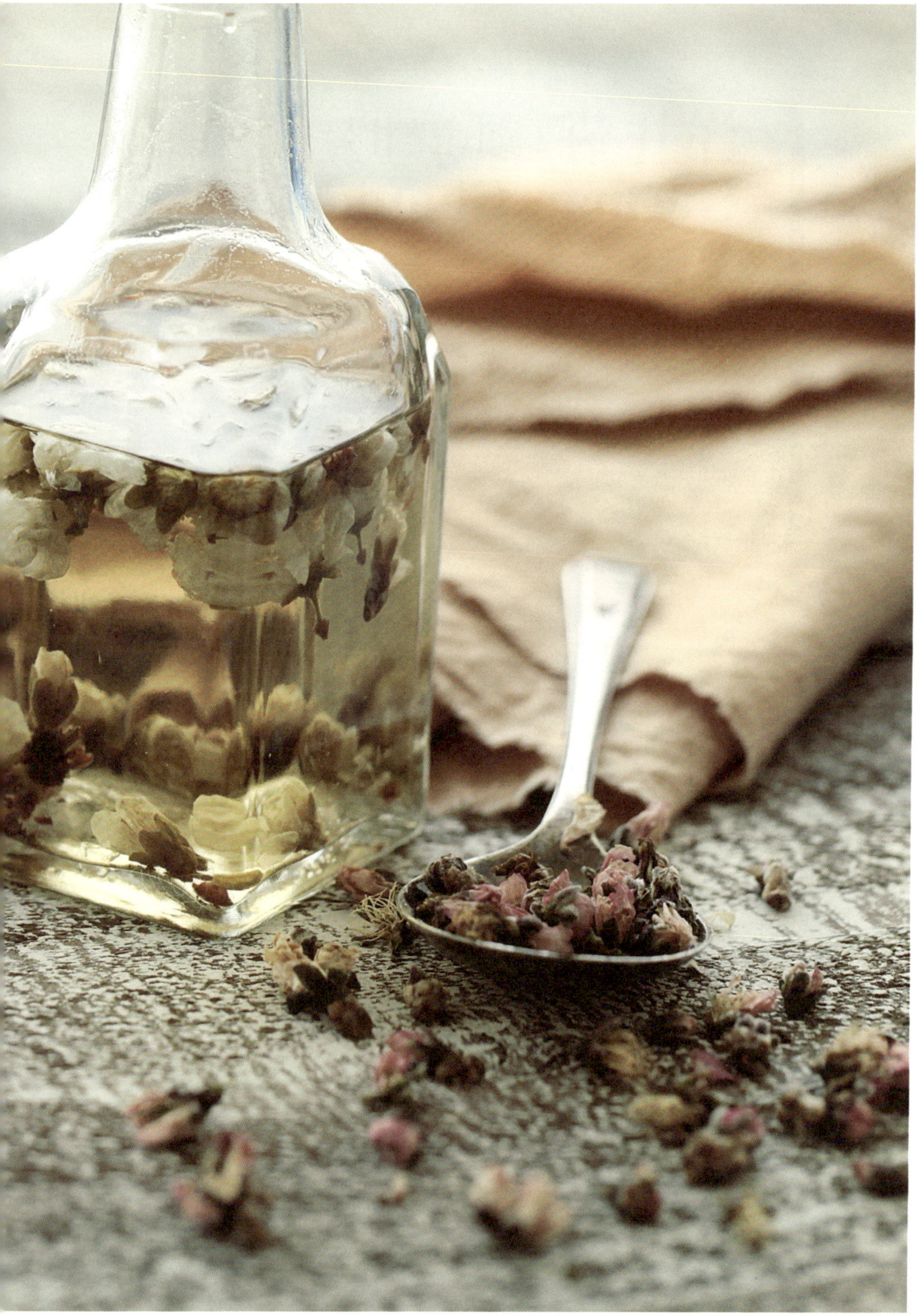

洋甘菊（德国洋甘菊）

German Chamomile

学名：*Matricaria chamomilia* Linn.

别名：西洋甘菊、甘菊、母菊、春黄菊

科目：菊科母菊属

花语：苦难中的力量

花季：4~5月

花色：白

性味：味微苦、甘香（淡淡苹果香）

禁忌：对雏菊过敏者不宜食用，气虚及四肢燥热者慎服。

洋甘菊因产地不同、功效不同，主要分为德国洋甘菊（母菊属）、罗马洋甘菊（洋甘菊属）两种，两者在外观上几乎很难分辨，不过，一般市面上我们常见的洋甘菊，大多是德国洋甘菊。

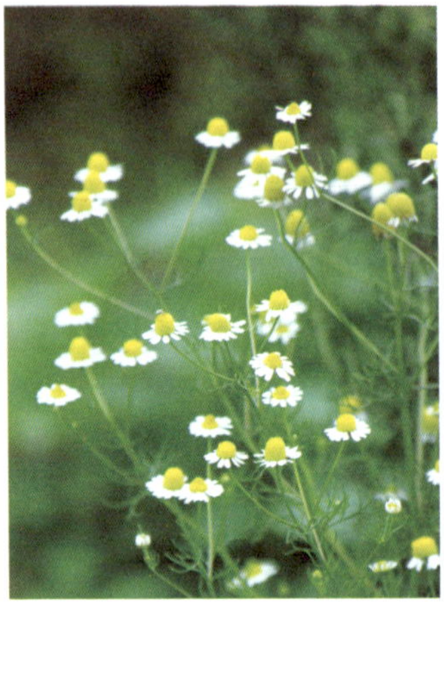

德国洋甘菊含蓝烃（azulene）较高，因此精油呈现墨蓝色。（甘菊蓝烃是在蒸气萃取精油时所形成的副产品，可降低组织胺活性并镇静安抚神经。）除了蓝烃，德国洋甘菊还含有α-没药醇（α-Bisabolol），具有抗发炎、促进伤口复原的作用，可帮助抑制伤口溃疡恶化。

德国洋甘菊的英文名为German Chamomile，在希腊语中“Chamomile”是指

"地上的苹果"，它的叶片、花朵都有苹果的甜香味。晴天时将花朵摘下，晒干后可做花草茶或泡澡，若要提炼精油，则需在正午的时候采收，因为此时精油含量最高。

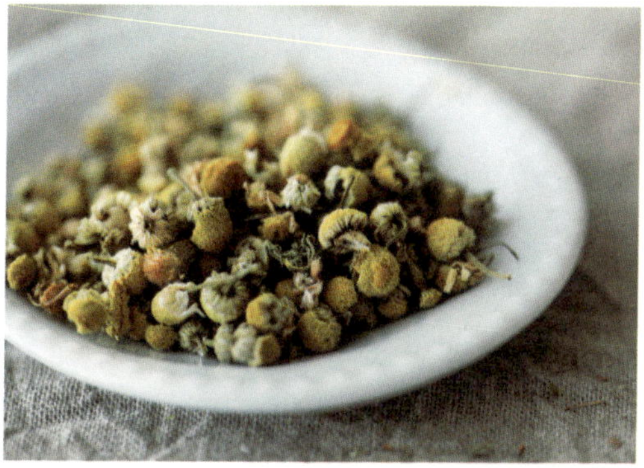

德国洋甘菊的主要作用是平衡与镇静、安定，可以纾解焦虑、紧张、愤怒与恐惧的情绪，让心灵平静。对于有失眠问题的人，尤其是因为发炎、疼痛、过敏、皮肤问题引起的睡眠障碍，很适合用洋甘菊来助眠。如果长期依赖药物来帮助入睡，以洋甘菊或薰衣草干燥花或精油泡澡，或用精油薰香、按摩，可以帮助减少对安眠药物的依赖。

德国洋甘菊纯露功效

平衡自主神经系统，消除紧张、焦虑情绪，缓解肠胃痉挛，适合敏感性肌肤，能抗敏、消炎、消肿，促进伤口愈合。

适宜与洋甘菊搭配的精油

玫瑰花、满天星、薄荷、紫罗兰、菩提子、金盏花、迷迭香、桂花、马鞭草、天竺葵、薰衣草等。

洋甘菊也很适合老人、孩子及孕妇使用，在欧洲许多国家会让孩童喝蜂蜜洋甘菊，尤其是半夜啼哭的孩子，可以在牛奶中加入洋甘菊，或是在房间点上洋甘菊精油，可以起到安抚的作用，让孩子一夜好眠。

洋甘菊对于消化系统也有安定作用，尤其是情绪失衡（如过于兴奋或沮丧）所引起的肠胃不适，如紧张性胃炎、腹泻、溃疡、胀气等。餐前半小时喝一小杯洋甘菊花茶，可以帮助消化，预防胃痛、胃痉挛。此外洋甘菊的止痛效果很好，特别是对感冒引起的肌肉疼痛，以及神经痛、牙痛、偏头痛、头痛等。

洋甘菊具有抗过敏、抗菌、抗发炎的作用，所以常用在皮肤保养品中，可治疗湿疹、痤疮，缓解皮肤过敏，适合敏感性肌肤或是换季时使用。洋甘菊有消肿、改善微循环的作用，对于脸部浮肿，尤其是因为过敏或循环不畅造成的浮肿，可用洋甘菊水来敷脸。

有经前综合征的人，可以使用洋甘菊，因为它有很好的平衡调整功效。对于经期激素影响所产生的情绪波动，身体、脸部浮肿，肌肤脆弱敏感，以及因为经期不适造成的失眠，洋甘菊花茶或精油按摩都能产生极佳效果。经期前3天，就可开始每天冲一壶温的洋甘菊茶，每小时喝100毫升左右；睡前可用洋甘菊精油2滴＋10毫升按摩油，按摩下腹部。

·花茶·

洋甘菊＋

薄荷

舒缓紧张情绪，纾压，提振精神，消暑降温

玫瑰

润泽肌肤，缓解肌肤敏感，改善肌肤肤色不均

鼠尾草

镇静安神，缓解头痛、头晕，适合更年期综合征

蒲公英
Dandelion

学名：*Taraxacum mongolicum* Hand.-Mazz.
别名：黄花地丁、婆婆丁、尿床草、金簪草、满地金
科目：菊科蒲公英属
花语：停不了的爱（淡紫色的蒲公英：完美的爱情。传说找到紫色的蒲公英，就能得到完美的爱情）
花季：3~8月
性味：性寒，味苦、甘

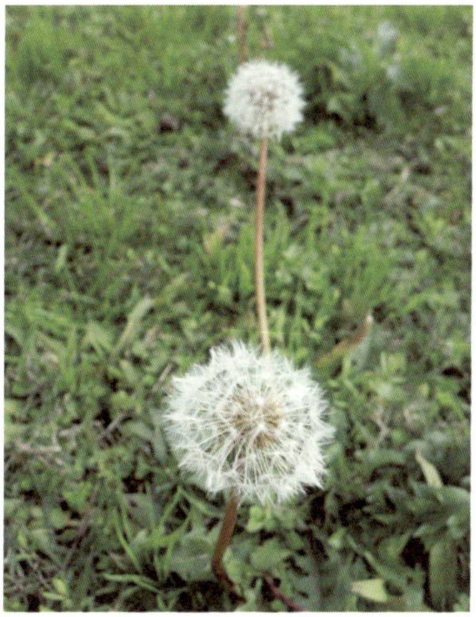

蒲公英是一种非常普遍的黄色小花，也是一种非常没有存在感的花，过去一般人都将其视为野草。不过，你小时候一定吹过这个白色小球。

《本草纲目》里有这么一段注解："四时常有花，花罢飞絮，絮中有子，落处即生。所以庭院间皆有者，因风而来。"蒲公英是靠风当传媒的植物，种子上有白色冠毛结成的绒球，花开后随风飘到新的地方落地生根。白色蒲公英种子能帮助实现梦想，在心中冥想你的愿望，深呼吸两次，第三次呼气时用力吹一下，想象梦想随着种子向天空飞去，就像是信差代替你去传达梦想。

蒲公英的英文名字Dandelion来自法语"dent-de-lion"，是指它那锯齿状

叶片长得像“狮子牙齿”的意思。黄色的花能帮助你察觉怒气、怨恨、痛苦、忌妒等负面情绪，同时帮你控制这些情绪。

蒲公英是药食兼用的植物，含有多种维生素、微量元素，以及蒲公英醇、蒲公英素、胆碱、有机酸、菊糖等多种成分，蒲公英含丰富的胡萝卜素，是补充叶黄素的很好来源。它的花、嫩叶作为食物，可生食、拌炒、煮汤、做粥，还可以作为水饺馅料。根皮可以萃取洋红色的染料，是早期印第安人用来染布的重要原料。

中医常将蒲公英用在清热解毒、消痈散结、利湿通淋方面。《本草备要》提到：“蒲公英，专治痈肿、疔毒，亦为通淋妙品。”蒲公英对治疗尿道发炎有非常好的效果，蒲公英根在加拿大是正式注册的利尿、解水肿的草药，所以“尿床草”这名称可说是名副其实。《新修本草》记载蒲公英可治妇人乳痈肿，也就是现在所称的乳腺炎。此外，蒲公英还有很好的保肝利胆作用，可以退黄疸，缓解湿疹与皮肤炎症。近年来，许多研究着重在蒲公英的抗菌作用，对急性扁桃腺炎、咽喉炎、肝炎、腮腺炎、角膜炎等疾病的治疗，都有相关医学研究。

·花茶·

蒲公英＋玉米须

泌尿道发炎

• 花馔 •

鲜花烘蛋

A

材料

鸡蛋2个，蒲公英花及嫩叶适量，橄榄油2大匙，盐少许。

做法

1. 将蒲公英花及嫩叶洗净，沥干，切碎。
2. 将蒲公英花叶、鸡蛋、盐放入碗中搅拌均匀。
3. 平底锅中倒入2大匙橄榄油。
4. 油锅热后将蛋液放入，稍微转动锅，让蛋液平整。
5. 中火煎到金黄色再翻面，煎成两面金黄色即可起锅。

注意事项

1. 香气不是太过浓郁的花都很适合做烘蛋，如蒲公英、金盏花、金银花、野姜花等。
2. 鲜花烘蛋不宜加过多调味料，以免抢掉了花的清香，也不宜煎得过焦。
3. 如果想要有漂亮的卖相，花可不切，整朵入馔才好。

B

材料

鸡蛋3个，鲜奶油120毫升，奶酪20克，橄榄油10毫升，盐、黑胡椒各少许。

做法

1. 将鸡蛋、鲜奶油、盐、黑胡椒搅拌均匀。
2. 不粘锅（需耐热耐烤）烧热，加入橄榄油，倒入蛋液，小火煎2分钟。（不需要翻炒）
3. 撒上奶酪，继续加热至蛋液凝固。
4. 放进烤箱烤5分钟，至表面呈金黄色即可。

注意事项

此种西式烘蛋方式，可在蛋液里加入蒲公英、南瓜花、栉瓜、南瓜、红薯等食材。

牡丹花
Peony

学名：*Paeonia suffruticosa* Andr.

别名：木芍药、洛阳花、花王、富贵花

科目：芍药科芍药属

花语：富贵、羞怯、圆满、浓情、雍容华贵

花季：4~6月

花色：粉色，红色，白色

性味：性平，味苦

禁忌：经期慎用，孕妇禁用。

芍药、牡丹经常会被混淆，也经常被互相比较。古人将牡丹比喻为“花王”，芍药则被称为“花相”，主要是因为牡丹是木本植物，植株较大，花朵也较大较艳，不论花形花色均富于变化，因此素有“国色天香”之美誉，向来都是富贵、繁荣的代名词。

牡丹花大、色艳、形美，历来赞为花中之王。自古以来文人雅士都喜欢以牡丹为题作诗、写词、绘画。宋代之后甚至出现了牡丹专著，如欧阳修的《洛阳牡丹记》、陆游的《天彭牡丹谱》，光是宋代就有十几部书，之后元、明、清代也有许多人为牡丹写专著。

唐代是牡丹花热最疯狂的时候，歌咏牡丹的诗词产量丰富，最有名的就是李白奉唐明皇之命所做的《清平调》。有一次，唐明皇与杨贵妃在沉香亭观赏牡丹，命李白作新乐章，李白以牡丹花比喻贵妃的美艳，并将牡丹和杨贵妃、唐玄宗揉合为一体做成《清平调》三章，李白甚至因此被封为牡丹男花神。

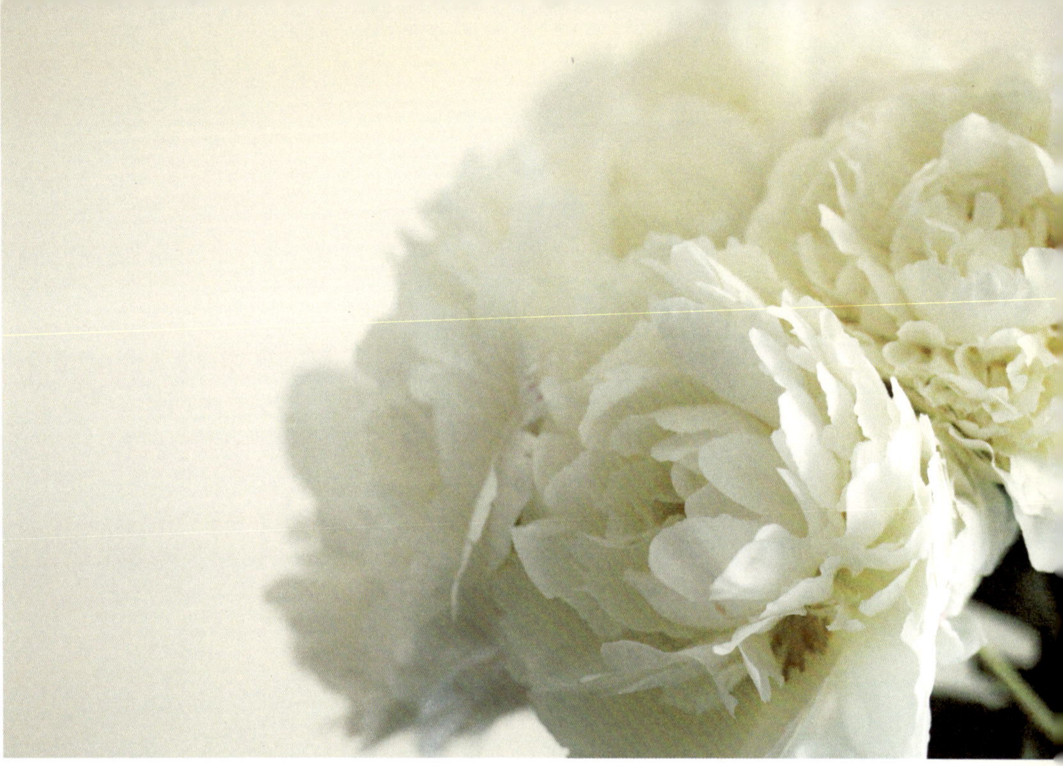

云想衣裳花想容，春风拂槛露华浓。
若非群玉山头见，会向瑶台月下逢。
一枝红艳露凝香，云雨巫山枉断肠。
借问汉宫谁得似，可怜飞燕倚新妆。
名花倾国两相欢，常得君王带笑看。
解释春风无限恨，沉香亭北倚栏杆。

牡丹不仅有观赏价值，还有很高的药用价值，最早将牡丹列为药用植物的是《神农本草经》。牡丹可以养血和养肝、散郁祛瘀，可以使血液循环变好，使气色红润，用于改善脸部黄褐斑、皮肤干燥暗沉，还可改善月经失调、痛经，能止虚汗、盗汗。牡丹的根皮可入药，中药名为“丹皮”，味苦辛性微寒，归心、肝、肾经，具有清热凉血、活血散瘀的作用。

牡丹蕴含着爱与疗愈的能量，也适合用于远距离治疗，可以用来为他人祈福。如果想祈求亲友感情顺利，可以配一束牡丹、玫瑰花束来为其祈福；如果自己即将面临重要的面试、会议，可以准备一些牡丹花，藉由牡丹的能量来协助自己过关。

花茶

牡丹花适合单独冲泡，如果要搭配茶叶，以绿茶为佳。也适合与玫瑰花、桃花一起冲泡。每次取3~5克干燥花朵，以约500毫升90℃左右的热水冲泡，加盖焖约5~10分钟即可。

牡丹、芍药等花非常适合女性经常饮用，具有养颜美容的作用，又能舒缓月经不适症状，对于因内分泌失衡所引起的黄褐斑、皮肤干燥蜡黄，效果尤佳。

牡丹花 +

玫瑰花
活血养颜，调理月经

桃花
调节内分泌，美白、淡斑

牡丹与芍药的区别

牡丹	芍药
木本植物（落叶灌木）	草本植物（宿根块根）
叶片宽，正面绿色略呈黄色	叶片较窄，正反面均为黑绿色
花色较丰富	花色较少
4月中下旬开花	5月上中旬开花

梅花
Plum Blossom

学名：*Prunus mume* Sieb. et Zucc.
别名：绿萼梅
科目：蔷薇科杏属
花季：冬、春
花色：白、粉红
性味：性平，味酸涩

禁忌：孕妇禁用。

根据统计，梅花的品种大约有300多种，分为花梅和果梅两类。花梅主要作为观赏、食用、药用；果梅则是采其果实（梅实）食用。

从考古史来看，梅已有三千多年的历史，考古学家在安阳殷墟商代铜鼎中发现了梅核，还发现陶罐、竹筒等器具上有梅花的图案，以及梅、元梅等字样。《尚书》中有："若作和羹，尔唯盐梅。"梅就是食用的果梅，盐主咸，梅主酸，可见自古梅子就是祭祀、烹调不可或缺之品。

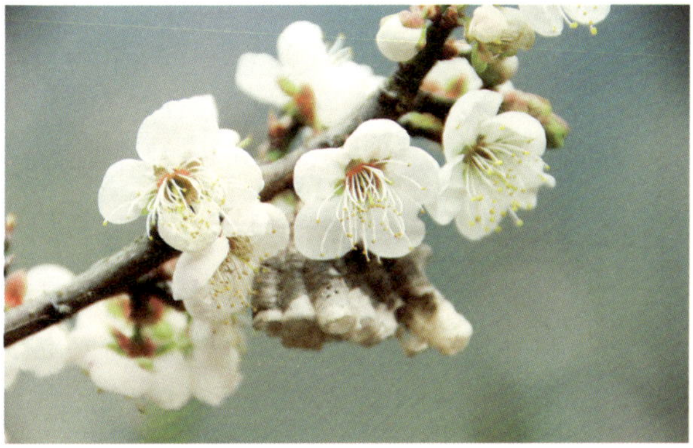

梅花在历史书籍里也有许多浪漫的记录。南北朝宋武帝的寿阳公主，有一天躺在宫殿的檐下，当时正逢梅

花盛开，一阵风过去，梅花翩翩飞落，恰巧有几瓣掉在她的额头，因为梅花渍晕染，在寿阳公主额头留下花痕，显得妆容更加娇柔妩媚，从此，寿阳公主就爱上这种“梅花妆”，民间也纷纷仿效。这场景在《甄嬛传》中也出现过，皇上不也亲手给甄嬛画了个梨花妆在额头吗？《甄嬛传》虽然只是虚构的故事，不过作者对于各种花、食倒是非常用心，很有曹雪芹《红楼梦》的味道。甄嬛曾为玄清做过一道汤品——山光水色，令玄清赞不绝口，用的就是梅花与荷叶。

梅树的花、果实均有许多用途，梅花可以入药、代茶饮、入馔、做粥、酿酒，也可以提取精油；梅实可以生食或腌制成乌梅、梅酱、梅膏、话梅、梅汁，或酿酒、入菜、入药。此外，梅实及树皮还可制作染料，梅树材质优良，纹理细腻，经常用于工艺雕刻。

白色梅花具有纯洁简洁的能量，对于在生活中因为现实挫折，感到绝望、沮丧，想要走出过去阴影，活出人生积极意义的人，不妨与白梅花多相处，让花的能量帮助你提振心情、安定心神，让你有勇气走出心理阴影，面向光明。

中药梅花入药通常是白梅花，又称“绿萼梅”，具有疏肝和胃、调畅气机的功效。中医有一个病症，叫“梅核气”，《古今医鉴》中提到：“梅核气者，窒碍于咽喉之间，咯不出，咽不下，如梅核之状是也，始因喜怒太过，积热蕴酿，乃成痰涎郁结，致斯疾耳。”梅花就能缓解这种症状。

女子以肝为先天，肝气必须要调畅，不能郁结。一旦郁结即肝郁气滞就可能会有胸闷、胃胀闷、消化不良，容易发脾气、生闷气，还可能会有痛经、月经不调，脸上也会长肝斑、黄褐斑，这时候就要疏肝理气，不过很多理气药物久服容易伤阴，但是梅花就没有这个缺点，它可以把肝气理得服服帖帖的。

《神农本草经》记载：“梅实味酸平，主治下气，除热烦满，安心，止肢体痛，偏枯不仁，死肌，去青黑痣，蚀恶肉。”梅实因加工方法不同，有白梅、乌梅之分。乌梅能敛肺涩肠、杀虫生津，对于大肠杆菌、痢疾杆菌、伤寒杆菌、绿脓杆菌、霍乱弧菌等均有明显的抑制作用。白梅则大多用在治中风牙关紧闭，取梅肉揩擦牙龈，涎出口即开。清代李文炳的《李氏经验广集良方》中就有记载用梅花蛋治疗淋巴结核：取一个鸡蛋，开一个小孔，采7朵将开的绿萼梅花塞入蛋内，封好蒸熟，把花拣出，吃蛋。

北宋诗人王安石有首《梅花》诗："墙角数枝梅，凌寒独自开。遥知不是雪，唯有暗香来。" 自此"暗香"也被用来比喻梅花，历史上许多著名食养典籍都可见其踪影。明高濂的《遵生八笺·饮馔服食笺》有"暗香汤"，清代顾仲的《养小录》也有一道"暗香粥"。可见历代养生家、医家都喜欢用梅花入馔、做粥。

·花茶·

梅花 +

玫瑰

活血、疏肝理气，可淡化黄褐斑

合欢花

安神和胃，可纾压、助眠

绿茶

疏肝理气，和胃止痛，可缓解慢性胃炎、梅核气

百合花 Lily

别名：强瞿、番韭、山丹、倒仙

科目：百合科百合属

花语：（白色）纯洁、庄严、百年好合

花季：春、夏

花色：白、黄、粉红

性味：（根）味甘、微苦

禁忌：风寒咳嗽、虚寒出血、脾胃不佳者忌食。

百合花的品种有上百种，有些品种可观赏也可食用，有些品种则仅供观赏。中医作为药用的是百合科多年生草本植物卷丹（*Lilium lancifolium* Thunb.）、百合（*Lilium brownii* F. E. Brown var. *viridulum* Baker）或细叶百合（*Lilium pumilum* DC.）的干燥肉质鳞叶。

台湾百合又称野百合、喇叭花、山蒜头、高砂百合、山栈花等等，客家人称“打碗花”，因为台湾百合通常生长于水源处附近，摘花会破坏生态环境，有如打破赖以维生的碗一般。

百合花可做为观赏花，亦可食用，生食或煮食均可，还能入药，是一种药食兼用的花卉。百合的花、鳞状茎均可入药，秋季采挖，洗净，剥取鳞叶，置沸水中略烫，干燥后即为药用之干百合。百合能养阴润肺止咳、清心安神。《神农本草经》中说：“百合，主治邪气腹胀，心痛，利大小便，补中益气。”常用于肺燥或肺热咳嗽，热病后余热未消，虚烦惊悸、神志恍惚、失眠多梦、心情抑郁、喜悲伤欲哭者。

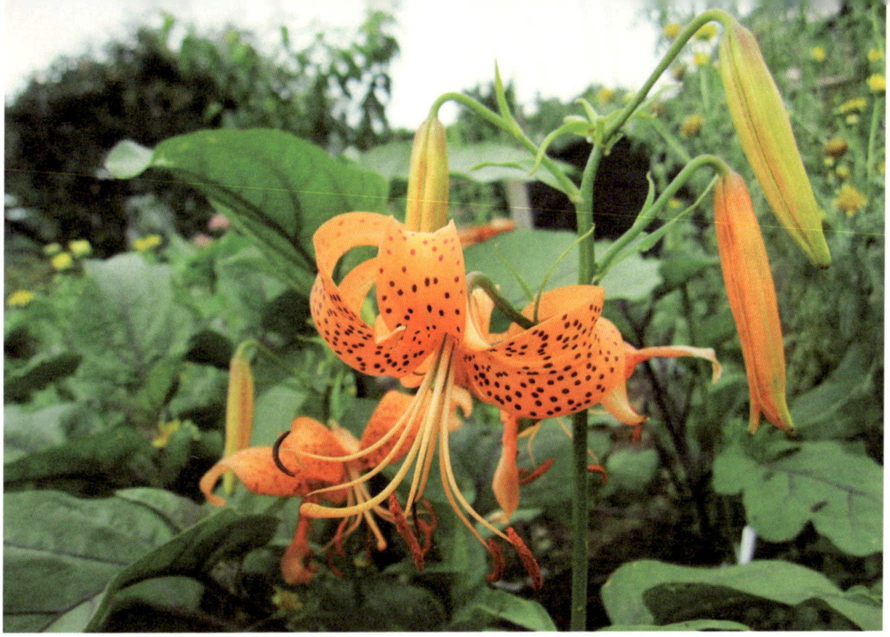

中医对于百合的命名有一种说法，因为百合入心经，能清心除烦、宁心安神，可用于治疗“百合病”（即现在所称的“神经症”），因而得名。根据临床经验，更年期女性使用百合来改善身心不适症状效果非常好，主要是因为百合适合阴虚体质使用，而更年期女性因为激素影响，大多属于阴虚证型。百合可以缓解潮热、手心脚心发热，还能清心安神，对于更年期情绪起伏较大的人，可以安定心绪，这从百合花的疗愈特质可以得到印证。

现在越来越多的人有情绪“感冒”的问题，只是很多人忽略或是“故意”忽视它的存在。身处在高压竞速的社会环境，人与人之间的关系看似很紧密，事实上却很疏离，所有社群（facebook、line）连结的不是真实情感上的暖度，情绪出现障碍的人越来越多，人对情绪障碍的抗压性也变低了。情绪“感冒”最适合用花来疗养，而百合花绝对是首选。

外型像喇叭的百合花，具有稳定沉静的力量，能唤醒正面积极的能量，对于常陷于负面情绪的人，经常与百合花在一起，可以安抚极端的情绪，回到稳定状态。每一种花都有它自己蕴含的能量，可以跟我们的能量场产生共鸣，不管是用鲜花、花精还是精油，也无论是嗅吸花的香氛，或是喝茶饮、吃花馔，均能帮助我们平衡身心。

百合营养丰富，含有人体所需的多种维生素以及磷、铁、钙等矿物质。

新鲜百合肉质肥厚，味道甘甜，又富含黏液质及维生素，适合用来养颜美容；还有补养肺、胃的作用，如果经常口干舌燥、口臭、粪便干，或是常干咳、口腔溃疡，不妨经常用百合食养。

·花茶·

百合＋

玉竹

有清肺养阴、清热生津的功效，适合失眠者

枸杞子

滋阴润燥，润肺止咳

菊花

清肝明目，利咽消肿

西洋参

养心安神，适合更年期综合征

·花馔·

蜜蒸百合

在百合产季，不妨多做几罐蜜蒸百合。蜜蒸百合润肺、止咳，可以取代川贝枇杷膏；又能直接冲茶喝或做甜品，省去每次清洗百合，或是浸泡干百合的步骤。

材料

新鲜百合、蜂蜜（可选槐花蜂蜜）各适量。

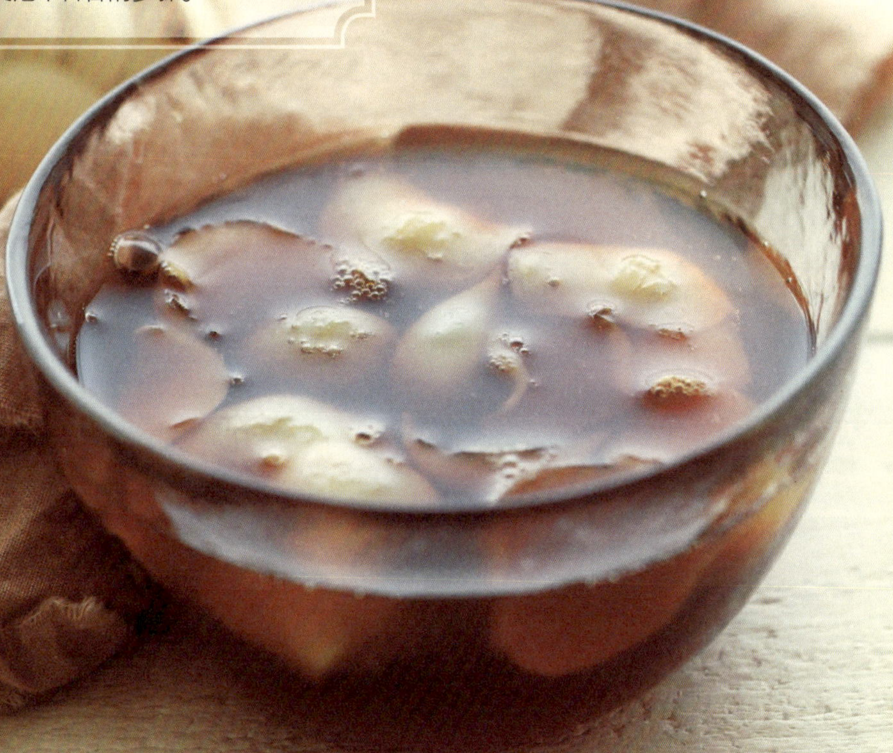

做法

1. 百合切去根须，一瓣一瓣剥下来，洗去色渍，沥干备用。
2. 将百合放入炖盅，加入蜂蜜（没过百合），炖盅加盖，放入蒸锅隔水蒸15~20分钟，关火稍焖即可。
3. 放凉后，装入消毒过的干燥玻璃瓶中，放入冰箱冷藏。

注意事项

1. 可直接食用，也可冲茶饮。
2. 煮银耳、莲子汤时，可代替糖做调味，也有润肺效果。

金盏花
Potmarigold Calendula

学名：*Calendula officinalis* Linn.

别名：金盏菊、灯盏菊、黄金盏、长生菊、醒酒花、常春花

科目：菊科金盏菊属

花语：盼望的幸福，离别之痛，迷恋

花季：春、冬

花色：黄、褐、橘

性味：性平，味淡

禁忌：孕妇禁用，体质虚寒者慎用。

据说古罗马人看见金盏花在初一开花，于是将其以罗马古历的初一——Calends为它命名。金盏花有金黄、橙黄、赤褐等多种鲜艳夺目的颜色，开花的时候就像一盏金黄灿烂的灯，也像炽热的太阳，所以又被称为灯盏菊、常春花。

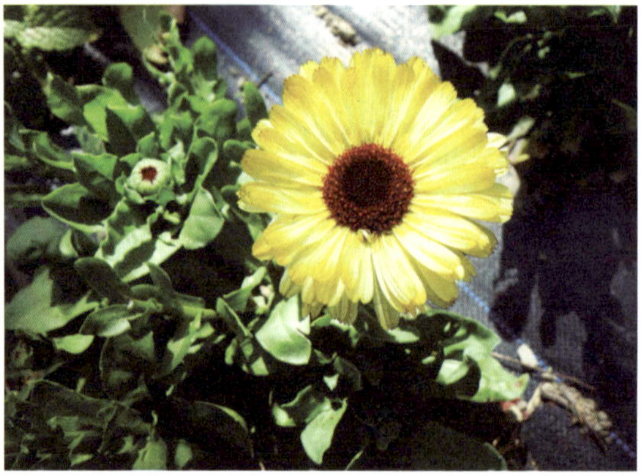

据传基督教习惯在纪念圣人时，以当季盛开的花朵装点祭坛，久而久之，形成圣人与特定花连结的一年花历，而金盏花则是被选来祭祀温契斯特的主教——圣史金的花朵。

金盏花也常被叫做“主妇时钟”，因为金盏花

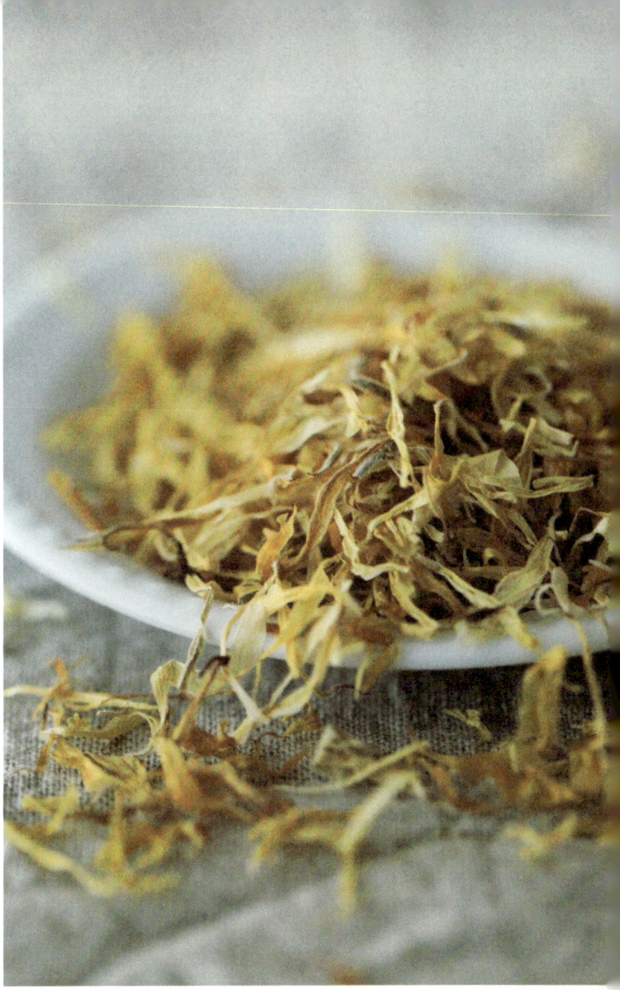

的开放、闭合时间非常有规律，早晨开放、晚上闭合，很守时，所以也有人将它的花语“一丝不苟”，用来形容个性严谨、保守，做事一板一眼的人。

金盏花原产于欧洲，普遍用于治疗皮肤、黏膜的炎症，也常用于内服治疗各种炎症或溃疡，主要是因为金盏花的花跟叶具有消炎、抗菌作用。

近年来，金盏花可以说是非常火的花种，它除了有极佳的抗炎、舒敏作用，其花和叶中还含有大量的叶黄素（80%）、玉米黄质（5%）以及β-胡萝卜素。这些成分对于眼睛、皮肤都很有益处，更被美国厂商提炼出一种可以保护眼睛的保健食品。还有许多知名保养品品牌将金盏花作为抗发炎、抗过敏的保养品。因为金盏花成分不易萃取，所以这类产品价格都非常昂贵。

由于金盏花不易萃取出精油，所以常被制成浸泡油来使用，植物浸泡油做法非常简单，不妨自己DIY，作为居家常备用油。金盏花浸泡油具有舒缓、消肿、抗菌、消炎等功效，非常适合敏感性肤质使用，此外，对于青春痘、冻伤、尿布疹、疤痕、静脉曲张（静脉炎）、擦伤、晒伤以及皮肤疾病都非常有用。金盏花富含类黄酮类活性成分，有优异的抗氧化功效，是对抗年龄最佳帮手，又能促进细胞再生。金盏花浸泡油对于肌肤干燥、嘴唇总是干燥脱皮也非常有效。

新鲜的金盏花，可以做成美味的花沙拉，还可以用来做汤、煮粥、冲泡花茶。

金盏花具有很好的疗愈作用，能够强化、修复气场，提振情绪，让人变得正向、喜悦。现代人工作、学习、生活压力大，经常会有身体透支的感觉，身心疲惫时，来杯金盏花茶，能够帮助你处理生理、心理问题，协助你找到适合的解决方法，还能修复气场缺口，增强心理层面的防御能力，让你活力满满。

·花茶·

金盏花较适合单独冲泡，每次取约5克金盏花，以90℃左右热水冲泡，加盖焖约5~10分钟即可。菊科花茶甘中会带点微苦，可加蜂蜜调味。

除了情绪“感冒”可以喝金盏花茶，身体感冒发热时喝金盏花茶，则有助于退热。金盏花茶也有助于平复女性生理期前的不稳情绪。

金盏花 +

玫瑰花

抗菌、消炎、祛痘

枸杞子

养肝明目

桑椹

护眼、养颜

茉莉花 Jasmine

学名：*Jasminum sambac* （L.） Ait.
别名：木梨花、柰花、三白、抹丽花
科目：木樨科茉莉花属
花语：你属于我，亲切
花季：5~10月（夏季盛花期）
花色：白、紫
性味：性平，味辛、甘

禁忌：身体有热毒者，以及孕妇禁用。

每到春末夏初都可以闻到淡淡的一抹香，茉莉花香的清雅总是能让人将酷暑的烦躁稍稍消减。古人曾用“人间第一香”来比喻茉莉花香，也有人形容它“一卉能熏一室香”。温和的茉莉香气可以增加自信，使人乐观、正向，可融化冰冷的情感，有助于开启新恋情，对于现有的恋情也可提高暖度。传说中的诸多爱神，像丘比特、希腊爱神依柔斯、埃及月神希斯、印度爱神卡玛，都用茉莉做为薰香，藉以催化爱情。

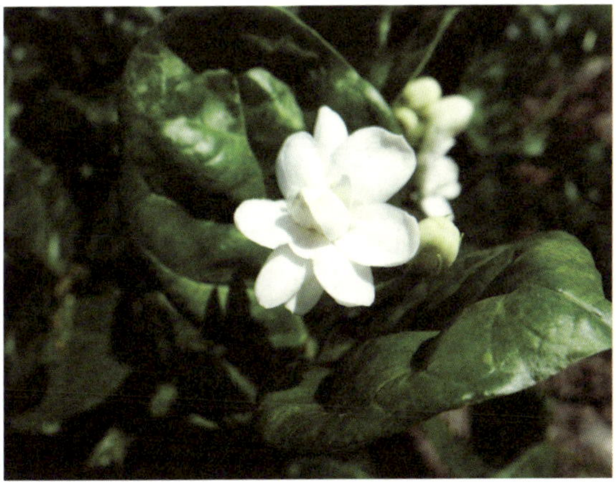

茉莉的品种非常多，台湾常见的是圣巴克茉莉，又称阿拉伯茉莉、中国茉莉，原产于印度、中东，唐朝时引入中国，经常用来窨制花茶。茉莉除了用于制作茉莉花茶，还

可用来提炼香料、精油、花露，也可以直接冲泡花茶，或入馔、入药。茉莉花的花、根、叶都可入药，夏季花初开时，在晴天采收晒干就是中药材——茉莉花，具有行气开胃、解郁散结、安神和中、辟秽的功效，对痢疾、腹痛、结膜炎及疮毒等具有很好的作用。

茉莉花精油有“精油之王”之称，800万朵茉莉花仅能制成900克茉莉精油，得来不易，所以价格昂贵。茉莉花精油对生殖系统问题疗效极佳，含雌激素前驱物质，能平衡激素，活化细胞组织器官，具有回春效果，对女性子宫有滋养作用，可补气调经、帮助受孕，生产时用来按摩下腹部，可帮助顺产，产后使用则可预防产后抑郁症。

《本草从新》记载，茉莉花“辛热，蒸油取液作面脂，泽长发，润燥香肌，亦入茗汤，以其无毒也”。茉莉花也常被运用在美容保养方面，它的抗菌消炎作用可缓解肌肤晒伤及皮肤发炎，还能淡疤、淡斑、保湿，非常适合用于干燥缺水肌肤的保养。

茉莉花精油香气强烈持久，只要一滴就足以散发浓郁的茉莉香气，适合与玫瑰精油、佛手柑精油、橙花精油、花梨木精油、檀香精油等搭配。茉莉精油非常适合作为熏香，因为茉莉的香气具有平衡情绪的作用，能帮助对抗过度亢奋或过度悲伤的情绪，遭遇情感问题，心情不稳定时，可将1滴精油滴在掌心搓热嗅闻，或是与茉莉花共处，对稳定情绪很有帮助。茉莉花香也可以带来宁静、祥和的氛围，使人深度静心，专注于目标与理想。

从唐代开始，饮花茶的风气渐盛，当时大多是将花与茶一起冲泡，后来逐渐发展出“窨茶”，也就是熏茶，南宋时已有关于茉莉花窨茶的记录。茉莉花茶一般称为“香片”，茶叶上吸附了茉莉花的香气，既有绿茶的浓郁茶香，又有茉莉的淡雅花香，具有温中和胃、清肝明目、生津止渴的作用，很适合经常使用电脑的人饮用，可以纾压、缓解疲劳，还能对抗辐射损害。

不过任何花茶都不宜长期连续饮用，饮3~5天至少要休息2~3天。经常变换花茶配方，可以让身体有充足的时间代谢吸收。《本草正义》也提到：“茉

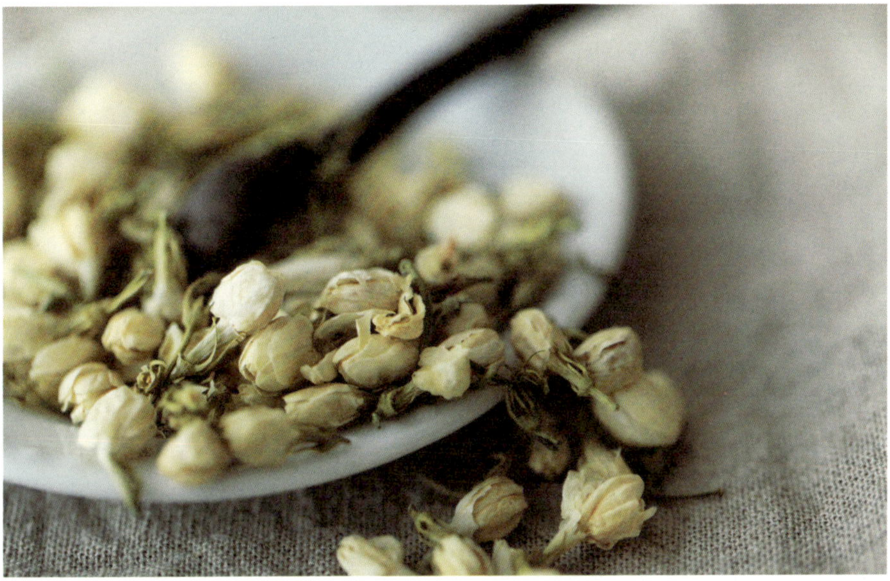

莉，今人多以和入茶茗，取其芳香，功用殆与玫瑰花、玳玳花相似，然辛热之品，不可恒用。”

茉莉花的清香很适合入馔，许多原本味道较轻的食材，如豆腐、鸡蛋等，最适合与茉莉搭档，两种清淡的材料搭在一起，效果却是数倍。清朝顾仲的《养小录·餐芳谱》便有记载：“茉莉嫩叶与豆腐炖食，绝品。”古人记载食谱也是很浪漫的，宋代林洪的《山家清供》也有一道用花与豆腐同煮的料理，他是这么写的：“采芙蓉花，去心、蒂，汤焯之，同豆腐煮，红白交错，恍如雪霁之霞，名雪霞羹。”（注：这里的芙蓉花是指莲花，古人也称莲为芙蓉。）

花茶

茉莉 +

金银花

清热解毒，防治风热感冒，咽喉肿痛

玫瑰

疏肝理气，解郁，活血散瘀，调经止痛，缓解经前乳房胀痛

薄荷

提振精神，集中注意力，镇静安神，消除疲劳

荷叶

清热解暑，升清化湿

莲花 Water Lily

学名：*Nelumbo nucifera* Gaertn.
别名：水芝、水芙蓉、玉华、芙蕖、灵草、玉芝、菡萏
科目：莲科莲属
花语：坚贞纯洁
花季：6～9月
花色：白、粉、深红、淡紫色
性味：性平，味苦

莲是一种使用价值很高的植物，整株都可入食、入药。很多人常将莲花、荷花、睡莲混淆，事实上，莲与荷是同一种植物，只是指的部位不同，荷是指花、叶，莲则是果实（莲子），睡莲与它们是不同属的植物。

《诗经·释草》对莲的每个部位都给了不同的名称：“荷，芙渠，其茎茄，其叶葭，其本密，其华菡萏，其实莲，其根藕，其中菂，菂中薏。”

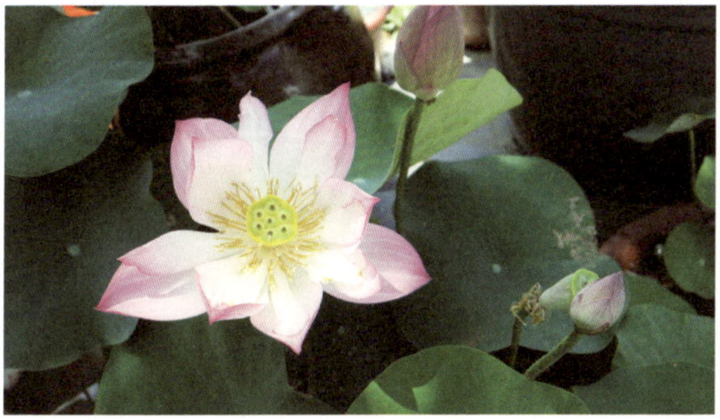

莲花，是文人墨客最喜欢的吟诵对象，古人认为其圣洁高雅。曹植在《芙蓉赋》中说“览百卉之英茂，无斯华之独灵”，《群芳谱》提到“凡物先华而后实，独此华实齐生。百节疏通，万

窍玲珑，亭亭物华，出于淤泥而不染，花中之君子也”。无怪乎莲花有这么多美丽的别名，如水芝、水芙蓉、灵草、芙蓉花等。

追溯莲的历史会发现它非常古老，古植物学家研究证实，一亿三千五百万年以前，在北半球的许多水域都有莲属植物的分布，二十世纪初在大连普兰店东郊挖掘出来的古莲子，存活了至少1300年以上。

莲的每一个部位都可供食用或药用，可以办满满一桌佳肴。《本草纲目》甚至认为，医家取为服食，百病可却。

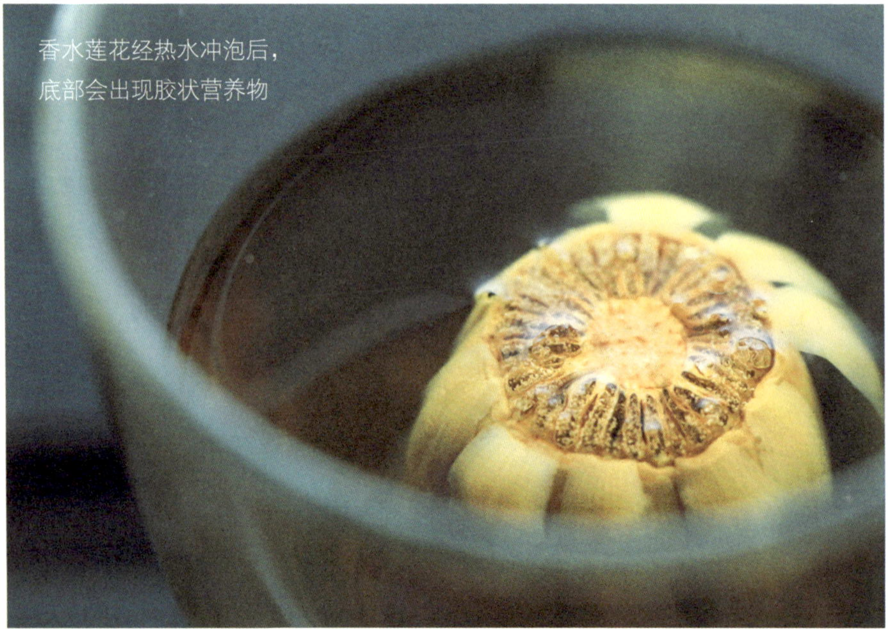
香水莲花经热水冲泡后，
底部会出现胶状营养物

莲花

莲花（荷花）清香升散，采摘后烘干可以冲茶、煮汤、煮粥，具有清火、解毒、养颜美容、镇心安神、益肝健脾、止血、利耳目、除口臭等功效。莲花茶味道清香，适合单泡饮用，莲花花蕊会有点苦味，所以可以冲淡一点，或加蜂蜜调味。

莲花在心灵疗愈方面具有突出的效果。红色的莲花具有一股连结内外的能量，使人更贴近自己的内在灵魂，可使人放下执着并懂得宽恕，释放过去的不愉快记忆，并找到真正属于自己的方向，也可帮助过于重视灵性而忽略现实的人找到平衡。白色莲花则能使人更亲近自己的心灵，使人更清楚自己的使命，不再迷失。

莲须

莲须又名金樱草，是莲花的雄蕊，能够清心固肾、涩精止血，适用于尿频、夜尿多、男性梦遗滑精等。

莲叶

莲叶（荷叶）有清暑、醒脾、化瘀、止血、除湿气等功效。含丰富的维生素C及生物碱，有降血脂的作用，常被用来当作减肥瘦身的茶饮。新鲜荷叶或干荷叶均可冲茶，也可加入山楂、陈皮、菊花等一起冲茶饮。

夏天是西瓜盛产的季节，西瓜皮又称翠衣，西瓜肉吃掉后，把外皮较硬的那层切掉，剩下那层就是翠衣，将其与荷叶一起煮，能预防和缓解暑热烦渴、水肿、口腔溃疡、中暑等。

莲梗

莲梗（荷梗）也常作为药用，能解暑清热、理气化湿、通气宽胸、和胃安胎。常用于暑湿胸闷不舒、泄泻、痢疾，女性白带及妊娠呕吐、胎动不安。还可去除体内多余水分，帮助体内气血循环顺畅。

莲蓬

莲蓬又名莲房，能活血散瘀，亦可降火气。通常用在皮肤瘙痒、痔疮脱出，以及出血证（治疗出血需将莲蓬炒成炭使用）方面。煮茶饮用，具有降血糖的作用。

宋代著名美食家，《山家清供》的作者林洪，某日受邀参加李春坊家宴，席间有道菜叫“渔父三鲜”，林洪为这道菜做了一首诗：“锦瓣金蓑织几重，问鱼何事得相容？涌身既入莲房去，好度华池独化龙。”

这道“渔父三鲜”中的三鲜指的是莲房、莲藕、鳜鱼块（也有人认为是莲房、菊苗、菱角），这道菜就是将用酒、酱、香料腌好的鱼肉嵌入处理好的嫩莲蓬孔内，蒸熟后食用。传说三鲜之一的鳜鱼，可瞬间变成能在西王母瑶池中修行成龙的鱼。

莲子

莲子是莲的果实，《本草纲目》记载：“莲子，交心肾，厚肠胃，强筋骨，补虚损，利耳目。”莲子是营养价值很高的药食，含维生素C、蛋白质、铜、锰等矿物质及生物碱。莲子具有清心醒脾、补脾止泻、养心安神明目、补中养神、止泻固精、益肾涩精止带等作用，在补脾胃的处方中经常可以看到它，经常食用可滋补元气。

莲子用法非常多，鲜品、干品均可做菜、煮汤，或做甜品、糕点。使用时大多是去外膜和心。如果有粪便干硬者不宜过食莲子，以免造成或加重便秘。

莲子心

莲子内有一个绿色的心，味道很苦，很多人食用莲子时会挑出来。《本草求真》认为："莲子心味苦性寒，能治心热。"中医理论中，苦味入心，所以莲子心有清心、降热、消暑气的作用。

夏天如果容易有口臭、口干舌燥、小便黄等现象，可以冲点莲子心茶喝，不过味道很苦，量不宜多，大约2克，冲1000毫升，千万不要因为太苦而加太多糖或蜂蜜，这样起不到清热的效果。

莲藕

莲藕是莲的根茎，营养丰富，微甜而脆，可生食也可熟食。生莲藕味甘性寒（凉），具有消瘀清热、除烦解渴、止血化痰的功效，可用于治疗多种出血证，如鼻出血、尿血、便血、子宫出血等。熟莲藕属性由凉变温，能够补气、养血、益脾胃、润肺、止泻，秋冬季节食用，可以搭配温热性食材，如枸杞子、红枣等。

莲飨宴

"莲"可说是最物尽其用的植物，莲花可煮粥、煮汤、冲茶；莲叶除了煮粥、煮汤、冲茶饮，还可作为蒸肉、蒸饭的包材（荷叶包鸡、荷叶蒸饭）；莲蓬除去莲子之后，可再填上肉蒸或煨；莲子可煮汤、粥，还可做糕点（莲蓉），干莲子磨粉是补脾胃佳品，可代替早餐速食冲泡包；莲藕可生食（做沙拉、榨汁），还可煮汤、炒、煎、炸，也可做甜品（桂花藕）；莲梗也可入菜，可作为蔬菜清炒。初夏至秋初是莲的盛产季节，不妨利用新鲜食材做一桌"莲飨宴"。

薰衣草 Lavender

学名：*Lavandula angustifolia* Mill.

别名：香浴草、黄衣草、爱情草

科目：唇形科薰衣草属

花语：等待爱情

花季：6~8月

性味：味微苦，性温

禁忌：怀孕初期（14周前）避免使用。（怀孕14~28周的孕妇，适量使用有助于轻松平稳地度过孕期。）

“百草之后”——薰衣草，是目前最普及的香草花卉之一，不管是香氛精油、沐浴用品、保养品，还是居家清洁用品，甚至卫生纸上都可闻到薰衣草香。薰衣草也是当今世界重要的香精原料，著名的法国香水“香奈儿5号”的主要成分之一就是薰衣草。它的香气来自隐藏在花、叶和茎上的绒毛中的小油腺，只要碰触油腺就会释出香味，是种略带木头甜味的清淡香气。

从罗马时代起，薰衣草就已是相当普遍的香草，有“宁静的香水植物”“芳香药草之后”之称。古罗马人经常用薰衣草沐浴熏香，希腊人则是用来治疗咳嗽，早期也常常出现在法国的修道院中，作为医疗的草药。据传在黑死病肆虐的时代，法国许多制作手套的工人却没有受到鼠疫的侵袭，推测可能原因就是经常接触浸泡皮革的薰衣草油，而薰衣草可以驱除跳蚤，阻断了鼠疫病菌传播途径，因而这些工人逃过一劫。

花疗课程第一堂课，老师必定会分享薰衣草用于治疗烫伤的故事。法国化学学者莫理斯·加特佛歇，有一次做实验时，引发了一场小爆炸，造成一只手严重灼伤，当时他立即将受伤的手放入薰衣草油之中，没想到后来竟然完全

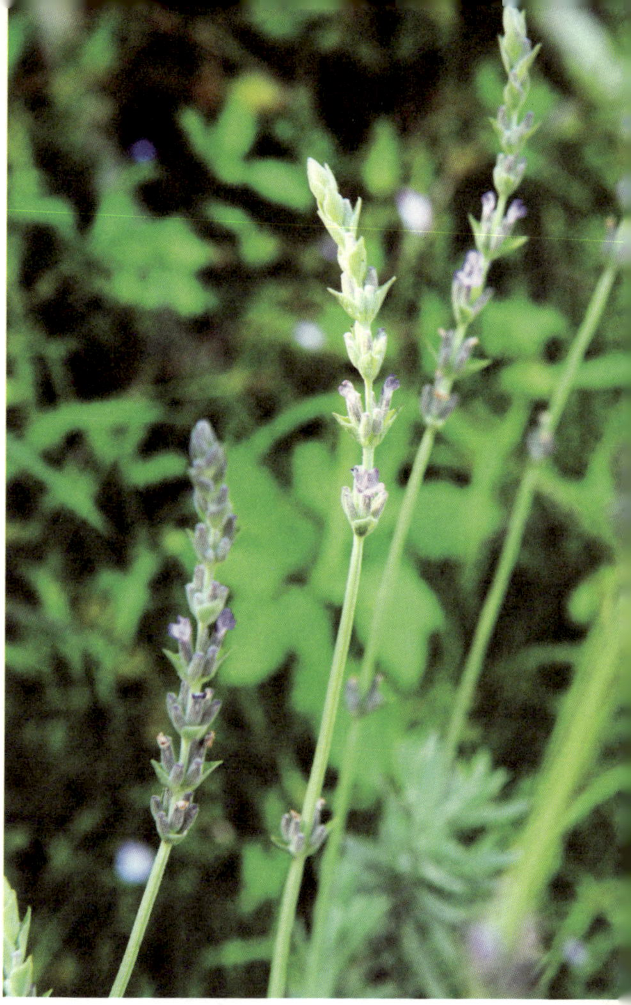

治愈且毫无疤痕，这个惊喜促使他开始研究香精疗法。拉丁文lavare的意思是“to wash”，具有清洁、净化的意义，因此薰衣草经常被用在清洁沐浴、驱除蚊虫上，“更新”也是薰衣草的经典疗效，运用在肌肤方面可帮助细胞再生，修复烧烫晒伤的肌肤，促进疤痕愈合。

薰衣草是一种对于生存环境适应力很强的植物，原产于法国南部、意大利北部山区，现在几乎全球均可见其踪迹。野生薰衣草生长在较高海拔（1800米），是薰衣草中的极品，含有大量的沉香酯，疗愈效果较佳，价格相对也较贵。低海拔的薰衣草大多只用于萃取香气，萃取时间短（约20分钟），而用于疗愈的精油，萃取时间至少要105分钟，这样才能把香豆素类物质萃取出来，因此如果要做为芳香疗愈用途，最好选择品质较好的薰衣草品种。

薰衣草的香味藏在花穗表面的油囊，叶、茎也有藏香气的小腺体，碰触时香味就会释放出来。根据研究，吸入3分钟的薰衣草香气，就能大幅降低忧郁指数。薰衣草能净化、安抚心灵，减轻焦虑、愤怒，具有安定情绪的作用，对失常的心理状态有正面的效果，让人可以心平气和地面对生活。

许多人对于薰衣草的直接印象是助眠，因此往往误以为薰衣草能安眠，事实上，薰衣草最大的功效是“平衡”，它可以平衡自主神经系统，具有双向调节作用，低剂量的薰衣草精油可以镇静，常用于心悸、发热、紧张、焦虑等症状；高剂量时则有提振效果，适用于忧郁、抑郁、沮丧时。所以在工作场合也非常适合用薰衣草香味，不论是在办公桌插上一瓶薰衣草，还是用扩香机薰香，抑或是在手帕上、掌心滴几滴薰衣草精油，都能帮助情绪平稳、镇定。薰衣草的平衡作用不仅适用于情绪的平衡，对于肌肤油脂的分泌也有平衡作用，对痤疮、湿疹、干癣、蚊虫叮咬、皮肤炎等问题均有良好的治疗效果，还能帮助平衡血压。

薰衣草的使用方式很多，可以用精油薰香、按摩、泡澡，干燥薰衣草可以冲茶、入馔、做浸泡油，还可做香包、花枕。衣柜、书柜、鞋柜里放些干燥的薰衣草，能除臭、驱虫、防蛀。室内插上几株薰衣草，能够强化超视觉力，使人获得心灵的慰藉，有助于消除无力感。

临床上，医生也常会建议有情绪失衡者、肠躁症患者、代谢失衡（如代谢综合征）患者、慢性疲劳者，经常使用薰衣草香气做预防保健。紫色薰衣草

适合搭配精油

洋甘菊、茉莉、玫瑰、没药、檀香、岩兰草、广藿香、欧白芷、佛手柑、快乐鼠尾草

安眠处方

精油薰香或泡澡：薰衣草2滴＋马郁兰4滴＋回青橙2滴

薰衣草精油滴1滴在枕头、棉被二角落。（提醒！化学合成之精油不适合滴在衣被上。）

薰衣草花枕：干燥薰衣草做成香包，放在枕头内。

情绪与失眠

不同情绪困扰造成的失眠，适用的精油也不同。

- 生活压力、日常琐碎事务困扰，导致精神不集中、焦虑、烦躁所引起的失眠，适合罗勒精油。
- 情感创伤，如失恋、人际关系，造成情绪波动、焦虑不安所引起的失眠，适合苦橙叶、橙花精油。
- 找不到生存价值、失落感、无依靠感，这类情绪所产生的恐惧与睡眠障碍，可选用具有母亲特质的薰衣草精油。

能进入心灵深处，疗愈潜意识，使现实与灵性得以平衡，让人回归自己的角色，不好高骛远、自命清高，同时又能抚平内心深层的忧伤，适合长期被忽略不受重视者，恢复自信、希望与爱，放下自卑、自怜的负面情绪。

·花茶·

薰衣草茶

感冒、喉咙不适、头痛时，可使用稀释后的薰衣草茶漱口

薰衣草 +

茉莉花

帮助肌肤新陈代谢，舒缓紧张情绪

迷迭香

提振精神，舒缓压力

洋甘菊

纾压、助眠

花料理

通常花的香气清甜，适合与甜点结合。薰衣草香气特殊，除了适合做甜食，用在烘焙食物（蛋糕、饼干、司康饼、松饼、马卡龙等）方面，也适合与较重口味的食物结合，如与普罗旺斯香料结合作为肉类的腌料。

我的厨房里通常有一罐薰衣草盐或薰衣草橄榄油，腌肉、煎肉时使用，可以增加料理的风味。

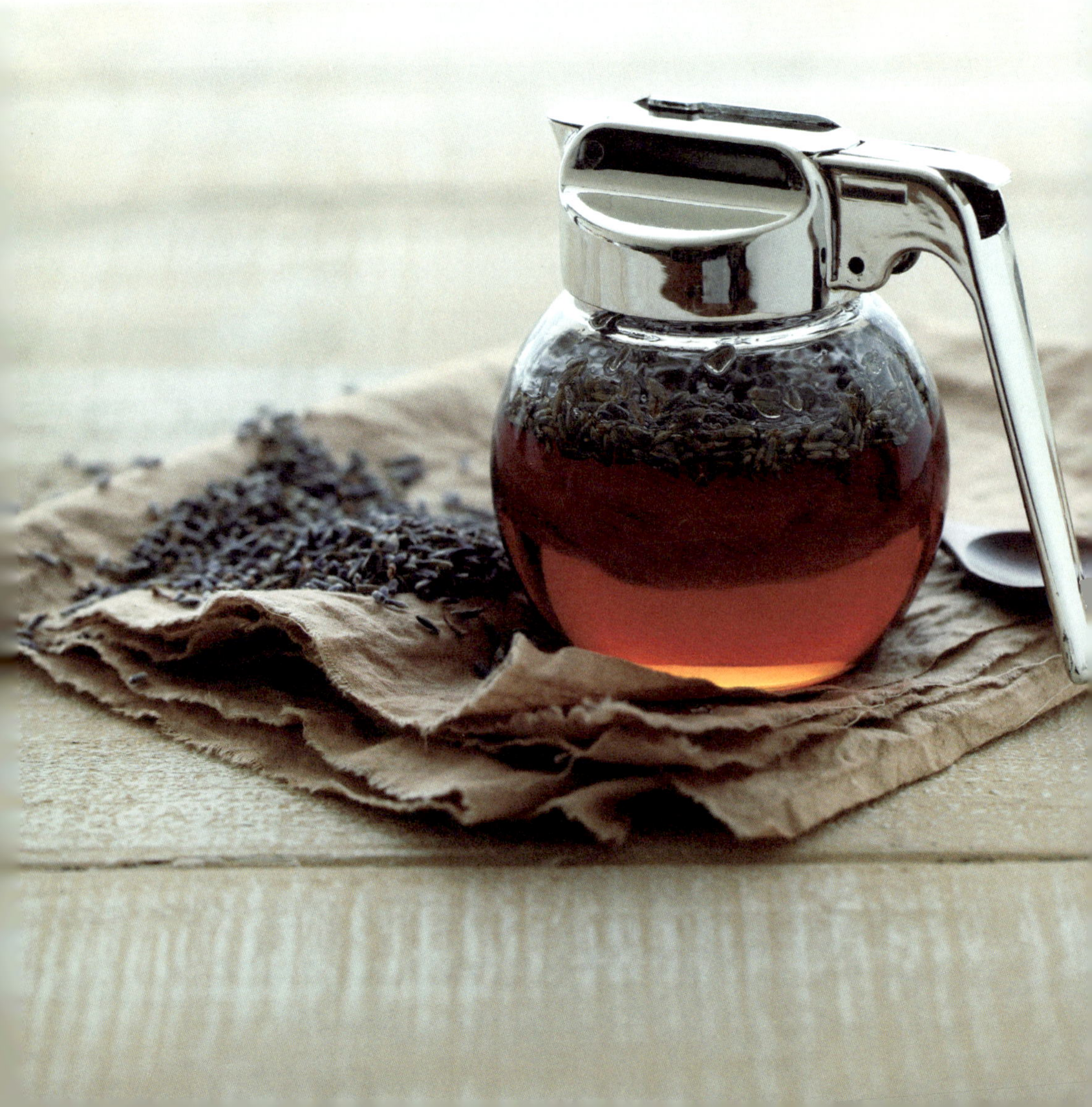

野姜花
Butterfly Ginger

学名：*Hedychium coronarium* Koen.
别名：穗花山柰、白蝴蝶花、南姜花、蝴蝶百合、蝴蝶姜
科目：姜科蝴蝶姜属
花语：力量、安静、热烈，高洁清雅，孤独与无聊（因原产于喜马拉雅山）
花季：5~11月
花色：白、鹅黄、粉红
性味：性温，味辛

提到野姜花，脑子里自然就会闪过这首歌……

三月里微风轻吹，吹绿满山遍野，雪白又纯洁，小小的野姜花……

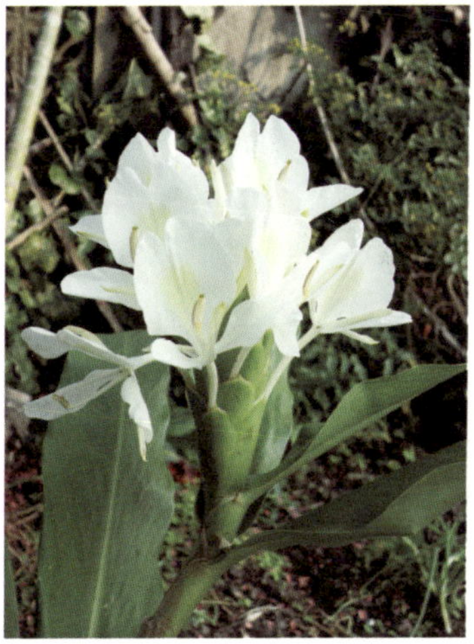

野姜花的回忆？是的，这是一首小学生非常熟悉的歌，不过，野姜花并不是三月开花，而是夏秋二季。在台湾，野姜花非常常见，它喜欢湿地，只要有水的地方经常可以见到它们的踪影。

“穗花山柰”是野姜花的另一个名字，因为与中药的山柰同属姜科植物，而野姜花的花朵为椭圆形穗状花序，因此被称为穗花山柰。野姜花的花朵，花形秀丽，味道清香，有如翩翩白蝶飞舞于绿叶之间，也被称为“蝴蝶姜”“蝴蝶百合”。

野姜花整株都有用途，嫩芽及花可以食用，可做生菜沙拉，可炒、可煎，可煮汤、煮粥，还可炸花天妇罗；花干燥后可以冲花茶，对于缓解失眠效果颇佳；著名的新竹内湾野姜花粽则是用野姜花的叶子代替粽叶。其块状根茎可代替姜，香气浓郁，可以去除鱼腥味和肉臊味。夏威夷茂伊岛居民将干燥的茎磨成粉末，加入按摩油中做身体美容。野姜花的根茎作为药用，名为“路边姜”，具有温中健胃、祛风散寒、消肿止痛的作用，可以缓解感冒所致的头痛、身痛，对于跌打损伤以及风湿所致的筋骨疼痛也很有效。

白色的野姜花具有纾压作用，可抚平紧张、焦虑、恐惧等情绪，能疗愈深层悲伤与忧郁，让身心得到放松。在室内放上几株野姜花，能吸收空气中有害的化学气体，还可活化脑细胞，重整神经细胞，让头脑清晰。生活在高压的现代社会，不妨试着让野姜花的清香，唤醒你的正面抗压能量，让你的潜能充分被激发，看见不一样的自己。

野姜花萃取精油，能够缓解紧张，消除疲劳，提神醒脑，提升工作效率。如果有难以入眠的问题，晚上可以点上野姜花精油薰香，或是晚餐后来杯野姜花红茶。

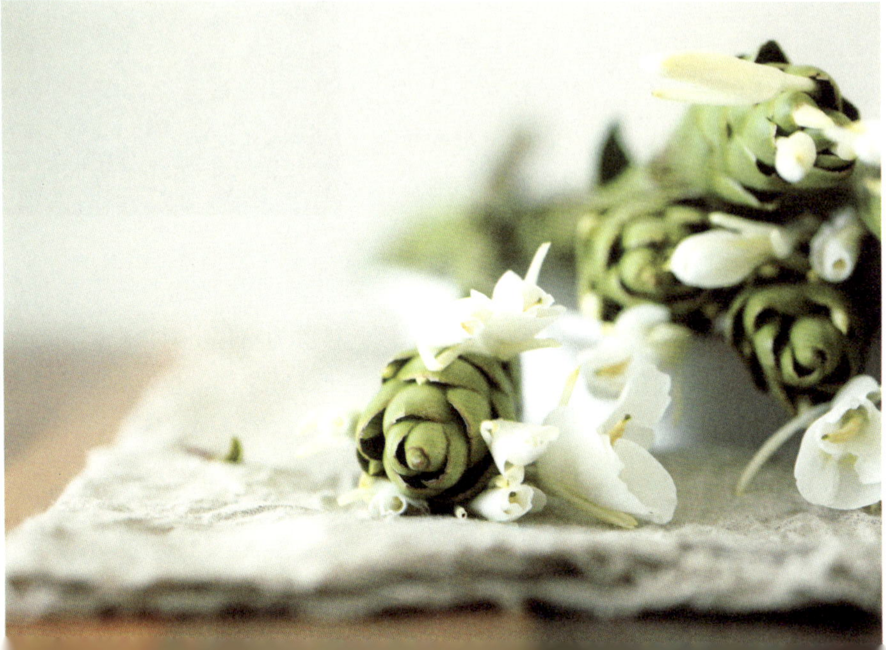

·花馔·

鲜花可丽饼

材料

新鲜野姜花适量，低筋面粉150克，鸡蛋2个，细砂糖、无盐奶油各20克，牛奶400毫升，动物性鲜奶油30克，盐适量。

做法

1. 野姜花去除花蕊，洗净沥干备用。
2. 低筋面粉、糖、盐放入盆中搅拌均匀，加入鸡蛋、牛奶、动物性鲜奶油，搅拌成稀面糊。
3. 无盐奶油隔水加热融化成液体，加入面糊中，继续搅拌均匀，将面糊密封放入冰箱冷藏30分钟。
4. 将面糊从冰箱中取出，加入野姜花，略为搅拌。
5. 取厨房纸巾蘸一点橄榄油擦拭平底锅。
6. 锅温热后倒入1大匙面糊，并慢慢转动摇晃平底锅，使得面糊自然摊成一张薄饼。小火煎至两面金黄即可。

注意事项

1. 若无动物性鲜奶油可以用牛奶代替。
2. 花瓣薄、气味清香的花都可做可丽饼，如牡丹花、紫罗兰、三色堇等。做可丽饼以新鲜花瓣为佳，花蕊多半味苦，可事先去除。

桂花

Sweet Osmanthus

学名：*Osmanthus fragrans*（Thunb.）Lour.
别名：木犀、九里香、月桂
科目：木樨科木樨属
花语：吸入你的气息
花季：9~10月
花色：白、黄、橙黄、橙红
性味：性温，味辛，无毒

禁忌：体质偏热，火热内盛者慎食。

桂花是中国传统知识分子最爱之物，也是一种很古老的香花植物。根据记载，中国桂花栽培历史达2500年以上。桂花的属名Osmanthus是由希腊文的osme（气味）和anthos（花）组合而成，而其种名fragrans意指芳香，可见它虽然花形小，但是香气浓郁。桂花常在农历八月开花，因此八月又称为“桂月”。

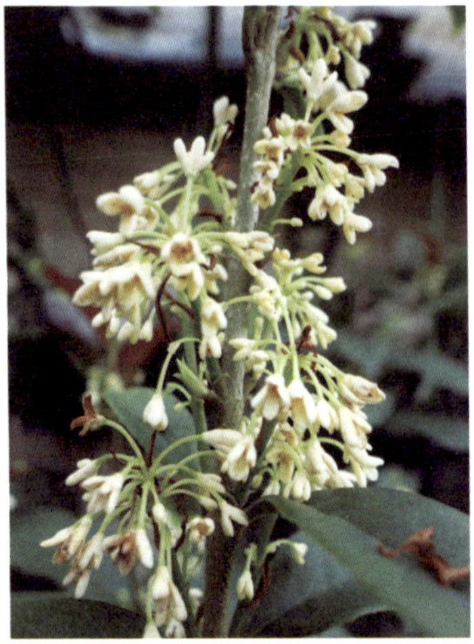

桂花花色有黄白色（银桂）、橙黄色（金桂）、黄赤色（丹桂）。丹桂大多供药用，金桂大多用来萃取香料，黄白色的银桂最常见，香气极浓郁，花苞尚未完全开放时香气最浓，是采收的最佳时机。桂花枝叶繁茂，四季常青，经常被用作绿化树种，也常

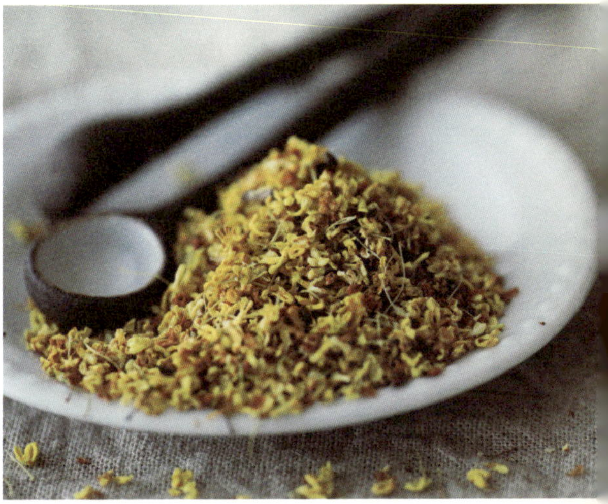

与玉兰、海棠、牡丹一起种植，取其玉、堂、富、贵之谐音。

自古许多文人就喜欢吟诗赞颂桂花，甚至将它加以神化。嫦娥奔月的故事是最为人熟悉的神话传说，因为传说月亮上有桂树，所以把月亮称“桂魄”，嫦娥住的月宫称为“桂宫”。苏轼《念奴娇·中秋》中就有提到“桂魄飞来光射处，冷浸一天秋碧”。月宫又有广寒宫一称，是怎么来的呢？传说唐玄宗某望日（农历十五）游月，见一大宫府，榜曰：广寒清虚之府。所以后人将月宫也称“广寒宫”。宋代林洪所著的《山家清供》就有一道“广寒糕”，因为使用新鲜桂花做材料，在宋代被赋予了“广寒高甲”的寓意，象征“蟾宫折桂”的好运。从此一到科举考试时，大家都要向应试者赠送广寒糕，祝愿能够高中。

桂花是珍贵的观赏花木，也是食用与药用花卉，同时也是很好的香料来源，对美容养颜也具效果。李时珍的《本草纲目》详细记载了桂花的各种用途：“桂花，收茗、浸酒、盐渍及作香擦发泽之类。”

桂花以花、果实及根入药，花能散寒破结、化痰止咳，常用于牙痛、咳喘痰多、经闭腹痛；果实可以暖胃、平肝、散寒，适合虚寒胃痛者；根能祛风湿、散寒，适用于风湿筋骨疼痛、腰痛、肾虚牙痛者。

桂花在疗愈方面主要是能帮助人增强自信心，尤其适合那些经常怀疑自己的人。白色的桂花清新淡雅，能使人心灵清净柔软，对于缺乏主见与原则、过于盲从的人，或是拘谨、僵化、经常逃避问题的人，桂花可以帮助增强自信，引导情绪。桂花还具有很好的平衡神经系统的作用，可调整因情绪引起的皮肤问题。

桂花经常用来酿制蜜、酒，自古就有“桂酒椒浆”一说，用桂酒来比喻美酒佳酿。《楚辞·九歌》云：“蕙肴蒸兮兰藉，奠桂酒兮椒浆。”桂花的香气也很适合薰茶，花苞晒干后可以放入茶叶罐中，尤其适合与红茶、绿茶一起冲茶饮。

桂花是提炼精油、花露的上等原料，桂花精油可让人心灵变柔软，能帮助开放自己，然后接纳别人，很适合性生活不协调者使用。

桂花精油也是少数可用于调整生育的精油，女性用于下腹部按摩，可以调理雌激素，促使生理周期规律。桂花精油不易购买，可以用浸泡油代替。（做法参照P82）

·花茶·

桂花 +

玫瑰花

舒缓紧张情绪，平衡神经系统，除体内湿气，美白，清宿便

绿茶

除口臭

• 花馔 •

桂花酿

A

材料

新鲜桂花、黄砂糖各适量。

做法

1. 新鲜桂花以清水冲洗干净后捞起沥干，平铺在厨房纸巾上吸干水分。
2. 在消毒后的干燥玻璃瓶中放上一层砂糖，再加入完全没有水分的桂花，一层糖一层桂花，最上层也要放糖。
3. 加盖密封，放室温下，等2~3天之后糖融化了，稍微摇动瓶身，让花与糖充分混匀。

B　黄砂糖换成蜂蜜。

1. 新鲜桂花以清水冲洗干净后捞起沥干，平铺在厨房纸巾上吸干水分。
2. 撒少许盐在桂花上，然后拌匀，再静置15~20分钟。
3. 放入蒸锅，隔水蒸5分钟（水开后计时）。
4. 取出放凉，放入消毒后的干燥玻璃瓶中，倒入蜂蜜（没过桂花），加盖密封即可。

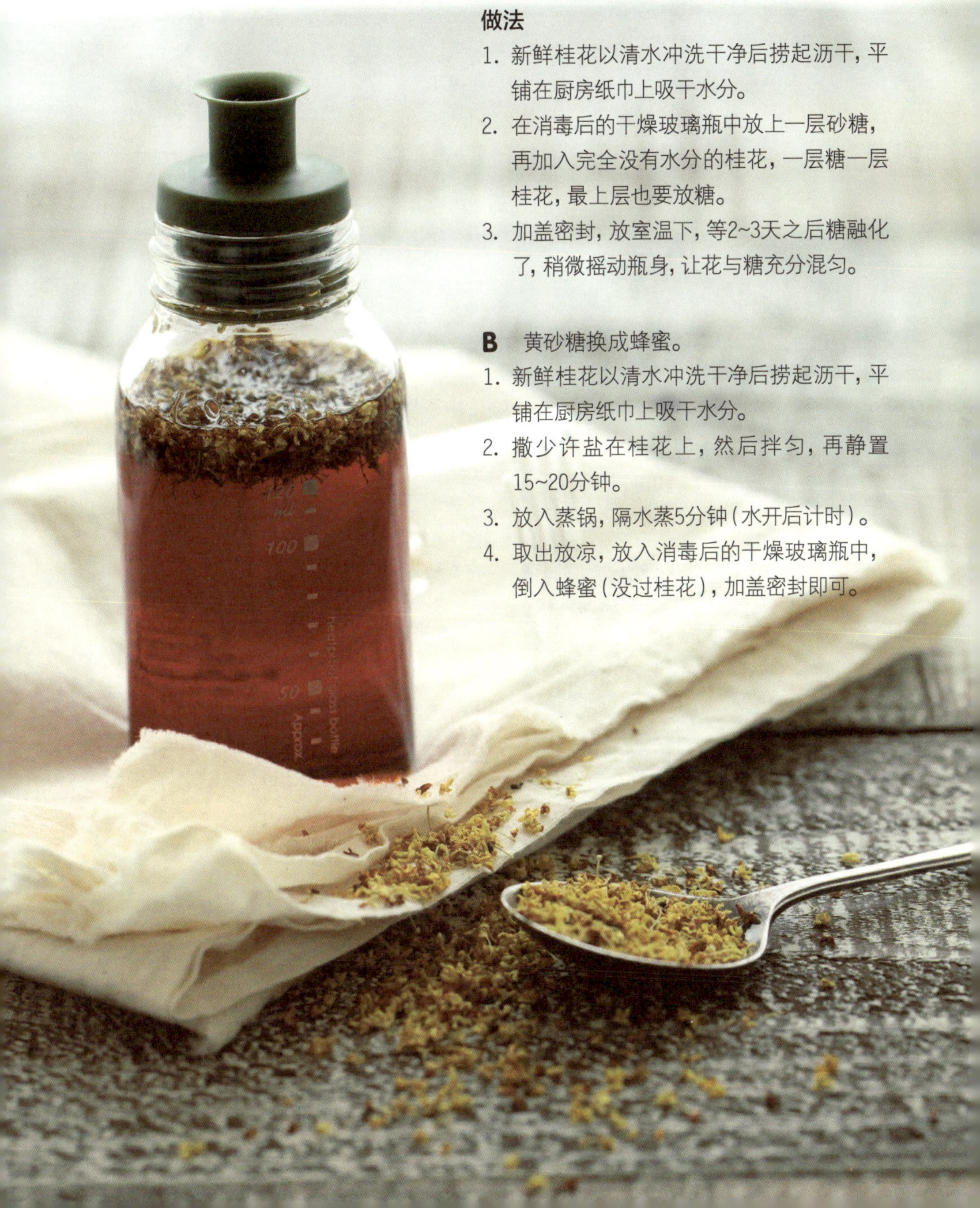

丁香 Clove

学名：*Eugenia caryophyllata* Thunb.

别名：丁子香、公丁香、支解香。（母丁香为丁香的成熟果实，又称鸡舌香）

科目：桃金娘科蒲桃属

花季：9月至次年3月

性味：性温，味辛，具浓烈的芳香气味

禁忌：热病及阴虚内热者忌服。

丁香英文名Clove，拉丁文是“指甲”的意思，因为丁香很小巧，犹如指甲一般。原产于香料群岛印度尼西亚，花蕾由绿稍微转红时就得由人工采收，晒干使用。丁香的使用历史已超过2000年，可做为烹调香料，也可萃取精油，还可供药用。

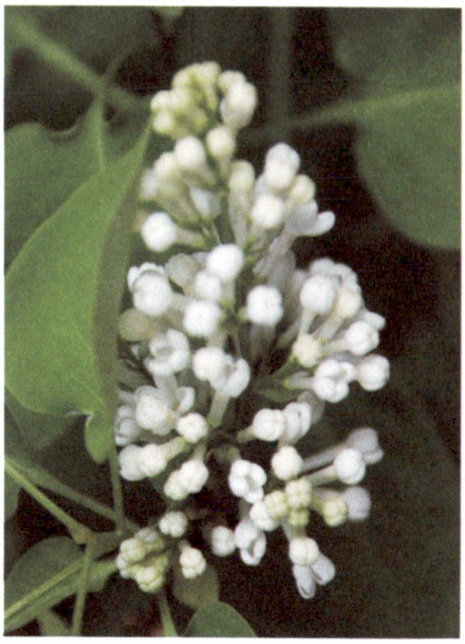

丁香花蕾含有丁香油，主要成分是丁香酚（Eugenol）、β-石竹烯（β-caryophyllene）、乙酰丁香酚等。丁香酚具有杀菌、杀病毒的功效，还有局部麻醉止痛的作用，适合处理起伏性神经痛，如头痛、牙痛、经痛。18世纪的牙医师常用其帮患者止牙痛、消炎、杀菌，至今仍有许多牙医师使用这种方式缓解患者牙痛问题，不过对于正在长牙的幼儿却不适合，因为容易引起口腔黏膜灼伤。德国草药委员会将丁香列为合格的抗菌及麻醉制剂。

中医也将丁香做为药用，药用部分有花、果，花称为“公丁香”，果称为“母丁香（鸡舌香）”，二者的效果差不多，不过药用大多选用公丁香，具有温中散寒、降逆止呕、温肾助阳的作用，常用于治疗胃寒呕吐、反胃、泻痢、心腹冷痛等。

据说，汉朝名臣应劭，年老有口臭，皇帝赐给他鸡舌香含着。后来其他大臣向皇帝启奏时，也会口含鸡舌香让口气芳香，这大概是历史上最早的口香糖了。

丁香内服能促进胃液分泌，帮助消化，缓解腹部气胀。无肉不欢的人，过食肉类，蛋白质容易在体内发酵、腐败，经常会有肠胃消化不良的问题，可用单味丁香，或搭配桂皮、月桂冲茶，来刺激肠道功能。丁香还能提供微量元素锰，锰具有促进骨骼生长、维持脑功能正常运作，以及帮助细胞线粒体运作等功能。

丁香树的花苞、茎、叶均可萃取精油，不过通常以花苞萃取为主，因为其化学成分组合较完整，品质较佳，且刺激性较小。

速配香氛

肉桂、百里香、肉豆蔻、罗勒、月桂、迷迭香等

精油配方

风湿性关节炎 丁香2滴＋黑胡椒2滴＋辣薄荷2滴，泡澡

提振精神 丁香＋茉莉，薰香（丁香是在花尚未完全绽放时采收，与怀才不遇的意境颇为相近，因此也可延伸应用在需要增加信心上，而茉莉也有增强信心的功效，二者搭配是最好的“信心”精油。）

抗菌、防病、除臭 丁香＋肉桂＋甜橙，做精油喷雾（流行性感冒盛行期出入公共场所可以随身带瓶喷雾。）

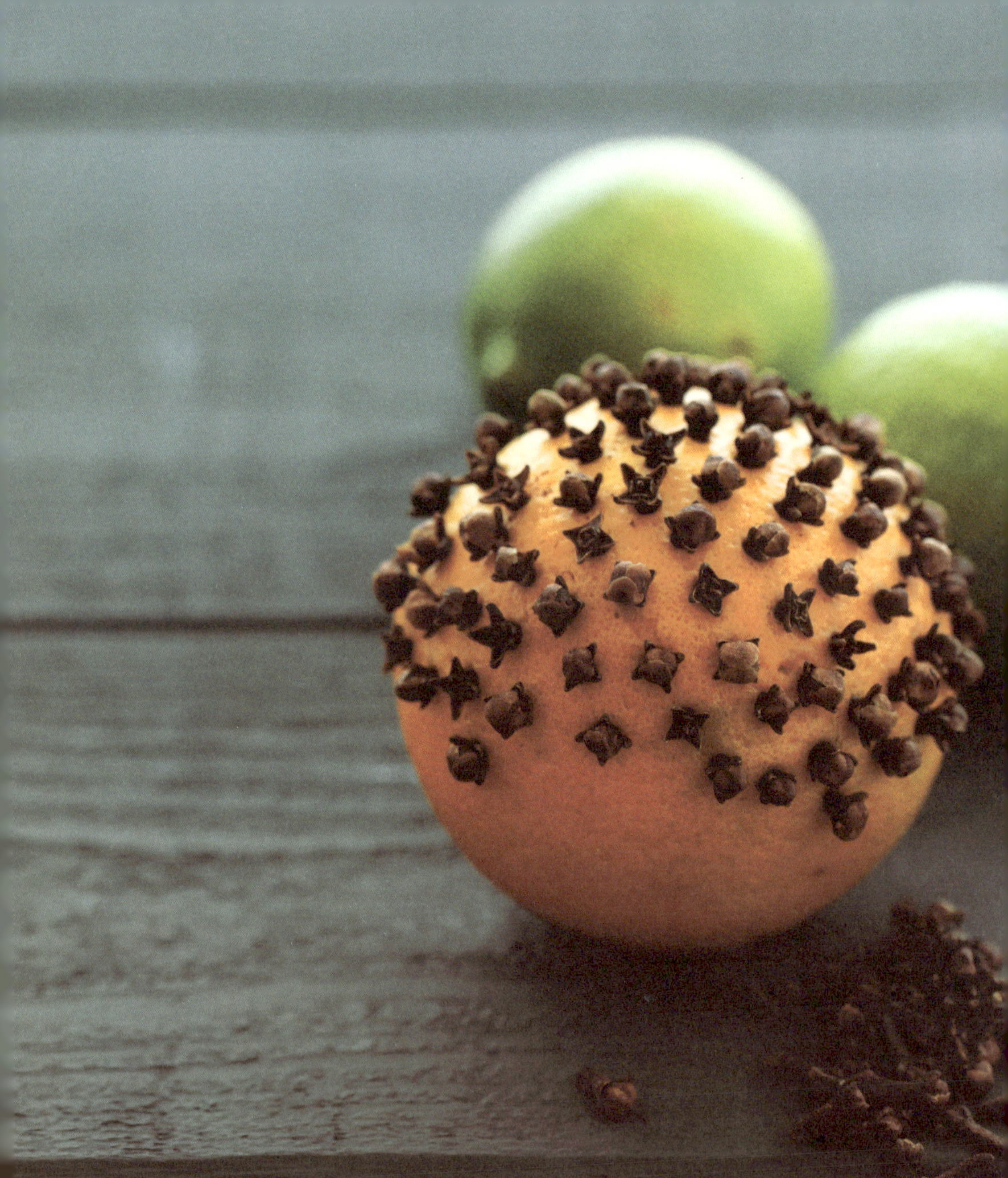

丁香跟茶树、尤加利是同科，都有抗感染、提升免疫力的作用。将新鲜柳橙或柠檬插上干燥丁香，放在室内可以驱虫、除蟑螂，还能满室馨香。

丁香常被用在饮食方面，可做为调味料，与肉桂、桂皮、月桂、百里香、八角、五香等一起做腌料、卤料，丁香粉也常被用在甜点制作上。马哈里西·阿育吠陀疗法（Maharishi Ayurveda）会使用丁香、苹果做成补充精力的甜点。

·花茶·

丁香乌梅汁

材料

乌梅10克，山楂5克，陈皮2克，丁香1克。

做法

1. 将丁香、陈皮装入药布袋内。
2. 将全部材料放入锅中，加入1000毫升水，大火煮沸后转小火煮10分钟即可。

注意事项

1. 能够生津、消食、除烦，适用于夏季因为暑热造成的口渴、心烦，或是预防夏季肠胃炎。
2. 这道茶饮也很适合节庆饮食（大鱼大肉）之后用来去油解腻。瘦身者也可经常饮用，不过有胃溃疡、胃食道逆流者不宜饮用。

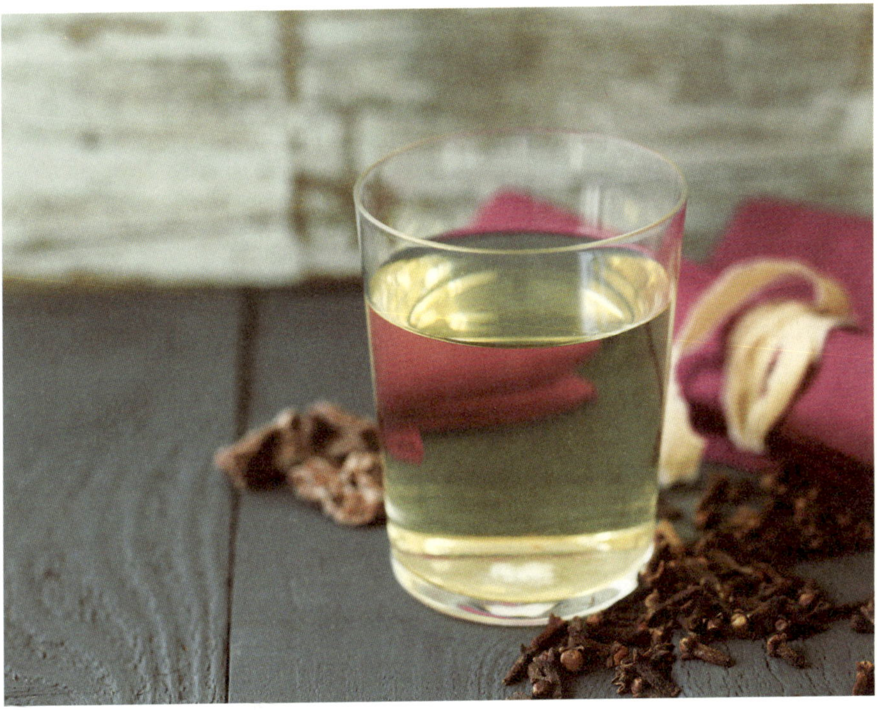

菊花
Chrysanthemum

学名：*Dendranthema morifolium*（Ramat.）Tzvel.
别名：寿客、金英、黄华、秋菊、陶菊、艺菊
科目：菊科菊属
花语：清净、高洁、我爱你、真情
花色：黄、白、粉红、橙红及赤红
性味：性平，味甘、苦

禁忌：阳虚体质，经常胃部不适者，不宜经常饮用菊花茶。

菊花是中国十大名花之一，与梅、兰、竹合称四君子，在中国有3000多年的栽培历史。菊花的品种非常多，据统计高达上千种，主要作为观赏，部分品种为可食用菊花，也有专门用来制茶或做药的菊花。

在慈禧太后的养生花名单中，菊花是很有地位的。据说她特别偏爱吃一种叫“雪球”的白菊花，让太监将其在温水里漂洗一下，然后放到鸡汤或火锅里烫着吃。菊花茶、菊花酒也是她的最爱，她还有一道御用养生方——“菊花延龄膏”，单用一味菊花制成膏，每日服食。她不仅吃菊花，也把菊花用来美发，因为她的头发爱出油，又有脱发和白发问题，所以她会用菊花制剂来洗发、护发。菊花不仅能改善油性头皮的掉发问题，还能使头发乌黑亮丽。

菊花根、茎、叶、花、实皆可入药。根据《本草纲目》记载，不同部位各有其采摘时间，根正月采，叶三月采，茎五月采，花九月采，实十一月采，皆阴干备用。三月上寅日采苗，名曰玉英；六月上寅日采叶，名曰容成；九月上寅日采花，名曰金精；十二月上寅日采根茎，名曰长生。

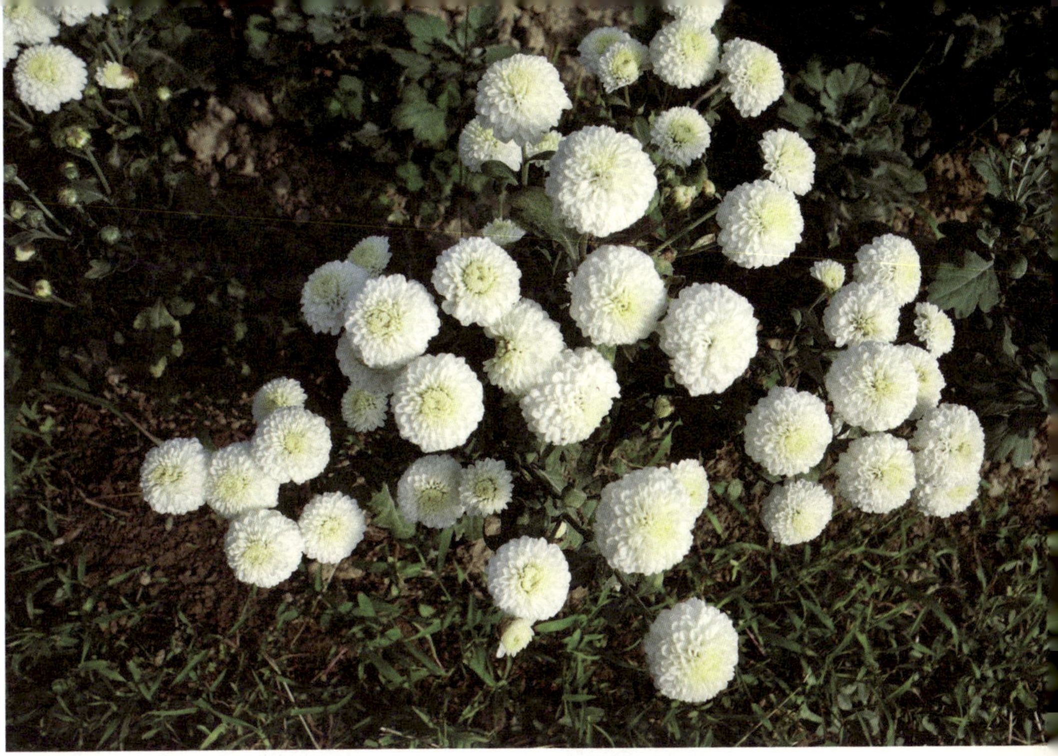

入药的菊花主要有白菊、黄菊、野菊。白菊、黄菊，都有疏散风热、平肝明目、清热解毒的功效。白菊花味甘，经常眼睛疲劳、干涩、易流泪者可用白菊花冲茶饮；黄菊与野菊大多用于外感风热，可清热解毒、疏散风热。

《本草经百种录》记载："凡芳香之物，皆能治头目肌表之疾。但香则无不辛燥者，惟菊不甚燥烈，故于头目风火之疾，尤宜焉。"菊花有很好的平肝阳作用，肝阳上亢通常会造成血压偏高，所以菊花也常用在平衡血压的方剂中。对于因血压高、紧张造成的头痛、头胀、头晕、目眩，喝点菊花茶有助调整平衡。

花茶很适合上班族作为日常饮料，选择适合自己身体状况的花，冲泡一杯满溢香气的花茶饮，能够平衡身心不适状态。食用菊花或用菊花冲茶，茶汤清香，可以降火气、养肝、明目、纾压，还能给你好口气。菊花是最容易有重金属与农药残留的中药材，选购菊花时要注意选择有机栽培的菊花，杭菊品质最佳。

菊花除了有观赏价值，可以食用、茶用、药用，也可以做药枕。将菊花瓣阴干，放入自制的药枕套中，经常枕着可舒缓头面不适，改善头晕、头痛、眼睛疲倦等问题。（制法参照P71）菊花具有协调人际关系的作用，可以使人与人的关系平衡和谐，能避免和化解亲属之间的争议，使家庭关系融洽。

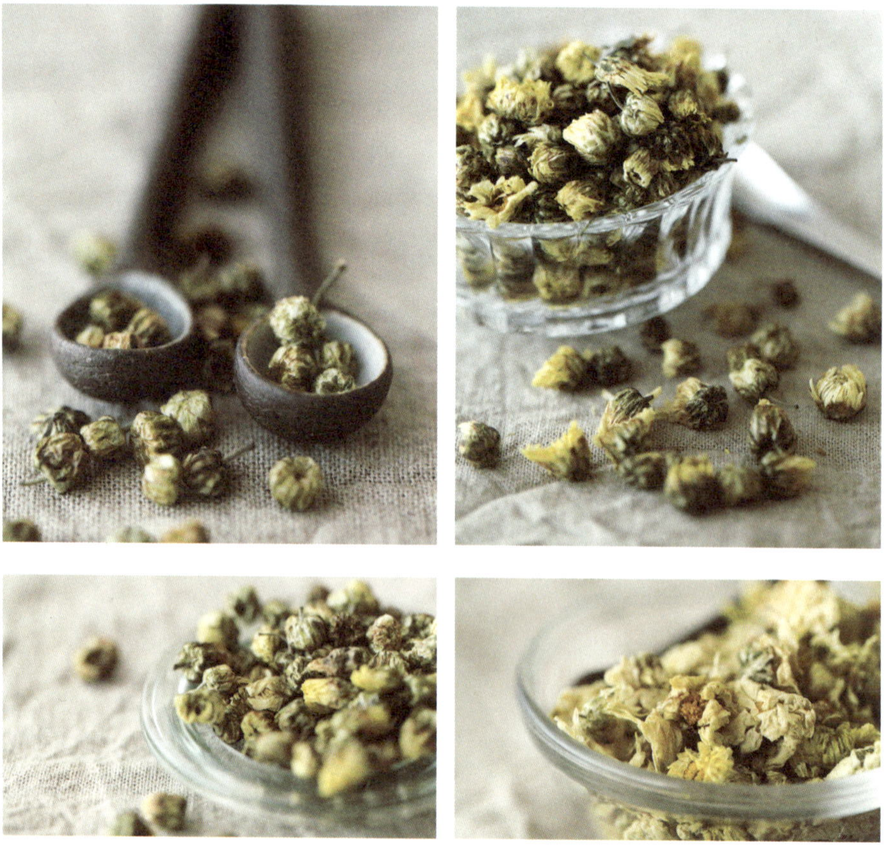

杭菊根据采摘时间的不同，分为胎菊与朵菊。胎菊（上图）是花蕾期采摘，活性成分含量较高，也较耐泡。全菊期采摘的朵菊（下图），冲泡时味道较淡。

·花馔·

菊杞鸡

材料

枸杞子20克，杭菊（干）5克，乌骨鸡腿1只，盐少许。

做法

1. 将鸡腿洗净剁块，以沸水氽烫去血水，沥干备用。
2. 枸杞子、杭菊略为冲洗。
3. 将鸡块、枸杞子放入锅中，加入适量水，大火煮沸后转小火煮约30分钟，至鸡肉熟烂，加入菊花略煮，关火加盐调味即可。

注意事项

若担心菊花散落影响喝汤口感，可另外用药布袋装袋，煮完后取出。

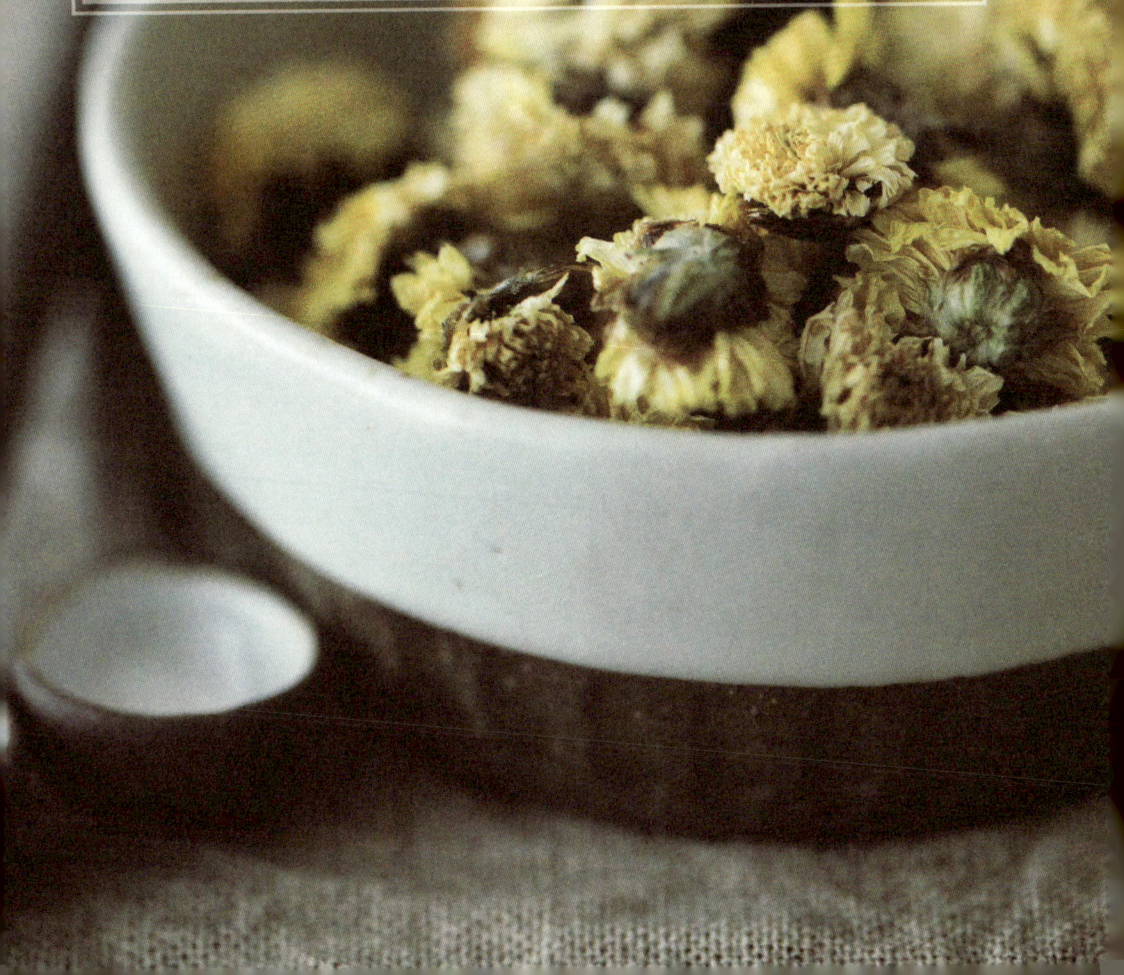

洛神花 Roselle

学名：*Hibiscus sabdariffa* L.

别名：玫瑰茄、洛神葵、红角葵

科目：锦葵科木槿属

花季：11~12月

花色：红

性味：性平，味辛

禁忌：胃酸过多者不宜多食，孕妇不宜。

洛神花原产于热带非洲，是当地居民重要的经济作物，现在台湾各地都有种植洛神花，每到秋冬洛神花开花季节，一串串的花就像红铃铛挂着，晶莹润泽的花朵，就像红宝石般闪耀。

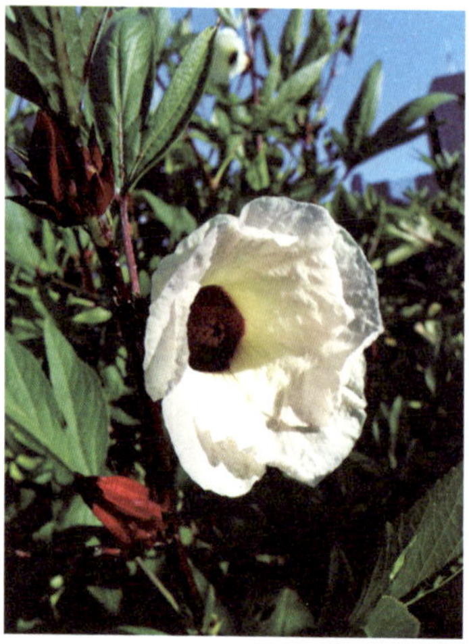

洛神花整株都有利用价值，花萼就是我们食用的部分，可以用来做蜜饯、饮料，还可用来做染料；未熟的果萼及嫩叶可以入菜；在非洲，人们通常将茎的表皮用来制作绳索与纸张。

洛神花含有丰富的果酸、果胶、蛋白质、多酚类、苹果酸、维生素A、维生素C、花青素及异黄酮素等成分，营养价值很高。其所含的许多植物营养素近年来均被作为抗癌之用，目前已有多项洛神花提取物抗癌效果研究在进行。除了预防癌症，洛神花最被推崇的就是调节和平衡血脂的功效，它能够降低总胆固醇、三酰甘油，可预防心血管疾病，还能调整血压，强化血管弹性。

洛神花也是上班族的极佳保养品，它所含的诸多抗氧化成分，具有美白、淡斑、抗衰老等作用，还有消脂解油的功效。在它的盛产季节，不妨赶紧做一些糖渍蜜饯吧！

洛神花的花萼因为味道酸涩，必须经过一些处理程序才能食用，可以用烘、晒或糖渍、蜜渍、盐腌等方式来处理。经过再制的洛神花食品，可以延长保存时间，也方便日后冲煮食用。

·花茶·

洛神花 +

陈皮
去油腻，降血脂，缓解肠胃胀气

玫瑰
抗氧化、抗疲劳、美颜、瘦身

山楂
消脂、减重、降血脂、降胆固醇

花馔

糖渍洛神花

材料

新鲜洛神花（花萼净重）、黄砂糖各300克，柠檬1颗。

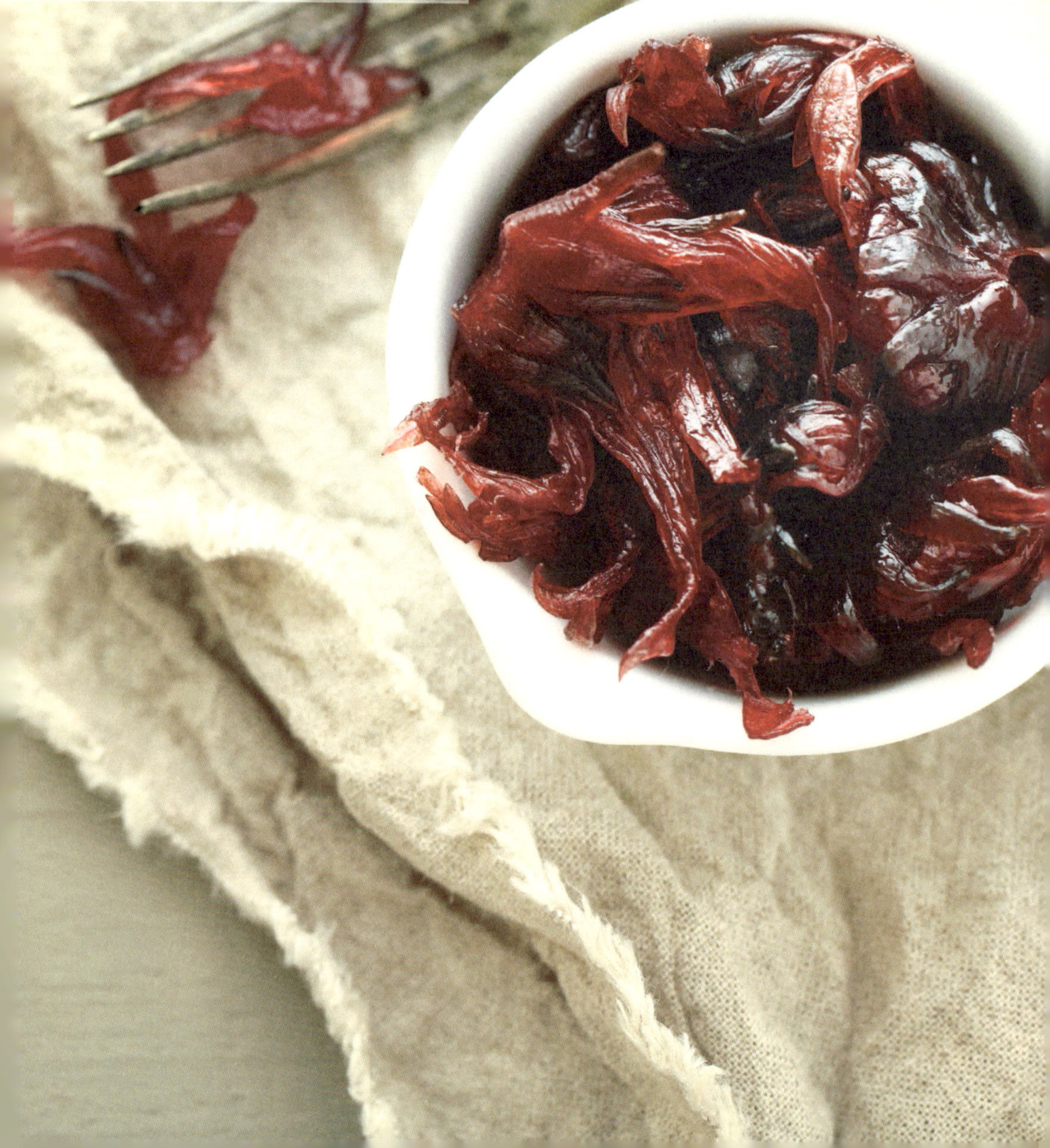

做法

1. 将洛神花清洗干净，花萼尾部切掉。
2. 以筷子将种子由后往前推出，保留花萼。
3. 锅内加适量水，大火煮沸后放入洛神花萼，汆烫5秒后捞起，沥干放凉。
4. 将柠檬洗净榨汁，与洛神花、糖一起搅拌均匀，放入消毒后干燥的密封玻璃瓶中。
5. 盖上盖子，放在室温下的阴凉处，每天摇动瓶身，让花、糖充分混合，2~3天后放入冰箱中冷藏。

注意事项

1. 黄砂糖可改用冰糖。
2. 糖渍洛神花可以冲茶、当零食吃，还可用来烹煮肉类，酱汁可以做沙拉酱。
3. 糖渍洛神花加水煮成洛神花茶，可与琼脂或明胶等材料做成果冻。（夏天可加醋加气泡水，即成一杯消暑冷饮。）

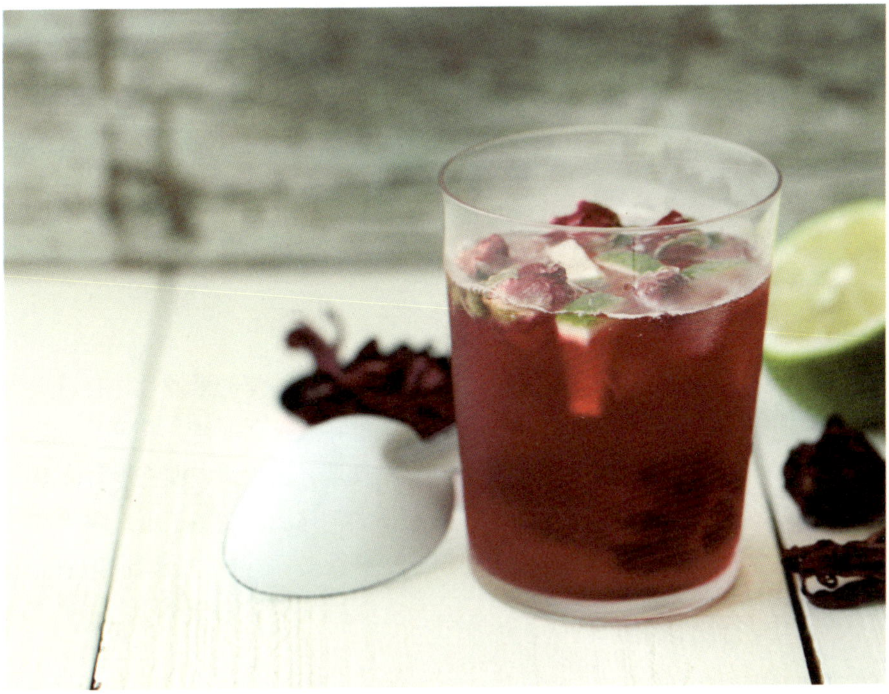

紫罗兰 Stock

学名：*Matthiola incana*（L.）R.Br.

别名：墙之花、情之花

科目：十字花科紫罗兰属

花语：信任、爱的羁绊、永恒之美、洁白无瑕的爱（白色）、纯朴（黄色）

花季：春、夏、冬（12~4月）

花色：黄、紫、蓝、红、白、桃红

淡紫色的紫罗兰不仅名称很浪漫，花瓣多褶且薄而透光，给人紫色迷雾般的神奇感受，香气也很浓郁迷人。如果说玫瑰香氛是女性魅力的首席代表，那么紫罗兰的香气绝对有资格成为亚军，它的香味是一种淡雅的香甜花香，经常被用来提炼香精材料，许多知名香水都用紫罗兰做为主要香味基调。紫罗兰酮是调香师评价最高的香气，它自己本身并不怎么香，可是一旦与丁香、大西洋雪松、天竺葵等香味结合，就奇香无比。

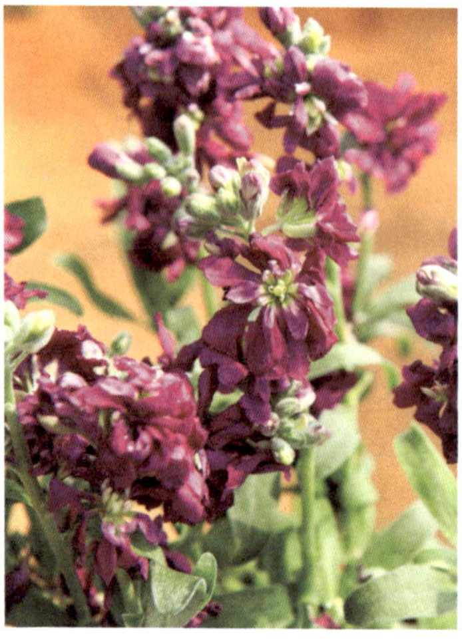

原产于地中海沿岸的紫罗兰，有着美丽的传说。根据希腊神话描述，掌管爱情与美丽的女神维纳斯，因为情人即将远行而哀伤不已，悲伤的泪珠滴落在泥土上，隔年春天竟然开出一朵朵美丽芳香的淡紫色花朵，就

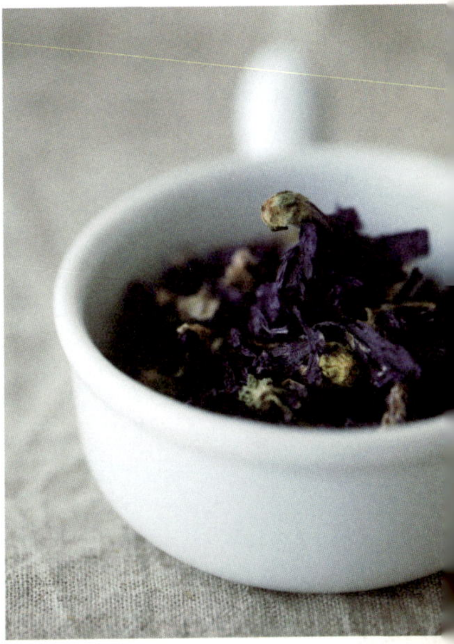

是紫罗兰。另外一个传说是关于宙斯与爱欧，据说花心的宙斯深爱爱欧，担心她被自己善妒的元配伤害，就把爱欧变成一头母牛，并在圈养她的区域种满紫罗兰，以方便宙斯去寻找她，因此紫罗兰有如被圈养的细致美人，在花界有崇高地位。

紫罗兰原产于欧洲南部，在中世纪的德国南部有一种风俗，把每年第一束新摘的紫罗兰挂在船桅，用来欢庆春天返回人间。据说，我们在做化学实验时常用的石蕊试纸，也是因为紫罗兰而发生的意外发明。十七世纪英国物理学家、化学家罗伯特·波义耳某天在实验室工作，助手将浓盐酸倒入烧杯时，大量挥发出来的氯化氢气体使带着露珠的紫罗兰染上了斑斑红色，这一现象引起了波义耳的注意，之后他把许多种花分别投入到不同的酸碱度溶液中，最后找到了一种从地衣类植物中提炼出的有机物——石蕊。

紫罗兰除了被大量运用在香水工业上，其药用价值也不可忽视。紫罗兰对于皮肤的美容效果非常好，能够美白祛斑，滋润皮肤，除皱消斑。紫罗兰还有清热解毒、抗菌等功效，能减轻充血，对油性肌肤有改善作用，常被用在治疗痤疮的保养品中。

我从小对于紫罗兰的印象就是止咳药水，因为家人在感冒咳嗽时，总是会泡杯止咳茶，淡淡的紫色，甜甜的甘草味，这是我唯一的印象。稍微长大才知道那是紫罗兰花泡的茶，紫罗兰对于上呼吸道确实有很好的保护作用，常用于解决感冒、咳嗽、支气管发炎等上呼吸道问题，甚至对蛀牙引起的口臭也很有效，还能消除疲劳，帮助伤口愈合，改善宿醉带来的不适感。

紫罗兰的香气甜而淡雅，令人愉悦放松，对于情绪疗愈效果非常好，尤其是针对失恋后的低落、悲伤情绪。如果经常觉得莫名地精神疲累、情绪低落、缺乏自信心、神经紧张焦虑，不妨来杯紫罗兰花茶饮。

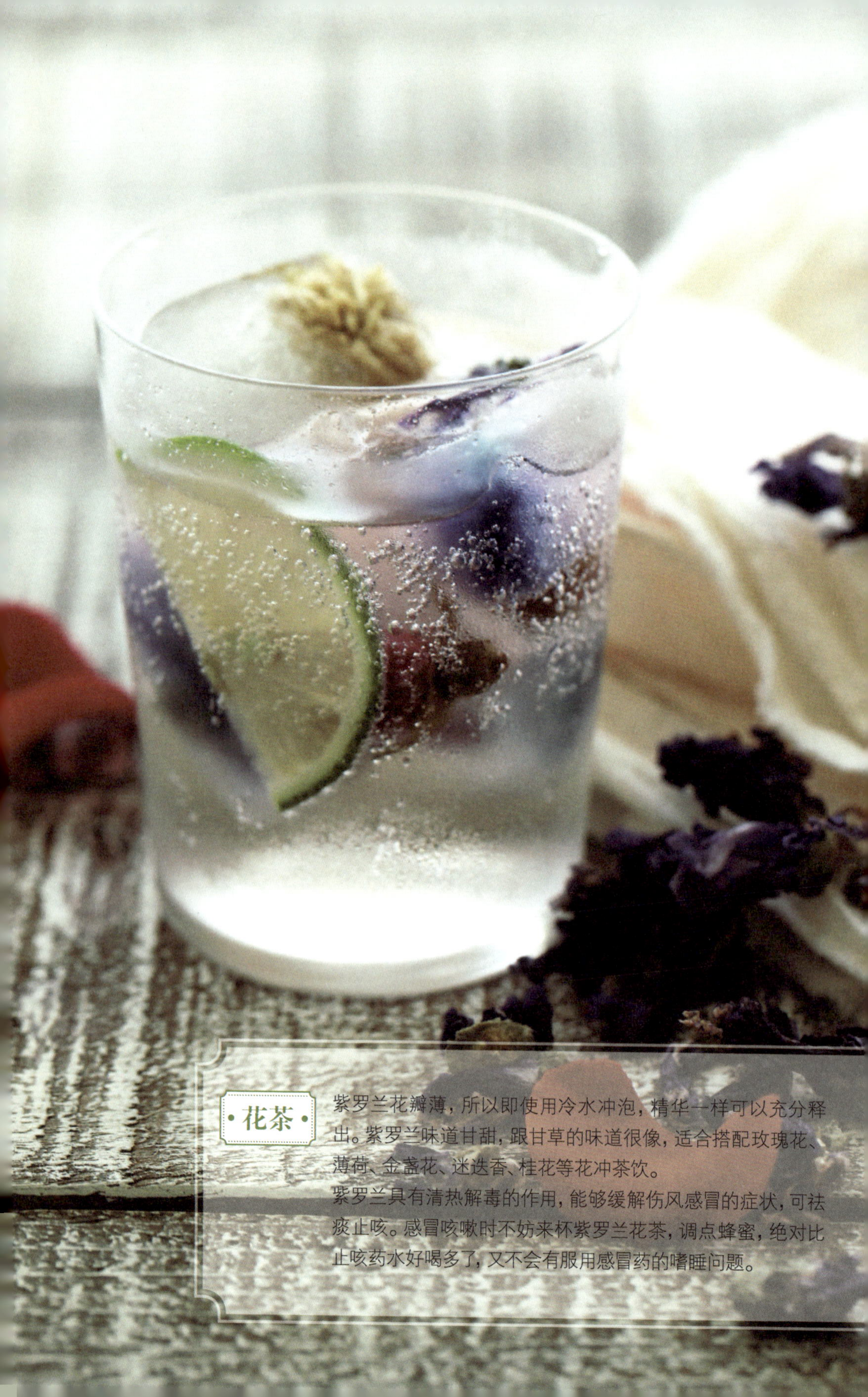

·花茶·

紫罗兰花瓣薄，所以即使用冷水冲泡，精华一样可以充分释出。紫罗兰味道甘甜，跟甘草的味道很像，适合搭配玫瑰花、薄荷、金盏花、迷迭香、桂花等花冲茶饮。

紫罗兰具有清热解毒的作用，能够缓解伤风感冒的症状，可祛痰止咳。感冒咳嗽时不妨来杯紫罗兰花茶，调点蜂蜜，绝对比止咳药水好喝多了，又不会有服用感冒药的嗜睡问题。

附录

食用花须知

问 花材可以去哪里买?

本书中所使用的供食用的干燥花材，在中药店、花草茶专卖店均能找到。建议购买时，选择具有信誉的商家，确保材料来源安全无虞。目前台湾已有许多花农从事食用花卉栽种，因此也可购得新鲜食用花，购买之前务必确认花卉的农药、重金属残留等检验是否合格。

问 购买花材时应注意什么?

购买花草茶材料与中药材一样，需要“望”“闻”“问”“切”。望，是看看外观有无霉点、虫咬、变色，花朵是否完整；闻，是闻味道，花与中药材有其独特的香气，要闻闻有无香气，还要闻有无刺鼻的味道（部分商人为延长保存期限会用硫黄熏制，因此会有刺鼻的臭味）；问，就是详细询问产地、安全认证等信息；切，是指摸包装以确认是否完整密封。

问 花材是否有机的效果更好?

有机与非有机栽种，在成分与效果上并无明显差异，只是有机栽种在农药残留方面更安全。不过，市面上许多产品会有有机标示造假，购买时仍需多加留意，要选择口碑和信誉较佳的商家或品牌。

问 干燥花与新鲜花效果有差别吗?

干燥花和新鲜花在食用效果上并无太大差别。干燥花取材方便，也较容易保存，没有季节性问题。许多花与香草种植容易，不妨在家栽种，盛产期便有新鲜花材可入馔、冲茶。若是从花市购买盆栽，最好经过3~6个月之后再食用，以避免食入化肥、农药残留或虫卵。

问 怎样保存花草茶?

选购花草茶时，除要挑选信誉良好的商家和品牌，还要确认包装完整及标示清楚，避免购买散装零售花草茶。保存时，以密封容器收纳，放置在阴凉、通风处，避免高温、潮湿而产生变质。注意购买时包装上的保存期限，要在期限内食用完毕。

著作权合同登记号：13-2017-021
原书名：《以花养生，写给女人的平衡处方》
原著者：陈柏儒

图书在版编目（CIP）数据

花食 花饮 花养女人 / 陈柏儒著. —福州：福建科学技术出版社, 2017.9
ISBN 978-7-5335-5382-1

Ⅰ. ①花… Ⅱ. ①陈… Ⅲ. ①女性—花卉—食物养生 Ⅳ. ①R247.1

中国版本图书馆CIP数据核字(2017)第170821号

书　　名 花食　花饮　花养女人
著　　者 陈柏儒
出版发行 海峡出版发行集团
福建科学技术出版社
社　　址 福州市东水路76号（邮编350001）
网　　址 www.fjstp.com
经　　销 福建新华发行（集团）有限责任公司
印　　刷 北京天恒嘉业印刷有限公司
开　　本 710毫米×1020毫米　1/16
印　　张 16
版　　次 2017年9月第1版
印　　次 2017年9月第1次印刷
书　　号 ISBN 978-7-5335-5382-1
定　　价 49.80元